食管癌中西医防治

（第二版）

主审 陶可胜

主编 陶可胜　雷复华　傅光军

　　　王俊红　刘　丽

科学技术文献出版社
SCIENTIFIC AND TECHNICAL DOCUMENTATION PRESS

·北京·

图书在版编目（CIP）数据

食管癌中西医防治/陶可胜等主编. —2 版. —北京：科学技术文献出版社，2017.7（2019.1重印）

ISBN 978-7-5189-2851-4

Ⅰ. ①食… Ⅱ. ①陶… Ⅲ. ①食管癌—中西医结合—防治 Ⅳ. ①R735.1

中国版本图书馆 CIP 数据核字（2017）第 138875 号

食管癌中西医防治（第二版）

策划编辑:宋红梅　　责任编辑:宋红梅　　责任校对:张吲哚　　责任出版:张志平

出　版　者	科学技术文献出版社
地　　　址	北京市复兴路 15 号　邮编　100038
编　务　部	（010）58882938，58882087（传真）
发　行　部	（010）58882868，58882870（传真）
邮　购　部	（010）58882873
官 方 网 址	www.stdp.com.cn
发　行　者	科学技术文献出版社发行　全国各地新华书店经销
印　刷　者	北京虎彩文化传播有限公司
版　　　次	2017 年 7 月第 2 版　2019 年 1 月第 4 次印刷
开　　　本	850×1168　1/32
字　　　数	289 千
印　　　张	11.5
书　　　号	ISBN 978-7-5189-2851-4
定　　　价	58.00 元

编　委　会

前　言

食管癌（esophageal cancer，EC）是起源于食管黏膜上皮的恶性肿瘤，是临床常见的恶性肿瘤之一，在全球范围内食管癌的发病率在恶性肿瘤中居第 8 位，死亡率为第 6 位。我国是食管癌最高发的国家之一，每年食管癌新发病例超过 22 万例，死亡约 20 万例，严重威胁着人民的生命和健康，提高我国食管癌防治水平是艰巨而紧迫的医学研究难题。

山东省泰安市（尤其肥城市、东平县、宁阳县等）是食管癌高发区，我们在临床工作中，诊治的食管癌患者绝大多数是中晚期，治疗效果不佳。在医学书籍中，中西医防治兼顾、临床科普兼顾性质的食管癌防治方面的书籍国内尚属少见。鉴于此，我们组织收集了近年国内外有关中西医文献资料，并结合作者多年临床实践和筛查经验，编写了《食管癌中西医防治》一书并于 2011 年由中医古籍出版社出版，该书出版后深受读者的欢迎。随着时间的推移和上消化道早癌筛查经验的积累，许多观点和内容需要更新，部分作者于 2016 年 6 月，在山东省肥城市参加了"癌症早诊早治中国行——山东 2016 年消化道癌早诊早治培训班"，获取许多宝贵资料，更新部分内容，撰写成本书第二版。

本书以从事食管癌防治临床工作一线的基层医护人员为主，并组织有关专业的学者共同执笔。在编写内容上努力做到具有先进性和科学性，并能反映医学的进展；在文字上，力求言简意赅，定义准确，概念清楚，结构严谨，言之有据，为便于普通公民阅读，并尽量少用外文或代号；由于本书作者多是具有丰富经验的基层临床一线医务工作者，故本书临床实用性和可操作性强。本书主要供中医、西医、中西医结合的基层医务工作者、食管疾病患者参考，也可供广大医学生和健康公民参考。

科学在发展，知识在更新。人们对食管癌的许多有关问题尚没有认识和解决，有待于我们去探索。我们相信，随着人们对食管癌研究的深入，许多问题会迎刃而解，已形成的概念会在发展中得到修正、充实和完善，限于笔者的水平，尚未涉及之处在所难免，本书可能会有不少缺点，希望读者不吝赐教和指正。

陶可胜

2017 年 3 月

目　　录

第一章　食管的解剖和功能

第一节　食管的解剖

一、食管的形态与位置

食管（esophagus）是一个前后压扁的长管状肌性器官，位于脊柱前方，上端在第6颈椎下缘平面与咽相续，下端续于胃的贲门。正常成人的食管全长25~30cm。

食管依其行程可分为颈部、胸部和腹部三段。颈段长4.5~5cm，从食管始端至第7颈椎水平，其右前方为气管，后方借椎前肌膜与颈椎相隔，两侧与甲状腺两侧叶的后部和颈总动脉相毗邻。胸段最长，约18cm，上端接颈段下至食管裂孔处与腹段相连，它在上纵隔中，最初在气管后方偏左。随后，食管下行并沿胸主动脉的右前侧降入后纵隔；下端在至胸主动脉的前方向左斜行穿食管裂孔与腹段相接。腹段最短，长仅1~2cm，位于肝左叶后缘的食管沟内。

食管全程有三个生理狭窄部：第一个狭窄位于食管和咽的连接处，距中切牙约15cm；第二个狭窄位于食管与左支气管交叉处，距中切牙约25cm；第三个狭窄为穿经膈肌处。这些狭窄处异物容易滞留，也是食管癌好发部位。

二、食管的组织结构

食管具有消化管典型的四层结构，由黏膜、黏膜下膜、肌膜和外膜组成。食管空虚时，前后壁贴近，黏膜表面形成 7～10 条纵行皱襞，当食团通过时，肌膜松弛，皱襞平展。食管肌膜由外层纵行、骨层环行的肌纤维组成。肌膜上 1/3 为横纹肌，下 1/3 为平滑肌，中 1/3 为横纹肌和平滑肌相混杂，食管起端处环行肌纤维较厚，可起到括约肌作用。外膜为疏松结缔组织。整个食管管壁较薄，仅 0.3～0.6cm 厚，容易穿孔。

（一）黏膜层

此层又分为上皮、固有膜及黏膜肌层。食管内层黏膜由鳞状上皮细胞组成，延伸至 Z-线即转变为胃的单层柱状上皮。Z-线环绕成 Z 字形，标志着胃和食管黏膜的分界。在正常人，Z-线或磷状-柱状上皮相接于下食管括约肌（LES）水平（距食管和胃贲门解剖交界约 2cm 处）。

（二）黏膜下层

黏膜下层由胶原和弹性纤维组成，含有黏液腺分泌黏液，对食管起保护膜及润滑作用。

（三）肌层

食管肌层分内环肌层和外纵肌层两层。这种肌纤维的排列有利于食管蠕动收缩以及食管管腔内容物向胃传送。

组成食管肌层的肌纤维有两种：①横纹肌纤维组成食管的近段 1/3 以及 UES。虽然这部分食管由横纹肌组成，但对它的随意调节却是有限的（如吞咽开始时），大部分是自主控制的。②平滑肌纤维。接近食管远段，管壁的平滑肌纤维渐增多。远段 1/3 食管完全由平滑肌纤维组成，这些纤维完全由肠神经和自主神经系统支配。

上食管括约肌（UES）：UES 由环咽肌组成，环绕上段食管并附着于环状软骨。食管环行肌内层亦与 UES 相延续。上食管括约肌在防止食管内容物反流至口腔和喉中起非常重要的作用，从而防止呃逆和误吸。

下食管括约肌（LES）：LES 由平滑肌组成，常位于食管由胸腔进入腹腔的横膈水平。LES 在胃与食管之间保持一个高压区，对防止胃内容物反流起主要作用。

（四）外膜层

为食管最外层的结缔组织鞘，其中含有丰富的血管及神经。食管咽部的外层由富有弹性的结缔组织组成，能在食物通过引起食管扩张时伸展开。在腹部，食管通过膈肌后被腹膜包绕。

三、食管的神经支配

近段食管横纹肌的运动神经支配，起源于脑干迷走神经的运动神经。每条运动神经纤维直接终止于数条可激活的横纹肌纤维。

远段食管平滑肌的自主神经支配通过副交感和交感神经系统来完成。所有到达食管的副交感神经均来自迷走神经。

肠神经支配：肠肌间神丛（Auerbach 神经丛）支配肌层的运动。这个神经网络位于食管环肌和纵肌层之间。食管的黏膜下神经丛分布稀少。

四、食管的血液供应和淋巴管引流

食管的血液供应和淋巴管引流可分为两段。上 1/3 段的血供来源于双侧甲状颈干分出的甲状腺下动脉。同样，静脉回流通过甲状腺下静脉。颈段食管的淋巴引流到沿颈内静脉分布的淋巴结以及气管旁淋巴结。食管中段的血供来自胸主动脉的几个直接分支。静脉回流沿表面静脉丛到左侧的半奇静脉和右侧的奇静脉，两者再汇入上腔静脉。

食管的淋巴引流到气管支气管和后纵隔淋巴结。食管下 1/3

段的血供来自胃左动脉的分支，后者起源于腹主动脉分出的腹腔动脉。食管下段的静脉为胃左静脉的属支，但与奇静脉系统有吻合支。胃左静脉回流到门静脉，后者通过肝循环进入下腔静脉。门静脉系统基本上无静脉瓣，肝硬化致门静脉高压时，可导致向上分流，产生食管下段静脉曲张。食管下段的淋巴引流到伴随胃左血管的淋巴结和腹腔淋巴结。

第二节　食管的生理

吞咽动作是指食团由舌背经咽和食管进入胃的过程。舌背上的食团由于舌肌收缩贴靠硬腭，将食团经咽峡推向咽腔，此时软腭抬起，咽后壁向前，阻断口咽部和鼻咽部的交通，防止食团进入鼻咽部，舌骨被肌肉收缩而上提并带动喉向前上方移动，舌根被提向后上方，会厌下落，遮盖喉口，因而，当食团经过咽腔的一瞬间呼吸停止。食团进入咽和食管，由于肌肉由上向下依次收缩推动食团下行，最后通过贲门入胃。整个吞咽过程包括两个阶段：第一阶段是舌、腭肌肉有意识地收缩压挤食团经咽峡入咽腔；第二阶段是食团由咽经食管入胃，完全是反射性活动。吞咽是一种复杂的反射性动作，它使食团从口腔进入胃。根据食团在吞咽时所经过的部位，可将吞咽动作分为下列三期。

第一期：由口腔到咽。这是在来自大脑皮层的冲动影响下随意开始的。开始时舌尖上举及硬腭，然后主要由下颌舌骨肌的收缩，把食团推向软腭后方而至咽部。舌的运动对于这一期的吞咽动作是非常重要的。

第二期：由咽到食管上端。这是通过一系列急速的反射动作而实现的。由于食团刺激了软腭部的感受器，引起一系列肌肉的反射性收缩，结果使软腭上升，咽后壁向前突出，封闭了鼻回通路；声带内收，喉头升高并向前紧贴会厌，封闭了咽与气管的通路；呼吸暂时停止；由于喉头前移，食管上口张开，食团就从咽被挤入食管。这一期进行得极快，通常约需 0.1s。

第三期：沿食管下行至胃。这是由食管肌肉的顺序收缩而实现的。食管肌肉的顺序收缩又称蠕动，它是一种向前推进的波形运动。在食团的下端为一舒张波，上端为一收缩波，这样，食团就很自然地被推送前进（图 1-1）。

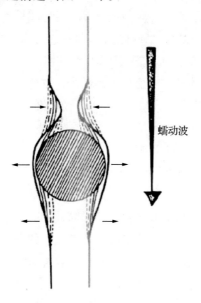

蠕动波

图 1-1　食管蠕动的模式

食管的蠕动是一种反射动作。这是由于食团刺激了软腭、咽部和食管等处的感受器，发出传入冲动，抵达延髓中枢，再向食管发出传出冲动而引起的。

在食管和胃之间，虽然在解剖上并不存在括约肌，但用测压法可观察到，在食管与胃贲门连接处以上，有一段长 4～6cm 的高压区，其内压力一般比胃高 0.67～1.33kPa（5～10mmHg），因此是正常情况下阻止胃内容物逆流入食管的屏障，起到了类似生理性括约肌作用，通常将这一食管称为食管-胃括约肌。当食物经过食管时，刺激食管壁上的机械感受器，可反射性地引起食管－胃括约肌舒张，食物便能进入胃内。食物入胃后引起的胃泌素释放，则可加强该括约肌的收缩，这对于防止胃内容物逆流入食管可能具有一定作用。

总之，吞咽是一种典型的、复杂的反射动作，它有一连串的按顺序发生的环节，每一环节由一系列的活动过程组成，前一环节的活动又可引起后一环节的活动。吞咽反射的传入神经包括来自软腭（第5、第9对脑神经）、咽后壁（第9对脑神经）、会厌（第10对脑神经）和食管（第10对脑神经）等处的脑神经的传入纤维。吞咽的基本中枢位于延髓内，支配舌、喉、咽部肌肉动作的传出神经在第5、第9、第12对脑神经中，支配食管的传出神经是迷走神经。

食管的主要作用是将食物运送到胃。它是一个肌性管道，长约25cm，两端有括约肌：即上食管括约肌（UES）和下食管括约肌（LES）。食管括约肌有助于保持吞咽过程中的食管排空，也可防止胃内容物反流至食管、喉和口腔。从吞咽开始至食物到达贲门所需的时间，与食物的性状及人体的体位有关。液体食物需3~4s，糊状食物约5s，固体食物较慢，需6~8s，一般不超过15s。

第三节　中医对食管的认识

食管自咽至胃，《难经集注》称为胃之系。《灵枢·肠胃篇》云："咽门重十两，广一寸半，至胃长一尺六寸。"王清任则称食管为"胃管"，在《医林改错》中云："喉之后名曰咽，咽者口燕也，口燕饮食入胃，即胃管上口是也。"《医贯》谓："咽系柔空，下接胃本，为饮食之路"，认为食管与胃相连，和胃关系密切，为胃气所主。在生理上具有柔、空的特点，柔即柔软，食管要得到津液的滋润，才能柔软，才能使事物正常通降。食管的功能主要是水谷食物传输作用。与胃的通降和脾的运化作用有关，与脾胃关系密切。

食物在口腔内经过嚼与唾液混合后形成食团，由舌根推入咽腔，咽腔缩小后，食团向下移动，被推送到食管，在食团的刺激下，食管呈波形状蠕动，即前段舒张，后段收缩，交替有序地进行，使食团有节律地经食管推动传输至胃。

（陶可胜　张　伟　宋光美）

第二章 食管癌的流行病学和控制策略

第一节 食管癌的基本概述

食管癌是人类常见的恶性肿瘤，占所有恶性肿瘤的2%，占食管肿瘤的90%以上，在全部恶性肿瘤死亡回顾调查中仅次于胃癌而居第2位。位于全球肿瘤发病的第8位，肿瘤死亡的第4位。全世界每年估计有48万人发生食管癌，占总癌新发生病例的4.6%；死亡45.6万人，占总癌死亡病例的6.4%。食管癌主要流行地区是不发达国家，男性多于女性。我国是食管癌高发地区，每年死亡约15万人，位居第3位，严重威胁着人民的生命和健康。据估计，全世界每年大约有20万人死于食管癌。我国是食管癌高发区，食管癌是对人民的生命和健康危害极大的最常见的恶性肿瘤之一。发病年龄多在40岁以上，男性多于女性。但近年来40岁以下发病者有增长趋势。食管癌的发生与亚硝胺慢性刺激、炎症与创伤、遗传因素以及饮水、粮食和蔬菜中的微量元素含量有关。

人类对食管癌的认识较早，在两千年前，我国就有食管癌的记载，称为"噎膈"，并将其描述为"秋日有疾，病不过夏"。公元2世纪，西方的Galen也描述了食管癌引起的吞咽困难和死亡的病例。据考证，两千多年前，我国豫西一带就有食管癌发病的记载。深入研究食管癌的流行特点和食管癌致病危险因素，对探讨病因、制定防治对策、采取预防、控制措施和评价防治效果都具有重要意义。

近年来，国际上关于食管癌的共识意见主要包括美国国家综合癌症网络（National Comprehensive Cancer Network，NCCN）指南、欧洲肿瘤学会（European Society for Medical Oncology，ESMO）临床诊治随访指南和日本食道学会（Japan Esophageal Society，JES）指南。为指导我国食管癌高发区筛查工作和规范食管癌的临床诊疗方案，国家卫生部先后颁布了《上消化道癌筛查及早诊早治技术方案》和《食管癌规范化诊治指南（试行）》，中国抗癌协会食管癌治疗专业委员会制定了《食管癌规范化诊治指南》。2014 年，由中华医学会消化内镜学分会联合中国抗癌协会肿瘤内镜专业委员会，组织我国消化、内镜、外科、肿瘤、病理等多学科专家共同制定了《中国早期食管癌筛查及内镜诊治专家共识意见（2014 年，北京）》。

第二节　食管癌的流行病学

一、发病率和病死率

本病发病情况在不同国家（或地区）相差悬殊，即使在同一国家的不同地方或不同民族之间也可有明显差异。欧、美和大洋洲诸国的食管癌发病率一般在（2～5）/10 万（但法国例外，达 13.6/10 万），苏联的中亚地区高达 100/10 万以上。亚洲诸国家的发病率为（1.2～32）/10 万，但伊朗的黑海沿岸地区则高达 100/10 万以上。

据我国 29 个省、市、自治区 8 亿 5 千多万人口的调查，1974—1978 年，约有 70 万人死于恶性肿瘤，其中死于食管癌者 15.7 万（占 22.4%），仅次于胃癌（占 22.8%）。在各种恶性肿瘤的死亡率中，以食管癌居首位的有豫（占 40.55%）、苏、赣、冀、陕、皖、川、鄂和北京 9 个省、市。目前我国是世界上食管癌死亡率最高的国家之一，年平均死亡率为 14.59/10 万，其中以云南省最低（1.05/10 万），河南省最高（32.22/10 万）。

二、性别和年龄

本病的男女发病率国外报道相差悬殊，男女之比为（1.1～1.7）∶1。一般是高发区偏小，低发区偏大。华北太行山高发区男女比例为 1.6∶1，其中林州市高发乡（姚村、任村、东岗和横水）食管癌死亡的男女比例为 1.1∶1。新源县高发区人群的男女比例为 1.3∶1，维吾尔族低发区人群男女比例为 5∶1。山东肥城男女比例为 2∶1。但也有特例，如广东梅县属食管癌相对高发区，而女性死亡率高于男性，其男女比例为 1∶1.6。

据我国各地普查资料，男女发病率比例为（1.3～2.7）∶1。发病年龄以高年龄组为主。35 岁以前的构成比很小，35 岁以后随年龄增长构成比增高。以 60～64 岁组最高（17.95%），其次为 65～69 岁组，70 岁以后逐渐降低。

三、种族差异

国内外调查都表明，食管癌在不同种族发病率有明显的差别。如美国黑人高于白人，美国的非白种人男性食管癌发病率（20.5/10 万）高于白种人（5.8/10 万），亚洲的中国人、日本人高于欧洲人和美洲人；犹太人比较少见。一般在类蒙古人中比较常见，如苏联的哈萨克族、乌孜别克族、土库曼族等。我国少数民族中，食管癌死亡率以哈萨克族为最高（39.27/10 万），苗族最低（1.09/10 万），两者相差 35 倍。不同民族的食管癌死亡率明显不同，新疆托里县哈萨克族食管癌死亡率高达 155.90/10 万，而居住在同一县的其他民族只有 22.31/10 万，相差非常显著。具体原因仍不清楚，可能与生活习惯或遗传易感性有关。

四、职业

各地调查结果不一，我国农业人口比城市人口多发食管癌，广东省南澳县是食管癌高发地区，那里主要是渔民、盐民和农民三种职业，可能与他们的饮食有关。但职业因素在食管癌的发病中不起主要作用。

五、移民

通过移民来研究食管癌流行特点，对于鉴别环境因素与遗传因素在食管癌发病中的作用有重要意义。诸多的研究表明，高发区的居民移居到低发区后，食管癌仍然保持相对高发。如河南林州（原林县）居民移居到其他地方后，食管癌死亡率仍高于当地居民 5~8 倍。移居到美国的中国移民，第一代男性食管癌死亡率是美国白人的 2.94 倍，在美国出生的第二代是美国白人的 1.91 倍。一些国家的居民原来食管癌发病水平较低，但是移居到美国后，食管癌发病率危险性有所增加，如美国的波兰男性移民食管癌为原籍的 2 倍，但女性不明显。所以食管癌的发病可能以环境因素为主，也与饮食习惯有关，遗传易感性也有一定的作用，或者是这三个因素中两个或三个因素相互作用的结果。

六、地理分布

食管癌在世界各地均有发生，但不同的地区有明显的差异，形成了相对高发区、呈现出明显的地区发病梯度或者不规则的同心圆分布。食管癌在我国有明显的地理聚集现象，高发病率及高病死率地区相当集中。其发病率在河北、河南、江苏、山西、陕西、安徽、湖北、四川等省在各种肿瘤中高居首位，其中河南省病死率最高，以下依次为江苏、山西、河北、陕西、福建、安徽、湖北等省。年平均病死率在 100/10 万以上的县市有 19 个，最高的是河北省邯郸市（303.37/10 万）和磁县（149.19/10 万），

11

山西省的阳城（169.22/10万）和晋城（143.89/10万），河南省的鹤壁市（169.22/10万）和林州市（131.79/10万）。对流行地区分布的深入分析发现，同一省的不同地区可以存在迥然不同的发病情况，高、低水平地区相距很近，而病死率水平却可相差几十倍到两三百倍。由高病死率水平到低病死率水平常形成明显梯度，呈不规则同心圆状分布。主要的高病死率水平地区分布在：河南、河北、山西三省交界（太行山）地区；四川北部地区；鄂豫皖交界（大别山）地区；闽南和广东东北部地区；苏北以及新疆哈萨克族聚居地区。在世界范围内同样存在高发区，哈萨克斯坦的古里亚夫、伊朗北部的土库曼、南非的特兰斯开等，其发病率均超过100/10万。

1. 世界食管癌流行情况

全世界食管癌高发区集中在亚洲食管癌高发带即东北亚（中国华北、西北）、中亚（伊朗里海东岸、土库曼斯坦、哈萨克斯坦等）、南亚（新加坡、印度）、非洲东部和南部（罗德西亚、南非约翰内斯堡）、拉丁美洲（波多黎各、巴西圣保罗）、北美（旧金山、底特律、阿拉米达）和法国的布列特尼地区，而欧洲大部地区、北美和大洋洲发病率较低。亚、非、拉某些地区的黑人、中国人、印度人、日本人和波多黎各、巴西、智利等地居民食管癌发病率较高，特别是男性较多。

2. 中国食管癌流行情况

据《中国肿瘤登记年报》2009年数据显示，在我国肿瘤登记地区食管癌是继胃癌、结直肠癌和肝癌之后最常见的消化道肿瘤，发病率为22.14/10万，同期病死率为16.77/10万，居恶性肿瘤病死率的第4位。我国食管癌病理类型以鳞癌为主，比例超过90%。据GLOBOCAN 2012最新数据显示，我国食管鳞癌新发病例数约占世界新发鳞癌总数的53%，腺癌则占世界的18%。我国食管癌发病的地区差异明显，高发区与周边的相对低发区形成鲜明对比，构成我国食管癌最典型的流行病学特征。高发区域为河北、河南、山西、福建，其次为新疆、江苏、甘肃和安徽等。食管癌最密集区域位于河北、河南、山西三省交界的太行山南侧，尤以磁县最高，在秦岭、大别山、川北、闽粤、苏北、新疆等地也有相对集中的高发区。男性食管癌发病率与病死率均高于女性，男女比例接近2：1，农村发病率与病死率比城市高约1.7倍，年龄标化后二者差距超过2倍。在食管癌高发区，患者发病和死亡年龄可比非高发区提前10年左右。我国食管癌登记资料和三次全国死因调查数据显示，近年来食管癌发病率和病死率总体有下降趋势，与国家在食管癌高发区持续推行人群筛查和针对特定危险因素进行干预有关。然而，某些地区食管癌筛查和早诊早治项目的推广力度还有待加强，同时诸如吸烟、饮酒、环境污染等新的危险因素影响日趋增长，食管癌的发病率下降非常缓慢，防控形势依然严峻。目前，我国食管癌发病数和死亡数均约占世界同期的49%。近期，我国发布了目前国内最大规模的肿瘤5年生存随访数据，17个肿瘤登记地区超过1.6万例食管癌患者的年龄标化5年相对生存率仅为20.9%，男性为19.9%，女性为23.6%，早期食管癌所占比例低是患者预后不良的重要原因。按伤残调整寿命年计算，我国食管癌负担沉重，约为世界平均水平的2倍。

从世界各国来看，食管癌病死率高的地区，其占总癌死亡的比例亦高，世界除中国以外的国家，食管癌病死率占总癌病死率的1%~10%，而我国这个比例在3%~50%。例如河南林州1959—1987年间统计男女食管癌死亡比例分别达到64.58%和63.18%左右。

根据全国恶性肿瘤死亡回顾调查资料，食管癌病死率高于全国平均水平3倍（即男60/10万以上，女30/10万以上）以上的为食管癌高发，按男性患者和女性患者分别统计，这样的县级单位分别有129个和118个。如邯郸市郊为303.37/10万，阳城169.22/10万，鹤壁市郊169.22/10万，涉县166.03/10万，晋城 143.89/10 万，磁县 142.19/10 万，林州市 131.79/10 万。

林州市食管癌流行情况：在食管癌病死率 100/10 万以上的县级单位林州市，有个著名的"三不通"说法：路不通，水不通，"食道不通"。林州市人民通过艰苦奋斗，著名的红旗渠修建好了，水通了；随着经济的发展，林州市目前乡乡通水泥公路、村村通马路；但是食管癌仍旧高发，食管仍旧"不通"。除了人外，林州市的家畜咽－食管肿瘤也高发，据调查 18 774 只鸡中，咽癌及食管癌患病率为 175.78/10 万。该地区食管癌地理分布呈现越靠近太行山，发病率和病死率越高的趋势。

第三节　食管癌的控制策略

食管癌是人类常见的消化道癌症，以亚、非、拉发展中国家和地区发病率较高。我国是世界食管癌高发区，每年平均死亡 20 多万人，是全世界死亡人数的 1/2，河南省食管癌病死率居全国首位，每年平均死亡约 2.5 万人，尤以林州更为严重，其发病率和病死率长期维持在 100/10 万以上，每年有上千人发病和死亡，严重威胁着人民的生命和健康，直接影响到经济和社会发展，党和政府十分关心人民健康，周恩来总理曾亲自过问并做了重要指示。自 1959 年开始，先后组织中国医科院、中医研究院、中国科学院和河南省的医疗科研人员深入林州高发区，建立全国食管癌防治研究基地，坚持以人为本、预防为主的方针，实行领导、专家、群众相结合，开展多学科协作攻关研究，特别是改革开放后，将食管癌防治研究列为国家重大科技攻关任务，进一步加强国内外多学科大协作，在食管癌的筛查"三早"和病因预防研究方面有了重大进展和突破，取得降低发病率和病死率 50% 的显著成效。这是改革开放 30 年来我国肿瘤防治研究的重大科研成果，居国际领先水平。我国几代肿瘤学家、医务人员和人民群众在党和政府的领导下，弘扬献身、求实、创新、协作的科学精神，用五十年艰苦奋斗、科学实践的经验，为研究探索中国特色社会主义防癌创新道路提供了新的理念、途径、方法和经验，受到了国内外肿瘤学家的关注。

国内外癌症防治研究的实践经验证明，癌症是严重危害人类生命健康的常见病，其发病率有逐年上升趋势，居各种疾病死亡的第1位。预防与控制癌症、有效地降低发病率和病死率，必须贯彻预防为主、防治结合的方针，因为治疗仅能降低病死率，不能降低发病率，预防才能降低发病率和病死率。治疗的投入大、效果差、有痛苦和生命代价，预防的投入小、效果好、无痛苦和生命代价。预防首选的策略是消除病因的一级预防，在病因尚未研究清楚以前，应用先进的早期诊断方法在高危险人群中开展预防性普查，做到早期发现、早期诊断、早期治疗（三早）可有效地提高治愈率和降低病死率，节约医疗费用，被称为二级预防。河南省林州食管癌防治研究基地的科学实践已取得了降低发病率和病死率的显著成效。而十分遗憾的是，河南省是全国人口大省、肿瘤高发区，每年平均约12万人死于癌症，新发患者15万多，全省有健全的肿瘤防治研究机构和肿瘤专业队伍，而未能推行二级预防和"三早"经验，到医院就诊的患者中仍有90%为中晚期，不仅治愈率低、病死率高，而且由于无序、过度、重复导致治疗费用倍增，少则上万元，多则数万到十几万元。若按每人平均一万元计，全省每年要支付15亿元直接医疗费用，全国每年支付医疗费高达200多亿元，其他经济损失要超过医疗费用，生命代价更不可估量。若能推行预防普查"三早"经验，可节约一半医疗费用，救治数十万癌症患者的生命。若能推行一级预防，大力开展肿瘤科普宣传，倡导禁烟、节酒，不吃霉变、熏腌、烧烤食物，多吃蔬菜、水果、豆制品，坚持运动、增强体质，可预防2/3的癌症，因此，具有重大的社会和经济效益。

1. 进一步加强我国食管癌科技创新研究

林州食管癌高发区是全国食管癌防治研究重点基地，创建

50 年来在党和政府的重视和支持下，经过几代肿瘤科学家、医务人员及人民群众的艰苦奋斗、科学实践，取得了显著成效和经验，但目前尚缺乏特异性早期筛查方法和特效治疗药物，应进一步加强领导，充分发挥肿瘤技术优势，改变力量分散的局面，成立食管癌防治研究协作中心。在认真总结研究推广成功经验的基础上，进一步加强国内外多学科协作研究，纳入国家重大科技攻关任务和 863、973 计划，力争突破技术难关，创新简便有效的早期初筛方法，完善食管癌的筛查方案，节约普查费用，进一步提高"三早"水平，研制特效治疗药物和微创治疗新技术，进一步提高治愈率和降低病死率。

2. 贯彻预防为主的方针

预防与控制癌症是一项多学科参加的重大公共卫生利民工程，各级医疗单位应积极承担预防普查和"三早"任务，进一步提高治愈率、降低病死率，节约医疗费用。加强肿瘤科普宣传教育，创建防癌保健示范基地，普及防癌科学知识，推行病因预防和普查"三早"经验，动员社会各界力量和广大人民群众与癌症做斗争，研究探索中国特色社会主义抗癌创新之路。

3. 加强党和政府的领导与经费政策支持

预防与控制癌症是社会公益性事业，应有国家专项资金投入。2008 年国家投入肿瘤筛查早诊早治专项资金 4313 万元，与全国每年 200 多亿肿瘤医疗费用支出相比，预防经费投入太少，全国肿瘤预防与控制规划无力落实，重治轻防，防治效率甚低。应贯彻党的十七大精神，全面落实科学发展观，深化卫生体制改革，修订全国肿瘤预防与控制规划，贯彻预防为主方针，加大专项防癌资金支持，推动全国抗癌事业发展，有效降低"两率"，保障人民健康，更好地为建设创新型国家、构建和谐社会服务。

4. 加强全国食管癌防治研究基地成绩的宣传报道

改革开放初，英国 BBC 与原国家广电局合作在林县摄制了《中国癌症探索者》科技片在世界播放，反映中国肿瘤科技工作者深入贫困山区林县调查病因，送医送药，普查防治研究探索中国防癌创新之路，引起世界肿瘤科技界的关注。改革开放30年后的今天，期望国家新闻出版广电总局和河南省广电局合作摄制一部新的"研究探索中国特色社会主义防癌道路"的专题科技片，反映我国林州食管癌防治研究的最新进展和成效，反映我国经济社会快速发展，中国社会主义新农村、新面貌、新气象。建议在高发区建立食管癌防治研究基地，邀请国内外著名肿瘤专家总结林州五十年食管癌防治研究成绩和经验，研究制定高发区癌症预防与控制发展规划、创建防癌保健示范基地。

2001年，山东省在肥城市建立了山东省肿瘤防治基地，2002年在全市开展了以食管癌防治为重点的上消化道肿瘤普查工作，并在全省进行了推广，15年间，发现了许多食管癌和癌前病变，积累丰富的工作经验，肥城市于2008年被国家卫生计生委和中国癌症基金会评为"全国食管癌早诊早治示范基地"；临朐县则于2015年被山东省肿瘤防办授予"上消化道癌早诊早治示范基地"。

（吕增光 陶可胜）

第三章　食管癌的病因学

食管癌有高发区这一特点，说明该地区具备其发生的条件，如存在强致癌物、促癌物，缺乏一些抗癌因素以及有遗传易感性等。但是，各国各地研究结果很不一致，反映了食管癌的病因是多种多样的。西方学者多认为吸烟和饮酒是主要原因，在我国林州这个高发区，因为贫穷，居民饮酒才是近一二十年的事。目前，食管癌的病因虽尚未完全明了，但近年来国内外对食管癌病因进行了多途径探索。从亚硝胺、营养、微量元素、真菌及病毒、遗传等多方面，多层次进行研究和探索，获得了很有意义的进展。一般认为食管癌的发生可能是多种因素综合作用的结果，与食管癌发病的有关因素如下。

第一节　生活饮食习惯与食管慢性刺激

一、吸烟与食管癌

西方学者多认为吸烟可能是食管癌发生的主要因素。通过流行病学调查发现一些食管癌高发区居民吸烟相当普遍，一些地区居民不吸烟，食管癌则很少见。如 Paymaster 报道嗜好吸黑檀叶烟和咀嚼蒌叶的印度穆斯林、基督教徒和印度教徒中，食管癌发病率高，而无此嗜好的拜火教徒中食管癌则很少见。故认为嗜烟可能是食管上段癌和中段癌发病率高的原因。但国内既往的流行病学调查却没有发现吸烟与食管癌发生存在密切联系。现在看来既往这些研究绝大部分来自食管癌局部高发区，且仅局限于农村人口。近年来我国学者同时对高发区、低发区以及城市、乡村食管癌进行了大量流行病学调查，多数仍认为吸烟可能也是我国食管癌发生不可忽视的促癌因素。许多研究表明烟草是一种致癌物质，其对人体的危害是多效应的，烟草中的致癌物质有可能随唾液或食物下咽到食管或吸收后作用于食管引起癌变。现已发现香烟的烟和焦油含有多种致癌物，如苯并 [a] 芘等多环芳烃、环氧化物、内酯、过氧化物及卤醚等，并且还含有多种亚硝基化合物如亚硝基吡咯烷、二甲基亚硝胺、亚硝基去甲烟碱或亚硝基新烟碱。此外烟雾中还有大量 NO、NO_2 和烃类反应生成的烷类和烷氧自由基，这些成分可直接攻击细胞的脂肪、蛋白质和核酸等成分，造成细胞损伤，引起癌变。将烟草中几种化学物质分别加入饮水中喂饲 Fisher 大鼠 30 周，结果给予亚硝基去甲烟碱大鼠有 12/20 例发生食管肿瘤，其中 3 例为食管癌，进一步证实了烟草与食管癌发生的关系。

二、饮酒与食管癌

有关食管癌与饮酒的关系国外学者做了大量流行病学调查，他们发现许多食管癌患者有大量饮酒史，或者多是酿酒工人及从事酒类制品的职员。最近英国和香港科学家调查了香港食管癌患者的吸烟及饮酒情况，经过详尽对比分析，发现饮酒可能比吸烟更容易导致食管癌发生。国内学者张毓德等对 1400 名食管癌患者进行调查，发现病例组有阳性饮酒史（每周平均白酒 2 两以上，连续 5 年以上）者占 26.9%，而对照组为 17%。但刘伯齐等对江苏扬中市（原扬中县）、新疆新源县及江苏淮安县的食管癌患者进行病例对照研究，发现只有饮酒量大的淮安县为阳性结果。看来酒精的作用与其持续时间，饮量大小有一定关系。但目前尚未见到用酒精或酒类制品作诱发动物食管癌报道。比较公认的看法是酒本身可能并不直接致癌，但有促癌作用。酒精可以作为致癌物的溶剂，促进致癌物进入食管，造成食管黏膜损伤，为食管癌的发生创造条件。国内外一些研究发现有些酒中可能含有亚硝胺、多环芳烃、酚类化合物、DDT 等。这些污染物质可能会增强酒精对食管黏膜的损害。

三、饮食习惯与食管癌

经在高发区进行发病因素的调查，发现食管癌患者有吃的食物粗、糊及进食过快、喜吃烫饮料的习惯，这些因素损伤了食管上皮，增加了致癌物的敏感性。多数研究表明，热食是食管癌的发病因素之一。在我国食管癌高发区中，许多居民和食管癌患者都有好吃热食习惯。研究者测量了高发区居民进食时碗内食物的温度，发现可高达 70～80℃，最高为 80～88℃。有报道用 75℃ 热水灌饲小鼠，即可发现上皮细胞变性，黏膜炎症和细胞核酸代谢受影响，所以长期反复的热刺激，有可能促使食管发生癌变。也有报告认为进食过快、食物粗糙、蹲位进食及好饮浓茶、三餐不定时等与食管癌有关。

哈萨克族人爱嚼刺激性很强、含有烟草的"那斯"是当地人患食管癌的因素之一。在日本，喜吃烫粥烫茶人群均有较高的发病率。过量长期饮烈性酒及多量吸烟者在欧、美国家中可能是食管癌的重要原因。

四、食管慢性刺激

前已述及的一些致病因素都会造成对食管的刺激，长期反复刺激作用会进一步导致食管黏膜病变。研究发现某些食管病变，如食管贲门失弛缓症、慢性食管炎、食管良性狭窄和食管黏膜白斑病等的食管癌发病率较高，表明慢性刺激所引起的慢性损伤和炎症在食管癌的发病中起一定作用。

第二节 营养因素和微量元素

近年来，我国学者在一些食管癌防治现场做了大量营养学调查及营养干预实验。其中在河南林州开展的已历时近 14 年的中美合作（中国医学科学院肿瘤所与美国国立癌症研究所 NCI）研究项目——营养干预试验已取得了一系列阶段性成果，在国内外产生了重大影响。研究发现，营养缺乏是食管癌高发区较为普遍现象，维生素 A、维生素 C、维生素 E、维生素 B_2、烟酸、动物蛋白、脂肪、新鲜蔬菜、水果摄入量均较低。不少报道指出，肉类、蛋类、蔬菜与水果的缺乏可增加患食管癌的危险性。中美学者发现补充富含蛋白质、维生素和矿物质的饮食，可以保护机体，预防食管癌。试验表明新鲜蔬菜、水果、茶叶、维生素有抗突变作用，相对缺乏应视为食管癌的危险因素。最近有学者发现用单纯玉米饲料喂饲大鼠，可显著提高甲基苄基亚硝胺的致癌率，提示营养缺乏可提高食管上皮细胞对亚硝胺类致癌物的敏感性。一些动物实验还证实缺乏维生素 A、维生素 C、维生素 E、维生素 B_2 均能促使食管发生病变，增强致癌物对食管的作用。深入分析发现维生素 C 可阻断致癌性 N-亚硝基化合物的合成，维生素 B_2 缺乏可明显增加甲基苄基亚硝胺对大鼠食管癌的诱发率，并缩短其潜伏期。这进一步揭示了维生素类抗癌的机制。林州的研究成果表明，给高发区人群补充维生素 B_2 和烟酸复方营养素可能降低食管癌的发病率。因此，给高发区人群补充维生素可能是有效的预防措施。

微量元素与肿瘤的关系已越来越引起人们关注，调查证实，食管癌高发区水及土壤中的钼、硒、钴、锰、铁、镍、锌等微量元素含量偏低。钼的缺乏目前受到更多重视，已被认为是造成食管癌发病的因素，钼在自然界含量较低，且分布不均匀。对一些高发区人群血清钼检测发现其平均值为 $2.2 \sim 2.9 ng/mL$，明显低于非高发区人群血清钼的平均值（$4.8 \sim 5.9 ng/mL$）。钼是植物亚硝酸还原酶的成分，缺钼可使环境及农作物中亚硝酸盐积聚，而施用钼肥则可增加食物钼含量，降低亚硝酸盐含量，人对钼的摄入量不足，还可影响一些酶的活性及生理功能，这可能也是导致食管癌发病率增高的原因之一。有的调查显示食管癌高发区缺硒。硒经谷胱甘肽过氧化物酶的作用，对细胞膜的过氧化具有保护作用，增强机体免疫反应及对癌的发生和生长的抵抗力。有机硒缺乏虽不一定能直接引起食管癌，但可增加对致癌物质的易感性。高发区人体及环境缺锌的研究已有报道，锌缺乏可导致免疫力下降。动物实验表明，镉对小鼠食管和前胃有诱发癌瘤的作用，提示镉可能是食管癌的一个危险因素。在林州对食管上皮增生患者补充多种维生素矿物质复方营养液，发现可使上皮增生逆转，癌变率均比对照组明显下降，说明食管癌的药物阻断二级预防已取得初步良好效果。

第三节　亚硝胺类化合物

亚硝胺类化合物是公认的一种强致癌物质。现已证实约 10 多种亚硝胺能诱发动物的食管癌，包括甲基苄基亚硝胺（NM-BAR）、肌氨酸乙酯亚硝胺（NSAR）、亚硝基吡咯烷（NPyr）和亚硝基哌啶（NPip）、$N-3-$甲基丁基$-N-1-$甲基丙酮基亚硝胺（NAMBNA）等。亚硝胺及其前体物广泛分布于环境中，通过饮水和食物进入人体。其前体物在胃内经亚硝化而产生亚硝胺。近年研究发现，食管癌高发区河南林州、河北磁县和涉县、广东汕头、山西垣曲和阳城的饮水中，硝酸盐的含量明显高于低发区。据调查食管癌高发区林州环境中检测出 7 种挥发性亚硝胺，阳性率高的有二甲基亚硝胺（64%），二丙基亚硝胺（30%）和二乙基亚硝胺（24%）。还测出玉米面中含有非挥发性肌氨酸亚硝胺，萝卜条中有脯氨酸亚硝胺。在林州被污染食品中亚硝酸盐和硝酸盐含量均较高。二级胺和三级胺也广泛分布在食物和环境中，在胃内酸性条件下，胺类和亚硝酸盐很易结合产生亚硝胺。据报告，食管癌高发区居民食霉变食物中含较多亚硝胺及前体物质。霉菌不仅能还原硝酸盐为亚硝酸盐，且能分解食物蛋白质增加二级胺含量，从而促进亚硝胺的合成。陆士新在国际上首次报道不同食管癌病死率地区居民从膳食中摄入不同量的亚硝胺，膳食中亚硝胺摄入量依次为：林州（高发）>济源（中高发）>禹县（低发）。结果表明：从膳食中摄入亚硝胺的量与食管癌的发病率呈正相关。对林州人群胃液中总的亚硝胺含量进行测定发现，男性胃液中其含量平均为 24.93μg/L，而女性为 20.51μg/L，男性高于女性 18%，这和林州食管癌发病率的男女比例吻合。林州人胃液中亚硝胺的含量和受检者食管上皮的病变、正常轻度增生、重度增生和癌变呈明显正相关。动物实验证明，亚硝胺能诱发动物食管癌，而阻断胺类的亚硝基化能预防食管癌的发生。林州人群尿中发现的一种新亚硝基化合物——亚硝基异脯氨酸，可引起 NIH 3T3 细胞的恶性转化，接种裸鼠形成纤维肉瘤。近年来陆士新等应用林州环境中发现的 NMBzA 与人胎儿食管上皮共同培养 3 周后，将上皮移植到 BALB/C 裸鼠肠系膜上，同时以 NMBzA 继续喂饲裸鼠，结果在肠系膜上发生鳞癌，对照组裸鼠中无肿瘤。从 NMBzA 诱发的肿瘤组织提取 DNA 中发现存在 AIu 序列，结果证明诱发的肿瘤来源于人类组织。这些结果首次证实亚硝胺能诱发人食管上皮鳞癌，为林州食管癌亚硝胺病因提供了直接证据。

酸菜是我国食管癌高发区河南林州、山西阳城、四川盐亭、江苏扬中等地的传统食品，除含有被污染的一些真菌外，还发现含有微量的苯并 [a] 芘和亚硝胺，并含有一种名叫 Roussin 红甲酯的亚硝基化合物。在林州约 55% 的酸菜含有这种化合物，含量在 1~5mg/L。实验表明，Roussin 红甲酯可使经 3-甲基胆蒽启动作用的 C3H/10T1/2 细胞发生恶性转化，涂抹小鼠皮肤后可使表皮增厚并降低皮脂腺数目，这种化合物可能是存在于酸菜中的一种促癌物。多项流行病学调查表明，酸菜是既含真菌又含亚硝胺类化合物的高发区发病因素之一。

第四节　微生物的作用

一、真菌的作用

研究表明，我国食管癌高发区的发病与真菌性食管炎和真菌对食物的污染有关。通过多次对高发区河南林州、山西阳城、河北磁县、四川盐亭和新疆等地流行病学调查，发现粮食、酸菜及霉变食物中某些真菌及其代谢物是食管癌的重要危险因素。例如，黄曲霉毒素 B_1 的致癌作用已得到公认。林州食物常被串珠镰刀菌、互隔交链孢霉、圆弧青霉、白地霉、黄曲霉等污染。这些真菌不仅能将硝酸盐还原成亚硝酸盐，还能分解蛋白质，增加食物中胺含量，促进亚硝胺的合成。霉变食物致癌作用已经动物实验证实。用霉变的玉米面（含串珠镰刀菌）诱发出了大鼠食管乳头状瘤、胃乳头状瘤以及食管磷癌，并可致小鼠食管和前胃上皮增生和乳头状瘤样改变。林州粮食中检出的串珠镰刀菌的含量和种类数，较国内外食管贲门癌低发区明显为高，与食管贲门癌发病率呈正相关。目前，已从镰刀菌中分离鉴定出的真菌毒素包括雪腐镰刀菌烯醇、脱氧雪腐镰刀菌烯醇、3-乙酰雪腐镰刀菌烯醇、15-乙酰雪腐镰刀菌烯醇、T-2 毒素及玉米赤霉烯酮。其中，雪腐镰刀菌烯醇和脱氧雪腐镰刀菌烯醇在霉变玉米中含量最高。以此两种毒素含量高的霉玉米按 20% 比例配成饮料喂饲小鼠，可以诱发出食管、前胃及腺胃增生性改变，提示此两种毒素具有潜在致癌作用。进一步证明镰刀菌可能是高发区主要致癌真菌之一。互隔交链孢霉也是近年来研究较多的真菌。互隔交链孢霉在河南食管癌 5 个高发县粮食中的污染率（6.53%）高于3 个低发县（3.9%）。其含有的主要真菌毒素为互隔交链孢酚单甲醚（AME）和交链孢酚（AOH）。互隔交链孢霉的诱变性和致瘤性主要与这两种毒素有关。研究发现 AME 和 AOH 对 TA102 和 E. Coli 检试菌有诱变作用，能诱发人羊膜 FL 细胞的 USD 和 ZBS 细胞、大鼠肝细胞的 DNA 单链断裂。AME 能干扰 rRNA 的转录活性，损伤人淋巴细胞 DNA，诱发 V79 细胞突变，使 NIH 3T3 细胞转化，转化的细胞能在软琼脂上生长，接种 BALB/C 裸小鼠体内具有成瘤性。AME 和 AOH 能促进脂质过氧化，抑制超氧化物歧化酶（SOD）的活性，脂质过氧化与细胞癌变有关。用 AME 或 AOH 分别在体外短期处理培养的人胚食管上皮，从中提取 DNA，以此 DNA 转染 NIH 3T3 细胞，细胞发生了恶性转化。转化细胞可在软琼脂上生长并具有成瘤性。近年还证明 AME 或 AOH 处理后的人胚食管上皮有 C-Ha-ras 突变及扩增，*C-myc* 基因的激活和扩增。AME 和 AOH 诱发人胚食管上皮增生，后者还成功地诱发了食管鳞状细胞癌。上述结果表明，互隔交链孢霉在人食管癌病因学中起重要作用。有些研究表明，圆弧青霉的提取物诱发小鼠骨髓多染红细胞微核率与溶剂对照组相比有非常显著差别（$P < 0.01$），呈明显的量效相关性。诱变试验提示，圆弧青霉的代谢提取物能直接损伤遗传基因 DNA。枯草杆菌 DNA 重组试验、UDs 试验、DSL 试验表明圆弧青霉确能产生诱变性物质。以上结果提示霉菌是食管癌发病因素之一。

二、病毒的作用

病毒在食管癌发病中的作用也引起了国内外学者的重视。目前研究的病毒主要为人类乳头状瘤病毒（HPV）和 EB 病毒（Epstein Barr Virous，EBV）。

1. HPV 感染

HPV 感染与宫颈癌发生的关系已被公认。近年研究发现食管也是 HPV 感染的好发部位。据报道感染食管的 HPV 主要为 6 型、16 型及 18 型，目前一些研究认为 HPV16 型与食管鳞癌发生有关，HPV18 型与腺癌发生有关。国内对 HPV16 型研究较多，对食管癌及癌旁组织中 HPV16 DNA 检测表明，癌及癌旁组织 HPV16 DNA 检出率分别为 60% 及 51.95%。提示 HPV16 感染是食管癌常见现象，可能与食管癌发生有一定关系。HPV 体外实验显示其具有引起细胞转化的作用，但 HPV 作用机制尚不清楚。有学者认为 HPV DNA 可以整合进食管癌组织 DNA 中，进而引起基因异常参与肿瘤发生发展。也有学者认为 HPV 可能通过减少局部的淋巴细胞，破坏机体局部的免疫监视系统，并与其他致癌因素协同作用进而导致食管癌的发生。但陆士新等运用分子杂交和多聚酶链式反应等方法未能在林州食管癌及癌旁组织中检出 HPV DNA。看来 HPV 与食管癌关系尚需进一步研究。

2. EBV

EBV 与癌的关系过去文献主要集中在鼻咽癌上。与食管癌的关系的报告尚不多见。国外 Mori 等发现食管癌中 EB 病毒阳性率为 3.3%，国内吴名耀等发现食管癌：EBVLMP-1（潜在膜蛋白 1）阳性率为 6.3%。EBV 阳性细胞可见胞质疏松及空泡变性等形态学改变，这可能与 EBV 感染癌细胞所引起的反应有关。关于 EBV 阳性率与 EBV 的病原性联系，一般有 2 种假设：①EBV 感染发生在癌变之后，这种患者的黏膜上皮细胞 EBV 检测往往呈阴性；②EBV 感染发生在癌变之前，并且在癌的形成中起一定作用。由于目前所发现的病例阳性率均较低，所以 EBV 与食管癌之间联系，尚待进一步研究。

三、幽门螺杆菌（HP）感染

HP 是胃溃疡的直接病原，是胃癌的可疑病因。但是，有研究发现在胃感染 HP 的同时，食管黏膜也有 HP 感染。有人调查 59 例食管癌手术标本，发现食管上段 HP 感染率为 67.8%，中段 100%，下段 91.4%，与对照组的 28.7% 有显著性差异（$P < 0.05$）。

第五节 遗传因素

大量的研究表明癌症都是各种环境因素对具有不同遗传素质的个体长期反复作用的结果。前已述及食管癌患者中有癌家族史的比例显著高于对照组，提示食管癌发病存在遗传倾向，遗传因素可能是发病的一个重要危险因子。随着分子生物学和分子遗传学的发展，众多证据表明，正常细胞的恶性转化要涉及遗传物质结构和调节控制方面的改变，从上一代遗传下去的并非是肿瘤本身，而是对肿瘤的易感性。这种肿瘤易感性的本质可能是由患者体内 DNA 结构异常或复制、转录、表达错误引起，或是与致癌物质活化，无害化所需酶活力减弱或丧失有关，也可能是先天性或后天获得性染色体畸变或某些免疫遗传缺陷的结果。有人观察到高发家族成员的染色体畸变率显著高于对照组。实验表明高发家族成员淋巴细胞更易发生姊妹染色体互换（SCE），并且在其染色体上已发现了可能的特有脆性部位，如 1p13 ~ p36 和 4q21 ~ q31 等，这些位点在食管癌发生中可能起某些重要的协同作用。已有研究发现，食管癌的家族易感性与家族性免疫缺陷有关，有癌家族史的食管癌患者及其亲属，某些免疫功能明显低于无癌家族的对照组，而且患者与其亲属多有类似的免疫功能缺陷。至于这种免疫功能紊乱是遗传抑或是环境因素所致，尚有待进一步研究。

食管癌的发病有明显的家族聚集现象，这与人群的易感性与环境条件有关。在食管癌高发区，连续 3 代或 3 代以上出现食管癌患者的家族屡见不鲜。在我国山西、山东、河南等省的调查发现有阳性家族史的食管癌患者占 1/4 ~ 1/2，高发区内阳性家族史的比例以父系最高，母系次之，旁系最低。由高发区移居低发区的移民，即使在百余年以后，其发病率也相对较高。居住环境也影响食管癌的发病，已发现，高发区内与家族共同生活 20 年以上的食管癌患者占 1/2。遗传和环境等因素对食管癌发病的影响可能是分子水平上的变化，已发现，在某些癌症高发家族中，常有抑癌基因，如 *p53* 的点突变或杂合性丢失，在这类人群中，如有后天因素引起另一条等位基因的突变，则会造成癌基因的异常表达而形成癌肿。近年来的资料显示，食管癌患者中确实存在癌基因和抑癌基因的突变。

第六节　食管癌基因的研究

2010 年 8 月 22 日，《自然遗传学》（*Nature Genetics*）杂志在线发表了我国学者王立东教授领衔完成的大规模食管癌全基因组关联分析研究结果。研究者发现不同民族和地区的食管癌均与基因 *PLCE1* 和 *C20orf54* 密切相关。首次证实在人类第 10 号和 20 号染色体上的 *PLCE1* 和 *C20orf54* 基因是食管癌的易感基因。

一、癌基因

对食管癌组织和癌旁上皮组织的 DNA 进行研究，发现多数 *C-mye*，*EGFR* 基因的扩增或表达增强。从中国、意大利和法国的食管癌高发区获得的食管标本中发现，32% 的病例有 *cyclin D* 基因扩增，63% 的病例有 *cyclin D* mRNA 过度表达。其他表达增强的还有 *Int-1*、*HER-1* 基因等，这些癌基因的高表达及过度扩增可能与食管癌的发生有关。

二、抑癌基因

约 1/3 食管癌及癌旁组织中存在 *Rb* 基因结构异常如片段完全或部分丢失。10%~70% 食管癌存在 *p53* 基因突变，突变多集中在第 5~9 外显子，而 *p53* 基因丢失的检出率为 43%~52%。食管癌 *APC*、*MCC* 基因的丢失率分别为 50% 和 58%，其中腺癌的丢失率似乎高于鳞状细胞癌，*DCC* 基因的丢失率为 33%。而 *p16* 基因纯合丢失率为 16.7%，以上提示抑癌基因失活可能也是食管癌发病的重要环节。

三、候选抑癌基因

最近陆士新等应用 mRNA 差异 PCR 显示技术，发现了 4 个人食管癌相关基因 cDNA 片段，分别命名为 *ECRG1 ~ ECRG4*，经过克隆和鉴定，确认 *ECRG1* 和 *ECRG2* 可能是新的食管癌相关的候选抑癌基因，它们与食管癌的发生发展可能有关。

四、NMBzA 与基因异常

研究环境致癌物与癌基因激活和抑癌基因失活的关系发现，NMBzA 可导致癌基因 *C-myc*、*Int-2* 和 *EGFR* 的扩增或高表达，并能导致抑癌基因 *Rb*、*APC* 和 *MCC* 突变或缺失。这些提示化学致癌物 NMBzA 在癌变的启动阶段就能激活原癌基因或使抑癌基因失活，它可能是癌变的原因而不是结果。

近年研究，应用林州环境中发现的甲基苄基亚硝胺（MBNA）与人胎儿食管上皮共同培养 3 周后，将上皮移植到 BALB/C 裸鼠肠系膜上，同时继续喂裸鼠 MBNA，结果在肠系膜上发生鳞癌，食管无肿瘤，对照组裸鼠中无肿瘤。诱发肿瘤之DNA 与人特殊重复序列——Alu 序列进行核酸杂交，在诱发肿瘤中发现存在 Alu 序列，证明该肿瘤源于人类组织。实验首次证实亚硝胺能诱发人食管上皮鳞癌，为林州食管癌亚硝胺病因提供直接证据。

第七节　心理因素

大量研究结果表明，精神刺激史、经常忧郁、长期精神压抑等不良心理因素与食管癌的发生有着密切关系。应用 C 型行为问卷和生活事件量表，调查病例和对照共 100 对，结果发现，食管癌患者 C 型行为（癌症行为模式）的 OR 值为 3.09，高出正常人 3 倍以上，提示食管癌与不良心理社会因素有关。也有研究资料显示，家庭内刺激性事件在食管癌组有极显著的聚集性，尤其是重大财产损失、重病和家庭矛盾的危险性更大。实验表明，不良精神因素可通过自主神经系统、内分泌系统、神经递质与免疫系统等中介机制的综合作用而引起一系列的不良生理变化，破坏机体免疫系统的"自稳态"，引起免疫系统紊乱，从而引发癌症的发生。

第八节　社会经济状况

有研究证实，文化程度低、经济状况差可增加患食管癌的危险性。Linda 等在分析社会经济状况与食管癌关系时发现，食管癌发病的危险随着居民收入水平的增加而下降。一般来说，低阶层者人均收入低，其家庭生活水平、营养状况、医疗卫生条件均较差，是多种因素综合作用的结果。

综上所述，食管癌的发生是多因素、多阶段与多种癌基因作用的结果。这些因素的作用是相互影响、共同作用的，并且不同地区和人群对各种危险因素的暴露水平不同，起主要作用的因素也就不同，因此，一些因素的作用意义也有待于跨地区比较或长期监测观察，作进一步探索；食管癌的防治措施的研究制定也应因地制宜。科学家估计食管癌是多基因遗传，是在内因即多个微效应基因加上环境因素、饮食营养因素等作用下，达到某"阈值"，机体从逐步量变达到质变而发生食管癌。正常食管组织在多种环境、生活方式等致癌及促癌因素和机体易感因素长期的综合作用下，使食管组织细胞发生肿胀继而发生慢性食管炎，长期的炎性刺激，使食管上皮细胞发生萎缩然后出现增生、化生等恶性变化，最后发生食管癌。

（吕增光　陶可胜）

第四章　食管癌的预防

世界卫生组织强调，1/3 的癌症是可以预防的，1/3 的患者通过早期诊断并得到合适的治疗是可以治愈的。世界各国研究和事实证明，通过改善环境、控制工业污染、改变膳食营养结构、养成良好的卫生习惯和建立健康的生活方式等将大大降低肿瘤的发病率。控制肿瘤的关键是一级预防。预防食管癌的发生无疑是控制食管癌的最根本措施，根据食管癌发生发展的多阶段性，即启动、促进、演进阶段，从病因学、发病学和临床医学演进的观点出发，预防食管癌的发生发展分为三级预防。

第一节　食管癌的一级预防

食管癌的一级预防即病因预防，是降低食管癌发病率的根本途径，与流行病学研究和病因学研究的进展密切相关，这是最理想的方法，但困难很大，目前还很难全面开展。

一、病因学预防

绝大多数恶性肿瘤是宿主因素与环境因素长期相互作用的结果。设法消除已知的致癌物质或阻断这些因素与人体接触，将会减少和防止食管癌的发生，高发区多年实践积累的经验证明，这些措施是可行的，也是有效的。

1. 加强饮用水的卫生管理

现已发现食管癌高发区水中的亚硝胺含量明显高于低发区。因此搞好环境卫生，防止水源污染十分重要，逐渐减少饮用沟塘水的地区，推广自来水。对食用的沟塘水也应进行漂白粉消毒，可明显降低水中亚硝胺含量和杀灭其他传染病菌。

控制被亚硝胺污染的饮食以及亚硝酸盐和硝酸盐进入体内。现已查明食管癌高发区饮水和人体内硝酸盐和亚硝酸盐含量增加与过量施用氮肥有关。合理使用氮肥，增施钼肥和锌肥，按氮磷钾比例因方施肥，不仅节省农业投资，还可避免过多的氮污染环境。

2. 粮食的防霉去毒

霉变的粮食含有多种致癌的毒素，因此积极开展粮食的防霉去毒工作非常重要，特别是应宣传家庭储粮防霉的重要性。一般粮食的含水量在 13% 以下可达到防霉的要求，一旦发现粮食已经霉变，应采取勤晒，食用时挑拣，多次清洗并加碱处理，可有效减少霉菌毒素的摄入。改进或废除产生霉菌和毒素的食品加工法。推广抗霉菌的优良粮食品种。

3. 不吃霉变食物

目前已有充分证据说明食用霉变食物特别是酸菜、霉窝窝头和鱼露是食管癌发病的重要因素之一，因此应大力宣传这类食品对人体健康的危害，使群众少吃或不吃，同时鼓励种植蔬菜和水果，以增加鲜菜和水果的摄入，补充维生素 C。霉变的食物，一方面产生霉菌毒素或代谢产物，一方面促进亚硝胺的内合成，是导致食管癌的主要病因，多吃新鲜蔬菜或补充维生素 C 可阻断体内亚硝胺的合成，可使胃内亚硝胺含量降低，从而降低了胃内亚硝胺的暴露水平。另外，林州的营养预防试验发现，补充维生素 B_2 和烟酸能使食管癌的发病率降低 15%。同时也应积极研究科学的酸菜制作和保存方法，以满足当地居民世代以来养成的传统饮食习惯。

4. 改善不良生活习惯

调整饮食习惯，不吃过热食物，不食粗糙过硬食物，不偏食，饮食品种要多样化，各种营养物质需得到平衡，多吃新鲜粮食、蔬菜和水果。食用维生素 B_2 强化食盐，高发区膳食中，维生素 B_2 含量不足，当缺乏时可促进食管瘤生长。不吸烟，饮酒要适量。

5. 遗传致病因素的预防

食管癌具有较普遍的家族聚集现象，表明有食管癌家族史的患癌易感性确实存在，应加强同代人群的监测工作。患者为男性，就加强男性监测，特别是 49 岁前的人群，患者是女性，加强女性监测，特别是 50～69 岁的人群，并且应把 3 代人中发生过 2 例或 2 例以上食管癌死亡的家庭，当作危险家庭，把这些家庭中 40～69 岁的成员当作风险人群，定期体检，提供预防性药物或维生素，劝导改变生活习惯等，对降低食管癌发病具有一定的积极意义。

二、发病学预防

应用中西药物和维生素 B_2 治疗食管上皮增生，以阻断癌变过程。患食管炎、食管白斑、食管息肉、食管憩室、贲门失弛缓症等食管癌发生相关的疾病，由于组织学改变、功能变异、局部受刺激，容易恶化形成癌症。一定要密切观察、积极治疗和采取有效措施预防。

食管癌的癌前病变主要指食管上皮重度增生，用抗癌乙Ⅲ片（山豆根、败酱草、白藓皮、黄药子、夏枯草、草河车六味药组成的抗癌乙片加 2mg 氟尿嘧啶）、抗癌乙片和太洛龙治疗食管上皮重度增生，未治疗组癌变率为 7.4%；治疗组癌变率：抗癌乙Ⅲ片组为 2.5%，抗癌乙片组为 1.4%，太洛龙组为 2.3%，均较未治疗组有显著差异且恢复正常者亦多于未治疗组。

中国科学院 1983 年起，在食管癌高发区河南林州河顺乡和安阳县磊口乡，进行食管癌前病变的阻断性治疗研究。通过食管细胞学普查，检出食管上皮重增患者 2531 人，随机分为三组，分别服用抗癌乙片、维胺酯和安慰剂。检出轻增 3393 人，随机分为二组，分别服用维生素 B_2 和安慰剂。3 年和 5 年内患者的服药率在 90% 以上，服药 3 年和 5 年后，进行了食管细胞学复查，结果证明，抗癌乙片使食管重增的癌变率下降了 52.2%，达到了预定的目标。维胺酯和维生素 B_2 也显示有一定的阻断作用，分别使食管重增和轻增的癌变率下降 37.3% 和 22.2%，并发现适当提高维胺酯的服用剂量，可明显提高其防癌作用。维生素 B_2 服用 5 年后，使食管轻增的癌变率下降 34.8%，而服药 3 年后轻增的抑制率为 22.2%，说明维生素 B_2 服用越久，抑制轻增癌变的作用越明显。实验所用抗癌乙片是由六味中药制成，是我国独有、价格低易于推广。维甲类化合物是目前根据最充分和最有希望的一类肿瘤预防药。维胺酯作用强，毒性低，有很好的预防效果。维生素 B_2 是人体必需的维生素，如能进一步确证其防癌效果，则具有深远意义。

六味地黄丸对食管癌上皮重度增生有抑制作用，如发现有癌前病变，可以本品预防进一步恶化；大蒜及猕猴桃可阻断亚硝基化合物的合成，冬凌草、岩白菜能降低亚硝胺诱发食管癌的发病率。

第二节　食管癌的二级预防

对于食管癌，当前要完全做到一级预防是不可能的。由于食管癌的发生、发展时间较长，如能做到早期发现、早期诊断并予以及时治疗，特别是阻断癌前病变的继续发展，是当前现实可行的肿瘤预防方法。

一、普及食管癌防治知识

食管癌的形成是由食管黏膜正常上皮细胞受体内外各种因素刺激逐渐变为癌。从正常上皮发展成癌需要多长时间至今还不清楚，一般地说，从食管上皮重度增生发展成癌需数年之久，再由早期癌发展到中晚期癌需 1 年左右。

以往认为早期食管癌没有症状和信号是不对的。因为这些信号与症状轻微，时隐时现，不经治疗可以自动消失，因而被患者和医生忽略，未能进一步检查确诊，之后失去最佳治疗时机。其实，绝大多数早期食管癌患者都经历过不同类型、不同程度的自觉症状，如果发现有以下症状就应引起警觉。

1. 咽食物时有哽噎感

这种症状最常见。有些患者甚至可以清楚地回忆第一次发生的时间。这些症状不经治疗可以自动消失，数天或数月后再次出现，以后发生的频率和哽噎感的程度逐渐增加。

2. 胸骨后疼痛和下咽时食管有疼痛感

这种症状也较为多见。进食时胸骨后或食管疼痛，呈烧灼感、针刺感、牵拉感或摩擦感。大口吞咽粗糙或热的食物时疼痛感加重，小口吞咽稀的或温冷食物时则疼痛较轻。疼痛的部位一般较实际长癌的部位高一些。食管下段癌，疼痛可以发生在上腹部。几天后或服药治疗后疼痛可缓解。在进食不当或情绪波动时疼痛又会出现。这种情形会反复。

3. 食管内异物感

患者自觉某次吃进的食物粗硬划破食管，有食物贴附在食管壁上，咽不下去。

4. 食物下行缓慢并有滞留感

食物通过食管时患者感到不如以前畅快，食物下行缓慢，甚至在某处停留一下。这种感觉与食物性质并无关系，有时饮水也会出现这种感觉。

5. 咽喉部有干燥和紧缩感

可伴有轻微疼痛，有时与患者情绪波动有关。

6. 胸骨后有闷胀感

患者常不能具体形容这种感觉，只说胸闷不舒服。

二、食管癌的普查

将高发区年龄在 35 岁以上，有食管癌家族史，或存在食管上皮增生的患者定为高危人群，予以重点监测，并且对食管癌高发区 35 岁以上居民尽量予以普查。普查以食管拉网细胞学检查为主，发现可疑患者，应尽快进行内镜检查，以达到早期诊断的目的。对食管癌的早期表现，如"吞咽不适感"应使高发区广大人群所熟知，可提早患者的就诊时间，以便早日诊断和治疗。

三、食管癌的筛查

1960 年，河南医学院沈琼教授发明"双腔管带网气囊"进行食管脱落细胞学检查，发现大量早期食管癌患者并得到根治，开创了食管癌早期诊断和普查的新阶段，食管癌的筛查和早诊早治从此开始，并在全国食管癌高发区推广应用。食管拉网脱落细胞学检查是实现食管癌"早发现、早诊断、早治疗"的里程碑，不仅推动了食管癌病理组织学、X 线影像学和外科学的发展，同时还推动了食管癌发病学和病因学研究的进展。20 世纪 80 年代后，随着纤维内镜、电子内镜和染色方法的推广和普及，食管拉网脱落细胞学方法的应用逐渐减少。王国清 1995 年在 437 个食管癌高危人群中进行了食管拉网脱落细胞学检查和内镜检查双盲对比研究，食管拉网脱落细胞学检查诊断食管癌的敏感度为 44%，特异度为 99%；2002 年在 742 个食管癌高危人群中进行的双盲对比研究中，细胞学诊断引入美国液基细胞学标准。以 ASCUS—N（4 类）为判定指标，食管拉网脱落细胞学检查的敏感度上升到 78.6%。与内镜检查辅以食管黏膜染色及活检病理检查相比，食管拉网脱落细胞学检查的敏感度偏低，但操作简单，成本低，可将高危人群浓聚到 32.4%。

2005 年卫生部疾病控制局委托中国癌症研究基金会组织有关专家编写了《中国癌症筛查及早诊早治指南（试行）》。对于食管癌的筛查建议两种方案，具体实施时，可根据不同情况选择。①最佳方案：直接开展内镜筛查，应用内镜检查及碘染色，并进行指示性活检，这种方法敏感度高，特异性强，可以查出不同程度的癌前病变和很早期的食管黏膜内癌，很少漏诊。这是一次性完成筛查和诊断的两步工作。这种方法是技术性比较强的医技操作，需培养一支技术熟练、经验丰富的医技人员，以保证筛查的准确性和可靠性。这种方法成本较高，建议在经济情况较好的食管癌高发地区开展。②初级方案：采用细胞学初筛与内镜检查确诊相结合的方案。首先开展细胞学拉网初筛，对细胞学诊断为 SSI 或 ASCUS—N（美国液基细胞学标准）以上者，再进行内镜检查做出组织学诊断。该方案虽然所选初筛方法敏感度和特异度相对较低，但操作简单，可大大降低筛查成本，可在一定程度上浓聚高危人群，适用于卫生资源欠缺的食管癌高发地区。

四、食管癌高危人群

根据食管癌流行病学、病因学和发病学研究结果，认为易患食管癌的高危险人群应当包括以下情况。

1. 高危年龄组

30 岁以下食管癌患者比较少见，仅占 0.5%～1%；30 岁以上随着年龄的增长而明显上升；45～65 岁的中老年人发病机会最大，占 67.3%，是食管癌的高发年龄。

2. 有家族史的遗传易感人群

流行病学研究表明，食管癌高发区存在着明显的家族聚集现象，即食管癌患者中有家族史的比例明显增加，其血缘关系越近，患食管癌的风险相对越高。

3. 长期接触致癌物的人群

世界上不同国家和地区的食管癌发病率有显著差异，高、低发区相比相差可达 100～200 倍。呈现明显的地理分布特征，提示高发区可能存在某种很强的致癌物。已知我国食管癌的主要致癌因素是致癌性亚硝胺和真菌毒素。这些致癌物广泛暴露于高发区居民的生活环境中，与人们的不良饮食生活习惯有密切的关系。长期居住在高发区，暴露于致癌物的人群，以及非高发区长期接触致癌物的人群具有较高的患癌风险，属于食管癌的高危人群，应该定期接受预防性检查。

4. 患有食管癌前期病变和癌前疾患的人群

大量的动物试验和人群病理流行病学研究证明，食管上皮增生是食管癌前病变。其中，食管上皮重度增生的癌变率比食管上皮正常者的发生率高 100 多倍，是食管癌的高危人群。还有一些食管的良性慢性疾患，经久不愈亦可发生癌变，如贲门失弛缓症、食管憩室、食管裂孔疝、食管化学烧伤等。

5. 食管癌手术治疗后的患者

临床病理学研究证明，食管癌常多点发生，其癌灶周围有广泛的上皮细胞增生改变，即癌前期病变。在手术切除的癌旁细胞中常可见到不同程度的上皮细胞增生病变。手术后复发的患者，往往不是癌灶残留的复发，而是原癌旁上皮增生病因灶在致癌因素的作用下发生癌变。所以，食管癌手术后的患者也属于高危人群，应当接受定期检查。

第三节　食管癌的三级预防

所谓三级预防，是以提高患者的治愈率、生存率和生存质量为目标，注重康复、姑息和止痛治疗。对患者提供规范化诊治方案，进行生理、心理、营养和康复方面的指导。做好临终关怀，提高晚期患者的生存质量。影响食管癌远期生存的因素包括以下几方面。

1. 临床病理分期

食管癌的临床分期是以症状、X 线检查所见病变长度及有无淋巴结转移而定。故其术后远期疗效与其有密切关系。

2. 癌切除的彻底性

对食管癌除应切除受癌侵犯的周围组织及局部淋巴结外，要求至少在癌上下切除 5～7cm，在健康组织处吻合。有时不可能达到此要求。

3. 其他因素

尚有年龄、病变类型、癌的分化程度以及患者机体免疫能力。为提高远期疗效，应根据病情及患者全身情况正确掌握手术适应证，尽量做到根治性切除。术中要注意操作技术，减少因手术造成的癌细胞转移，重视围术期处理，减少手术并发症，使达到良好的治疗效果。

（石　红　雷复华）

第五章　食管癌的癌前疾病

目前普遍认为慢性食管炎症、Barrett 食管、食管上皮增生、食管黏膜损伤、Plummer-Vinson 综合征、食管憩室、食管息肉、食管溃疡、食管白斑、食管瘢痕狭窄、食管裂孔疝、贲门失弛缓症等是食管癌的癌前病变或癌前疾病。

第一节　慢性食管炎

慢性食管炎是指各种原因引起食管黏膜的炎症。最常见引起食管黏膜的炎症是由于胃、十二指肠内容物反流入食管内引起食管黏膜的炎症，即反流性食管炎，它常与慢性胃炎、消化性溃疡、食管裂孔疝等病并存，虽可发生于任何年龄，但中年以后发病者多，是中、老年人必须重视的常见病之一。

一、与食管癌的关系

伊朗北部和中国林州高发人群中，慢性食管炎发病率特别高。沈琼等在林州检查 179 例有吞咽疼痛或不适的患者，发现慢性食管炎 29 人，占 14.7%。在伊朗北部检查 15～70 岁 430 人，在活检的 418 例中，80% 有食管炎。食管炎的发病率年龄较食管癌早 10 年。曹士国等（1986 年）对食管涂片中有炎症细胞者共 650 例进行进一步检查发现，其中 35 例癌变，占 5.38%，而 73 例涂片中无炎症细胞者无一例发生癌。食管炎患者男女性别之比为 1.6∶1，与食管癌的 1.14∶1 大体相一致。食管炎与食管癌多发部位均为中下段。同时，多数食管癌病例常伴有食管炎，因而认为，食管炎与食管癌有关。

二、发病原因

慢性食管炎多是由于胃或十二指肠内容物反流入食管所致，正常情况下，人均有胃食管反流，称生理性反流，此时无任何临床症状，但在下列情况下，生理性反流可发展成病理性反流，最终引起反流性食管炎。

1. 食管与胃连接处的解剖和生理抗反流屏障遭到破坏

如第一抗反流屏障的重要结构——食管下端括约肌松弛，可引起病理性反流，主要有拟胆碱能和β-肾上腺素能药、α-肾上腺素能拮抗药、多巴安、地西泮、钙受体拮抗剂、吗啡、脂肪、酒精、咖啡因、吸烟、口服黄体酮避孕药等药物或食物，因影响了食管下端括约肌功能而诱发病理性反流。

2. 食管酸廓清功能障碍

本功能包括食管排空和唾液中和两部分，具有减少食管黏膜浸泡于胃酸中的时限，如食管排空异常，易致反流物长时间侵蚀食管黏膜而发生本病。

3. 食管黏膜抗反流屏障功能损害

主要是指食管上皮细胞增生和修复能力的削弱。

4. 胃、十二指肠功能失常

胃排空异常、胃酸分泌过高、幽门括约肌和食管下端括约肌功能障碍引起十二指肠液和胃液反流入食管，最终反流的胆汁和胃酸共同作用于食管黏膜而引起本病。

5. 诱发因素

肥胖、大量腹水、妊娠后期、胃内压增高等因素均可诱发本病。

本病属于中医的"噎食""噎膈""吐酸"等病证范畴。饮食不节，损伤脾胃，情志不舒，气滞不畅，日久化热化火，灼伤津液，食管失去濡养，或因气滞津停，加之嗜食肥甘，痰热内生，痰阻食管，胃气不降而发生本病。

三、临床表现

本病的主要临床表现是餐后 1 小时左右发生胸骨后烧灼样疼痛，半卧位、身体前屈位、剧烈运动等均可诱发，进食过热过酸食物后烧灼感加重，服制酸剂后可减轻，烧灼感发生之前常有反酸、嗳气。

此外，患病初期患者可因食管炎引起食管痉挛而见间歇性咽下困难，后期由于食管瘢痕形成狭窄而发展成永久性咽下困难，但烧灼疼痛感逐渐减轻，进食较硬的固体食物时心窝部有堵塞感或疼痛。如果食管黏膜糜烂出血，久而久之可伴有缺铁性贫血。反流的胃液、胆汁侵蚀咽、喉、气管时，可引起慢性咽炎、喉炎和气管炎，反流液吸入呼吸道时可引起吸入性肺炎。

四、预防措施

1. 积极治疗胃、十二指肠疾病

患有胃排空障碍、胃酸分泌过多、幽门括约肌松弛等胃肠疾病者，应及时诊治，以免胃、肠液反流而导致本病。

2. 增强体质

平素加强体育锻炼，劳逸结合，保持健康的体魄，使食管下端括约肌维持一定的张力，同时可以保持良好的体型，使之不致肥胖，有助于预防本病的发生。

3. 怡情放怀

保持良好的心态，心情舒畅，气机调顺，胃肠液体下行为顺而不反流，是预防本病的重要措施之一。

4. 禁食刺激之物

辛辣肥甘，醇酒厚味，易伤脾损胃，高脂餐、饮酒、咖啡、吸烟等均易致食管下端括约肌松弛，平素无病者应少食，有本病者应禁食。

5. 慎用某些药物

发病原因中所提的某些药物，如多巴安、地西泮等应慎用，以免引起"第一抗反流屏障"的损害而诱发本病。

五、治疗方法

1. 增加食管下端括约肌的张力，避免胃内容物反流：具体措施有：①低脂饮食，少吃多餐；②肥胖者减肥；③禁食有刺激性的食物，如酒、浓茶、咖啡、巧克力等；④睡眠时抬高床头15～20cm；⑤增加食管下端括约肌张力的药物，氨甲酰甲胆碱每次25mg，每日3～4次，因能刺激胃酸分泌，故不宜长期服用，或用多潘立酮每次10～20mg，每日3～4次，可促进食管蠕动排空，增强食管下端括约肌张力，加强胃的排空，协调幽门括约肌的收缩功能，且无不良反应，是较为理想的用药。

2. 降低胃酸：可应用抗酸剂，如氢氧化铝凝胶每次10～30mL或氧化镁0.3g，每日3～4次；藻朊酸盐及其复方制剂，如盖胃平，具有物理性保护作用，可选用；组胺 H_2 受体拮抗剂，如西咪替丁每次200mg，每日3～4次，或呋硫硝胺，每次150mg，每日2次，疗程均为6～8周。

3. 中医辨证论治：肝火犯胃，表现为胸骨后烧灼疼痛、两胁发胀、吐酸嗳气者，可选用丹栀逍遥散合左金丸加减（丹皮10g、栀子10g、当归10g、白芍12g、柴胡6g、郁金10g、黄连10g、吴茱萸3g、石斛15g、甘草6g、枳壳10g）以清肝和胃；痰热郁阻，表现为胸骨后有烧灼感、胸闷、口苦口黏者，可选用温胆汤加减（法半夏10g、陈皮15g、茯苓15g、枳实10g、竹茹10g、黄连10g、瓜蒌15g）以清胆和胃；胃虚气逆，表现为胃脘作胀、嗳气频频、吞咽气逆者，可选用香砂六君子汤合旋覆代赭汤加减（广木香10g、砂仁6g、党参15g、白术10g、云苓10g、法半夏10g、陈皮10g、旋覆花10g、代赭石15g、甘草6g）以健脾和胃。

4. 单方验方：可据证选用以下方药：

（1）甘桔汤：桔梗 12g、甘草、黄芩、陈皮、瓜蒌皮各 10g、薤白 6g、银花 15g、元胡 10g、乳香或没药 6g，水煎服，每日 2 次。

（2）舒肝和胃方：当归 10g、香附 10g、旋覆花 10g、半夏 10g、黄连 6g、元胡 10g、白芍 10g、乌贼骨 15g、甘草 6g、煅瓦楞 15g，水煎服，用于本病属肝胃不和，胁痛吞酸者。

（3）八仙膏：藕汁、姜汁、梨汁、萝卜汁、甘蔗汁、白果汁、竹沥、蜂蜜各等分和匀蒸熟，任意食之，治噎食。

5. 手术治疗：久治不愈，并发食管瘢痕狭窄，或有严重的溃疡性食管炎，或有难以控制的出血者，或有癌变者，可行外科手术治疗。

第二节 贲门失弛缓症

贲门失弛缓症（esophageal achalasia）是食管动力障碍性疾病，是指吞咽后食管体部无蠕动、贲门括约肌弛缓不良的一种疾病。又称贲门痉挛、巨食管，是由食管神经肌肉功能障碍所致的疾病，其主要特征是食管缺乏蠕动，食管下端括约肌（LES）高压和对吞咽动作的松弛反应减弱。临床表现为咽下困难、食物反流和下端胸骨后不适或疼痛。本病为一种少见病（估计每 10 万人中仅约 1 人），可发生于任何年龄，但最常见于 20~39 岁的年龄组。儿童很少发病，5% 的患者在成年之前发病。男女发病率相似，约为 1∶1.15。较多见于欧洲和北美。

一、与食管癌的关系

据报道 2%~7% 的贲门失弛缓症患者可合并食管癌，尤其病程在 10 年以上、食管扩张明显、潴留严重者。主要是由食物潴留发生食管炎的慢性炎症刺激因素造成。食管肌层切开或扩张术后并不能预防癌肿的发生，有手术成功后多年仍可发生癌肿的报道。因此，应仔细观察有无并发食管癌，遇有可疑情况，进行活体组织学检查。黄国俊及张炜等分别报道失弛缓病合并食管癌患者性别发生率与食管癌相似，以男性为主，但癌并发失弛缓症的发病年龄较食管癌患者为早。有失弛缓症者平均年龄为 48～51 岁，无失弛缓症患者年龄 62～67 岁。肿瘤多发生于食管中段，其次为食管下段及上段。诊断常延误，因患者的消化道症状常被误认为失弛缓症，待癌肿生长至较大体积发生堵塞扩大的食管才注意。症状是体重下降，吞咽困难从间歇变为进行性，反流呕吐出现血染性物或贫血时才被发现。疑并发有食管癌病例除钡餐 X 线检查外，做内镜活检及细胞学刷检。

二、发病机制

本病的病因迄今不明。一般认为，本病属神经元性疾病。病变可见食管壁内迷走神经及其背核和食管壁肌间神经丛中神经节细胞减少，甚至完全缺如，但 LES 内的减少比食管体要多。动物实验显示，冰冻刺激或切断胸水平以上段迷走神经（双侧），可引起下端食管缺乏蠕动和 LES 松弛不良。而切断单侧或下段胸水平以下迷走神经并不能影响 LES 的功能。由此可见，迷走神经的支配仅止于食管的上段，而食管下段的功能则由食管壁肌间神经丛支配，其神经递质为嘌呤核苷酸和血管活性肠肽（VIP）。有人测得在本病患者 LES 内的 VIP 为 (8.5 ± 3.6) mol/g，明显低于正常人 $[(95.6 \pm 28.6)$ mol/g]。VIP 具有抑制静息状态下 LES 张力的作用。LES 内 VIP 明显减少，因 LES 失去抑制作用而张力增高，乃引起失弛缓症。

一些食管失弛缓症的慢性动物模型是经双侧颈迷走神经切断术或用毒素破坏迷走神经背核或食管壁肌间神经丛的神经节细胞而产生的。此外，南美洲锥虫侵入食管肌层释放出外毒素，破坏神经丛，可致 LES 紧张和食管扩大（Chagas 病），胃癌侵犯 LES

的肌层神经丛也能引起与本病相似的症状。某些食管贲门失弛缓症者的咽下困难常突然发生，且具有迷走神经和食管壁肌层神经丛的退行性变，故也有人认为本病可能由神经毒性病毒所致，但迄今未被证实。虽曾有文献报道，在同一家庭中有多人同患本病，也偶见孪生子同患本病者，但本病的发生是否有遗传背景，尚不能肯定。

正常吞咽动作开始，LES 即反射性地松弛，其压力下降，以利食物进入胃腔。当迷走神经功能障碍或食管壁肌内神经丛损害时，LES 压力可上升至 6.67kPa（50mmHg）左右。在吞咽动作后，压力不下降，LES 亦不能松弛，以致食物不能顺利地进入胃内；加上食管的推动性蠕动，不能推动食物前进。于是，大量食物和水分淤积在食管内，直至其重超过 LES 压力时，才得以进入胃内。由于食物滞留，初期食管呈梭状扩张，以后逐渐伸长和弯曲。食管扩张的程度，远较食管癌或其他食管疾病所致者为著，其容量最大可达 1L 以上。此外，食管壁尚可有断发性肥厚、炎症、憩室、溃疡或癌变，从而出现相应的临床症状。

三、临床表现

（一）咽下困难

无痛性咽下困难是本病最常见、最早出现的症状，占 80%~95%。起病多较缓慢，但亦可较急，初起可轻微，仅在餐后有饱胀感觉而已。咽下困难多呈间歇性发作，常因情绪波动、发怒、忧虑、惊骇或进食过冷和辛辣等刺激性食物而诱发。病初咽下困难时有时无，时轻时重，后期则转为持续性。少数患者咽下液体较固体食物更困难，有人以此征象与其他食管器质性狭窄所产生的咽下困难相鉴别。但大多数患者咽下固体比液体更困难，或咽下固体和液体食物同样困难。

（二）疼痛

占 40%~90%，性质不一，可为闷痛、灼痛、针刺痛、割痛或锥痛。疼痛部位多在胸骨后及中上腹；也可在胸背部、右侧胸部、右胸骨缘以及左季肋部。疼痛发作有时酷似心绞痛，甚至舌下含硝酸甘油片后可获缓解。疼痛发生的机制可由于食管平滑肌强烈收缩，或食物滞留性食管炎所致。随着咽下困难的逐渐加剧，梗阻以上食管的进一步扩张，疼痛反可逐渐减轻。

（三）食物反流

发生率可达 90%，随着咽下困难的加重，食管的进一步扩张，相当量的内容物可潴留在食管内至数小时或数日之久，而在体位改变时反流出来。从食管反流出来的内容物因未进入过胃腔，故无胃内呕吐物的特点，但可混有大量黏液和唾液。在并发食管炎、食管溃疡时，反流物可含有血液。

（四）体重减轻

体重减轻与咽下困难影响食物的摄取有关。对于咽下困难，患者虽多采取选食、慢食、进食时或食后多饱汤水将食物冲下，或食后伸直胸背部、用力深呼吸或屏气等方法以协助咽下动作，使食物进入胃部，保证营养摄入。量病程长久者仍可有体重减轻，营养不良和维生素缺乏等表现，而呈恶病质者罕见。

（五）出血和贫血

患者常可有贫血，偶有由食管炎所致的出血。

（六）其他症状

由于食管下端括约肌张力的增高，患者很少发生呃逆，乃为本病的重要特征。在后期病例，极度扩张的食管可压迫胸腔内器官而产生干咳、气急、发绀和声音嘶哑等。

四、辅助检查

（一）X线检查

X线检查对本病的诊断和鉴别诊断最为重要。

1. 钡餐检查

钡餐常难以通过贲门部而潴留于食管下端，并显示为1～3cm长的、对称的、黏膜纹集中的漏斗形狭窄，其上段食管呈现不同程度的扩张、延长与弯曲，无蠕动波。如予热饮，舌下含服硝酸甘油片或吸入亚硝酸异戊酯，每见食管贲门弛缓；如予冷饮，则使贲门更难以松弛。潴留的食物残渣可在钡餐造影时呈现充盈缺损，故检查前应做食管引流与灌洗。

2. 胸部平片

本病初期，胸片可无异常。随着食管扩张，可在后前位胸片见到纵隔右上边缘膨出。在食管高度扩张、伸延与弯曲时，可见纵隔增宽而超过心脏右缘，有时可被误诊为纵隔肿瘤。当食管内潴留大量食物和气体时，食管内可见液平。大部分病例可见胃泡消失。

（二）乙酰甲胆碱试验

正常人皮下注射乙酰甲胆碱（mecholyl）5～10mg后，食管蠕动增加压力无显著增加。但在本病患者则注射后1～2min起，即可产生食管强力的收缩；食管内压力骤增，从而产生剧烈疼痛和呕吐，X线征象更加明显（做此试验时应准备阿托品，以备反应剧烈时用）。食管极度扩张对此药不起反应，以致试验结果为阴性；胃癌累及食管臂肌间神经丛者以及某些弥漫性食管痉挛者，此试验也可为阳性。可见，该试验缺乏特异性。

（三）内镜和细胞学检查

内镜和细胞学检查对本病的诊断帮助不大，但可用于本病与食管贲门癌等病之间的鉴别诊断。

五、诊断

咽下困难、食物反流和胸骨后疼痛为本病的典型临床表现。若再经食管吞钡 X 线检查，发现具有本病的典型征象，就可做出诊断。

六、鉴别诊断

1. 假性失弛缓症

患者有吞咽困难症状，X 线检查食管体部有扩张，远端括约肌不能松弛，测压和 X 线检查均无蠕动波。这种情况发生在食管接合部的黏膜下层及肠肌丛有浸润性病变存在的疾病。最常见的原因是胃癌浸润，其他少见疾病如淋巴瘤及淀粉样变，肝癌亦可发现相似的征象。内镜检查中未经预先扩张，该段器械不能通过，因为浸润病变部位僵硬。大多数情况下活检可确诊，有时须探查才能肯定诊断。

2. 无蠕动性异常硬皮症

可造成食管远端一段无蠕动，并造成诊断困难。因食管受累常先于皮肤表现。食管测压发现食管近端常无受累，而食管体部蠕动波极少，远端括约肌常呈无力，但松弛正常。无蠕动性功能异常亦可在伴有的周围性神经疾病中见到，如发生于糖尿病及多发性硬化症的患者。

3. 迷走神经切断后的吞咽困难

经胸或腹途径切断迷走神经后能发生吞咽困难。经高选择性迷走神经切断术后约 75% 的患者可发生暂时性吞咽困难。大多数情况下术后 6 周症状可以逐渐消失。X 线及测压检查中，可见到食管远端括约肌不能松弛及偶然无蠕动，但很少需要扩张及外科治疗。根据病史可以鉴别。

4. 老年食管

老年人中食管运动功能紊乱是由于器官的退行性变在食管上的表现。大多数老年人在测压检查中发现食管运动功能不良，原发性及继发性蠕动均有障碍，吞咽后或自发的经常发生无蠕动性收缩。食管下端括约肌松弛的次数减少或不出现，但食管内静止压不增加。

5. Chagas 病

可以有巨食管，为南美局部流行的锥虫寄生的疾病，并同时累及全身器官。其临床表现与失弛缓症不易区别。由于继发于寄生虫感染使肠肌丛退化，在生理学、药物学及治疗反应上与原发性失弛缓症相似。Chagas 病除食管病变外，尚有其他内脏的改变。诊断前必须确定患者曾在南美或南非居住过，用荧光免疫及补体结合试验可确定锥虫病的过去感染史。

6. 食管、贲门癌

贲门失弛症是 LES 不能松弛，仅表现食管下端紧闭不开放，贲门食管黏膜无明显异常，食管下端及贲门壁被动扩张良好，因此内镜通过除稍有阻力外，均能顺利进入胃腔。食管贲门癌造成的狭窄是由于癌组织浸润管壁所致，黏膜有破坏，可形成溃疡、肿块等改变，病变多以管壁的一侧为主，狭窄被动扩张性差，内镜通过阻力较大，狭窄严重者，常无法通过，强力插镜易造成穿孔。

七、治疗措施

（一）内科疗法

宜少食多餐、饮食细嚼，避免过冷过热和刺激性饮食。对神经紧张者可予以心理治疗和外表剂。部分患者采用 Valsalva 动作，以促使食物从食管进入胃内，解除胸骨后不适。舌下含硝酸甘油可解除食管痉挛性疼痛，如速食管排空。前列腺素 E 能降低患者 LES 的静止压力，对本病有一定疗效。1978 年，Weiser 等首先发现钙通道阻滞剂硝苯地平（nifedipine）10mg，一天 4 次，数周后可缓解症状，且食管动力学测定也可证实本品能降低 LES 的静息压、食管收缩的振幅和瞬息万变发性收缩和频率，同时也能改善食物在食管中的排空。其后，相继发现钙通道阻滞剂维拉帕米（isoptin）和地尔硫䓬（diltiazem）也具类似降低 LES 静息压作用，但后者的临床疗效不甚显著。食管极度扩张者应每天睡前做食管引流灌洗，并予禁食、输液，及时纠正水、电解质和酸碱代谢紊乱。

（二）食管扩张疗法

应用气囊或探条扩张，使食管与胃的连接处得以松弛。在透视下经口插入以探条为前导的气囊，使探条进入胃口，而气囊固定于食管与胃的连接处，注气或注液，出现胸痛时停止注气或注液。留置 5～10min 后拔出。一次治疗后经 5 年随访，有效率达 60%～80%。有效标准为咽下困难消失，可以恢复正常饮食。但本疗法的食管破裂发生率达 1%～6%，应谨慎操作。

（三）外科手术疗法

手术方法较多，以 Heller 食管下段肌层切开术为最常用。食管过度扩张，食管在膈裂孔处纤维增生严重或食管下段重萎缩者，宜做贲门和食管下段切除和重建术。手术治疗后症状好转率为 80%～85%，但可能发生食管黏膜破裂、裂孔疝和胃食管反流等并发症。

八、并发症

1. 呼吸道并发症

约在 10% 的患者中发生，儿童中更明显，因反流呕吐发生吸入性肺炎、支气管扩张、肺脓肿及肺纤维化为最常见。吸入非典型分枝杆菌合并食管内潴留的油脂可诱发慢性肺部改变，类似临床及 X 线的结核病。在痰中找到抗酸菌，可能为非典型分枝杆菌，不要误认为结核杆菌。有 3 种机制可以造成呼吸道并发症：①食物内容物吸入气管或支气管，最经常发生于有扩张的食管，尤其在夜间平卧时，反复少量误吸，并伴有咳嗽、喘鸣、气短等症状；②明显扩大及充盈的食管发生气管压迫，使呼吸及排痰不畅；③并发癌肿造成食管及气管，或左支气管间瘘管，可造成严重的呼吸道症状。其中以第①项最常见。治疗的方法只有在解除食管梗阻后，才能使肺部并发症好转。肺部不可逆性病变有时可与食管同时进行外科处理。

2. 食管炎

由于失弛缓症的食管内食物潴留，内镜检查可见到有食管炎及其造成的黏膜溃疡，溃疡可发生出血，少数发生自发性穿孔，食管气管瘘。身体衰弱或已接受抗生素治疗或粒细胞减少者可合并念珠菌感染。内镜中见在炎性黏膜上有白斑。标本涂片及活检可以确诊。治疗应首先行扩张解除食管潴留，病情不能耐受强力扩张者可用吸引引流以保持食管排空，同时应用抗生素。

3. 其他并发症

由于失弛缓症的食管扩张，使管腔内张力增加，发生膈上膨出型憩室的并发症，可随失弛缓治疗的同时处理。少数患者发生类似类风湿关节炎的关节并发症，治疗失弛缓症后症状可缓解。

九、预防

少食多餐、饮食细嚼，避免过冷过热和刺激性饮食。对精神神经紧张者可予以心理治疗和外表剂。部分患者采用 Valsalva 动作，以促使食物从食管进入胃内，解除胸骨后不适。舌下含硝酸甘油可解除食管痉挛性疼痛，加速食管排空。

第三节　Barrett 食管

Barrett 食管（Barrett Esophagus，BE）是指食管下段的复层鳞状上皮被化生的单层柱状上皮所替代的一种病理现象，可伴肠化或无肠化。其中伴有特殊肠上皮化生者属于食管腺癌的癌前病变。早在 1937 年，Lyell 已注意到在食管鳞状上皮内有柱状上皮的存在；1950 年由英国心胸外科医生 Norman Barrett 首次从解剖食管溃疡上证实了 Lyell 的发现，故将此类上皮以他的名字命名称为 Barrett 食管。目前对 Barrett 食管的诊断，主要是依靠内镜肉眼检查下的活检病理诊断。目前，在 Barrett 食管的发病机制、与食管腺癌的关系以及诊断、预防和治疗等多方面都取得了很大的进展。

一、与食管癌的关系

目前认为 Barrett 食管是发生食管腺癌的最主要因素。多数的统计数字表明，Barrett 食管的腺癌发生率为 5%~20%，是一般人群的 30~125 倍，因而 Barrett 食管被看作是一种癌前病变。有人把在 Barrett 上皮基础上发生的食管腺癌称为 Barrett 食管腺癌。Barrett 食管演变为腺癌的发病机制已经成为目前研究的焦点。普遍认为 Barrett 食管演变为腺癌要经过上皮化生异型改变—非典型增生—腺癌 3 个阶段。在原发性食管腺癌中，有50% 来自 Barrett 食管。在 Barrett 食管病例中，非典型增生（Dysplasia）的发生率为 26%~43%。尤其是在 Specialized type，非典型增生的发生率最高为 93%，Junctional type 约为 21%。Barrett 食管由来的腺癌大多出现在靠近胃－食管结合的部位，腺癌周围的非典型增生病灶非常多见，而且也可以见到腺癌的多中心发育。在 Barrett 腺癌的切除标本中，非典型增生灶的检出率为 70%~100%。可见 Barrett 食管与食管腺癌的发生密切相关，而 Barrett 食管中的非典型增生则是腺癌发生的先兆，是癌前病变。因此对 Barrett 食管中非典型增生病灶的检索和活检是对食管腺癌预防和早期诊断的关键。

Barrett 食管黏膜的癌变是一个多阶段的过程，经历化生—间变—癌变 3 个阶段。酸在其中有重要作用。现在认为胆汁反流的作用也与之相关。其可能的机制涉及反流时胆盐对有关癌基因的影响、慢性炎症在其中的作用等。体外研究发现，应用细胞增殖和分化标记作为评价增生不良的标准，细胞培养显示酸和胆汁能改变 Barrett 食管黏膜细胞类型。体内的研究也证实酸和胆汁能引起 Barrett 食管黏膜上皮细胞过度增殖。但是这种机制还不清楚。另有学者发现，在 Barrett 食管中胆汁酸的受体 FXR 过度表达，可能与凋亡的调节有关。还有学者发现，Barrett 食管与食管腺癌中基质基因的表达有相似之处，而与正常上皮不同。但是在短段和长段 Barrett 食管中没有发现不同。

Barrett 食管是一个具有重要临床意义的食管疾病，它与食管腺癌的发生密切相关，是一种主要的食管腺癌的癌前病变。我国属于食管癌高发区，据报告，我国食管癌发病率逐年增高，其中食管腺癌约占 5%。特别值得指出的是，西方国家特别是英、美、法等国近年来食管 - 胃交界部腺癌发生率明显升高，为所有恶性肿瘤中增长速度最快的一种。在食管的原发性腺癌中约 50% 是来自 Barrett 食管。

二、流行病学

Barrett 食管好发于男性，多见于白种人，黑人和亚洲人相对较少。在年轻人中也可以发生，但多见于 50 岁 ~ 60 岁。Barrett 食管在人群中的检出率为 18/10 万，而尸检结果达 376/10 万，推测内镜存在部分漏诊。在反流性食管炎的患者中，有 10% ~ 20% 发生 Barrett 食管的改变。尽管近年来，我国学者对 Barrett 食管的意义已重视起来，但对其流行病学和生物学特征的研究才刚刚起步，尚缺乏对我国人群 Barrett 食管研究的一手资料。根据对我国河南食管癌高发区 30 岁以上居民 402 名的内镜普查发现，慢性食管炎 67 例，占所检人群的 16.7%（67/402）。经病理学证实的 Barrett 食管有 3 例，约占所检人群的 0.7%（3/402）。这表明，在我国食管癌高发区居民中 Barrett 食管的发生率并不很低。国外报道内镜检出率为 1%～4%，年龄分布曲线呈双高峰（0～15 岁，48～80 岁），以中年居多（40～50 岁）。男女均可发病，男女之比为 3：1。

三、病因

（一）胃食管、十二指肠反流物损伤

目前大量的临床和实验材料说明，Barrett 食管是由于长期的胃食管反流所造成的，是后天获得性的，在反流性食管炎的病例中，有 10%～20% 合并 Barrett 食管。

（二）先天性因素

从组织胚胎学看，34mm 的胎儿食管是被柱状上皮所覆盖，至 134mm（胎生期 6 月）以前就完成了食管黏膜的鳞状上皮化。这种变化是从中部食管同时向口侧和肛侧进展。如果这种鳞状上皮化在中途停止，造成柱状上皮的残留（异位性胃黏膜），就可以形成先天性 Barrett 食管的改变。但是大量的新生儿解剖材料几乎都显示：新生儿食管的异位性胃黏膜岛样的改变和胃 - 食管结合部都没有连续性，也不是全周性改变，和 Barrett 食管的改变是不一样的。

（三）遗传因素

Barrett 食管有一定的家族聚集性，这些都促使人们考虑有无Barrett 基因，但是至今所谓的 Barrett 基因仍然难以捉摸，而且

许多 BE 患者的一级亲属没有 BE。

（四）性别和年龄因素

Barrett 食管患者大多为男性，儿童罕见，40 岁以上多见并随年龄增高发病率逐年上升。

（五）种族和地理

肥胖的中年白人男性更好发。

（六）生活方式

烟酒的摄入会加重食管黏膜损害和增加胃食管反流，提示 Barrett 食管的形成过程受遗传因子的影响。

（七）幽门螺杆菌感染

幽门螺杆菌感染与 Barrett 食管的关系也引起了人们的重视，感染幽门螺杆菌的 CagA 阳性菌种可降低危险性。经常服用阿司匹林或其他非甾体类抗炎药可降低 Barrett 食管的危险性。

四、病理

在病理解剖学上，Barrett 食管具有如下基本特征：①被柱状上皮覆盖部的肌层是食管的结构；②肌层没有浆膜覆盖；③柱状上皮部的黏膜下层有食管黏液腺；④在柱状上皮覆盖部有岛状的鳞状上皮的残存；⑤大多合并有滑脱型食管裂孔疝。在内镜下，一般这种柱状上皮的延伸应该是超过胃 - 食管本来的结合部（LES）口侧 3cm，而且是全周性的。符合这个条件的叫 Barrett 食管，不符合这个条件，柱状上皮只是在 LES 的范围呈舌状或指状不规则的延伸改变，则作为 Barrett 食管的一个不定型（indeterminate type），或称为 Barrett 上皮，应该和 Barrett 食管相区别。由于在解剖学上，食管 - 胃结合部在正常情况下鳞状上皮和柱状上皮两种上皮混在的组织学结构，在食管侧 1cm 多还能观察到。因此规定，内镜下将超过食管 – 胃结合部（LES）3cm 的，全周性的柱状上皮的化生，判断为 Barrett 食管。但在国外（欧美，日本），实际上在摘除标本的病理组织学上，只要在柱状上皮的黏膜下层看到食管腺就可以诊断为 Barrett 食管，而不强调这种柱状上皮所跨越的长度。

五、分类

（一）按化生的柱状上皮长度分类

①长段 BE：化生的柱状上皮累及食管全周且长度 ≥3cm。②短段 BE：化生的柱状上皮未累及食管全周或虽累及全周但长度 <3cm。

（二）按内镜下形态分类

分为全周型、岛型和舌型。①全周型：红色黏膜由胃向食管延伸，累及全周，与胃黏膜无明显界限，不伴食管炎或狭窄时多单纯表现为齿状线上移，但形状不规则，呈波浪状或指状，不对称或有中断。②岛型：齿状线以上出现一处或多处斑片状红色黏膜，与齿状线不相连。③舌型：齿状线局限性舌形向上突出，红色黏膜呈半岛状。

（三）布拉格 C&M 分类法

C 代表全周型的化生黏膜的长度，M 代表化生黏膜最大长度。例如，C3–M5 表示为食管圆周段柱状上皮为 3cm，非圆周段或舌状延伸段在 GEJ 上方 5cm。C0–M3 表示无全周段上皮化生，舌状伸展为 GEJ 上方 3cm。这种分级对 ≥1cm 化生黏膜有较高敏感性；而对 <1cm 者则敏感性较差。

六、临床表现

Barrett 食管本身通常不引起症状，临床表现主要为胃食管反流病症状，如烧心、反流、胸骨后痛和吞咽困难等。但约 25% 的患者无胃食管反流病症状，因此在筛选 Barrett 食管病例时不应仅局限于有反流相关症状的人群，在行常规胃镜检查时，对无反流症状的患者也应注意有无 Barrett 食管存在。

一般来讲，非典型增生的症状比无非典型增生的胃食管反流病症状要轻，原因是 Barrett 上皮比鳞状上皮更耐受消化性酸的侵袭。反酸、反胃是严重胃食管反流症状，胃肠内容物反流入食管可进入口腔，口内可有酸味或苦味，出现口臭、味觉损害、咽痛、慢性咽炎、声嘶、牙釉质腐蚀等现象。反流症状的轻重与 Barrett 食管程度无确定关系。部分患者有贫血或上消化道出血，如出现食管溃疡和狭窄，则表现为吞咽痛和相应的梗阻症状。吞咽困难的原因可能为鳞状上皮与柱状上皮交界处狭窄、慢性食管炎所导致的食管壁纤维化、食管蠕动功能减弱、急性炎症引起的食管痉挛或柱状上皮癌变、腺癌引起的食管腔梗阻。还有患者伴有严重反流，表现为呼吸系统并发症，如反复哮喘发作、慢性支气管炎、吸入性肺炎和肺间质纤维化等。

七、诊断

Barrett 食管的诊断主要根据内镜检查及食管黏膜活检组织病理学检查。当内镜检查发现有明显的柱状上皮化生和病理学活检证实有杯状细胞存在时可诊断为 Barrett 食管。

（一）内镜诊断

1. 鳞-柱状上皮交界内镜检查标志

食管鳞状上皮表现为淡粉色光滑上皮，胃柱状上皮表现为橘红色上皮，鳞-柱状上皮交界（SCJ）处构成的齿状 Z 线，即为 SCJ。

2. 胃食管结合处内镜检查标志

胃食管结合处（GEJ）为管状食管与囊状胃的交界，其内镜下定位的标志为食管下端纵行栅栏样血管末梢或最小充气状态下胃黏膜皱襞的近侧缘。

3. 明确区分 SCJ 及 GEJ 对于识别 BE 十分重要

因为在解剖学上 GEJ 与内镜观察到的 SCJ 并不一致，且反流性食管炎黏膜在外观上可与 BE 混淆，所以确诊 BE 需要病理活检证实。

4. BE 在内镜下的典型表现

是 GEJ 的近端出现橘红色柱状上皮，即 SCJ 与 GEJ 分离。色素与放大内镜检查有助于对灶状肠上皮化生的定位，并能指导活检。

（二）病理学诊断

1. 活检取材

推荐使用四象限活检法，即常规从 GEJ 开始向上以 2cm 的间隔分别在 4 个象限取活检，对怀疑有 BE 癌变者应每隔 1cm 进行 4 个象限取活检，对有溃疡、糜烂、斑块、小结节狭窄及其他腔内异常者，均要取活检进行病理学检查。

2. 组织分型

①胃底型：与胃底上皮相似，可见主细胞和壁细胞，但 Barrett 食管上皮萎缩较明显，腺体较少且短小。此型多分布在 Barrett 食管的远端近贲门处。②贲门型：与贲门上皮相似，有胃小凹和黏液腺，但无主细胞和壁细胞。③特殊肠化生型：又称Ⅲ型肠化生或不完全小肠化生型，分布于鳞状细胞和柱状细胞交界处。具有不完全小肠或结肠表型，表面有微绒毛和隐窝，杯状细胞是其特征性细胞。

（三）BE 的异型增生

1. 低度异型增生

组织结构正常，细胞核增大浓染，但胞核不超过细胞大小的1/2，可见有丝分裂象。杯状细胞和柱状细胞的黏蛋白减少，并可见到萎缩的杯状细胞。

2. 高度异型增生

腺体结构发生改变，可有分支出芽，呈绒毛状伸向黏膜表面。细胞核浓染并超过细胞大小的1/2，可不规则地分层，有丝分裂多见，杯状细胞和柱状细胞通常缺失，黏液产生缺失或减少，这种异常可延伸至黏膜表面。

在对 Barrett 食管进行诊断时，必须把握"是后天获得的柱状上皮"和"部位是在食管"这两条原则。Barrett 食管的内镜下肉眼形态，由于其病期的不同，炎症程度不同，鳞状上皮化生替代的程度也不同，因此表现是各种各样的。典型的 Barrett 食管象主要表现为：①内短食管（endobrachy-esophagus）：食管黏膜和胃黏膜结合部的"Z线"全周性地向口侧移位 3cm 以上，两种不同色调的上皮在肉眼观察下形成短食管的形态改变。②Barrett 食管内的黏膜和胃黏膜比较，其色调比胃黏膜要浅淡，黏膜较粗糙，常呈细沙样颗粒状，如果接近放大观察可以看到网状的胃小凹形态。③常可见到残存的食管黏膜岛：虽然 Barrett 上皮本身对碘（Lugol's solution）无特殊的染色效果，但利用碘染色却能清楚地指示出残存在 Barrett 黏膜内的食管黏膜的形状。④在食管炎症减轻或消退时，在 Barrett 食管黏膜下常可观察到栅状的食管的毛细血管象。⑤大多数病例都合并有不同程度的滑脱型食管裂孔疝，部分病例由于反流性炎症和溃疡，在本来的食管和胃黏膜交接处形成狭窄。

由于在 Barrett 食管形成的过程中，随着食管鳞状上皮的柱状上皮化，几乎所有的病例都伴有不同程度的食管炎或溃疡，在这个阶段，内镜下对 Barrett 上皮的识别困难，只能依靠临床内镜的追踪观察和反复活检来诊断。国外学者曾尝试了各种色素染色法及同位素检查法等，但都未能找到对 Barrett 上皮诊断有用的特异的方法。目前国外正在开发研究将 CT single photon emission computed tomography（SPECT）用于早期 Barrett 食管的临床诊断。通常内镜检查下使用的碘（Lugol's 液）染色，对鳞状上皮内的非典型增生病灶的检出是一个非常有用的辅助诊断手段。由于目前对 Barrett 食管的柱状上皮内的非典型增生病灶还没有特异的识别办法，也只能依靠内镜下的仔细观察和反复活检来诊断。据报告，对 Barrett 食管活检标本的 DNA 直方图中异倍体的分析，对 Barrett 食管中非典型增生病变的诊断有用。

八、治疗及预后

Barrett 食管的治疗目的是控制十二指肠胃食管反流、缓解症状、减少和预防并发症、防止癌变。Barrett 食管的治疗目前争论不一，许多权威人士提倡，如果无症状则不治疗 Barrett 食管。Barrett 食管治疗的目的不单是为了缓解症状，更是为了干预 Barrett 食管的病程，这部分学者提倡抑酸治疗、内镜消融或抗反流外科治疗。但对胃食管反流病进行治疗可减缓 Barrett 食管的进展，预防并发症的发生。随着内镜技术的发展和内镜在临床诊治方面的普及，内镜治疗 Barrett 食管有了进一步发展。对 Barrett 食管的治疗，首先是针对反流性食管炎的抗酸，抗反流治疗，定期地进行内镜检查及活检，及时地检出非典型增生病灶是至关重要的。多数学者主张，在 Barrett 食管中一旦检出非典型增生灶的存在，应进行手术治疗。

（一）药物治疗

抑酸是治疗反流症状的主要药物，在抑酸药物中，质子泵抑制剂优于 H_2 受体拮抗剂，但目前尚无确凿证据表明质子泵抑制剂有逆转柱状上皮化生的作用，使用质子泵抑制剂时推荐应用大剂量。促动力药、黏膜保护剂等对控制症状和治疗反流性食管炎亦有一定疗效。非甾体抗炎药能减少患食管癌、尤其是腺癌的风险。

（二）内镜治疗

1. 适应证

伴有异型增生和黏膜内癌的 Barrett 食管患者，超声内镜检查可排除淋巴结转移。

2. 原理

用各种化学或物理方法去除化生的组织或异常增生上皮，促进鳞状上皮的再生修复。

3. 方法

目前常用的内镜治疗方法有：氩等离子凝固术、高频电治疗、激光治疗、射频消融、光动力治疗、内镜下黏膜切除术和冷冻消融等或者几种方法联合应用。热烧灼治疗的主要并发症是穿孔。术前及术后按消化内科常规医嘱处理。

（1）射频消融：射频治疗主要是通过高频振荡，离子振动，传导电流和欧姆耗损转化为热能，使细胞破坏，组织凝固，从而达到治疗目的。联合抑酸治疗效果较好。

（2）黏膜切除术：是指在内镜下采取"吸切术""注切术"和"提切术"将病变食管切除，可以预防高度不典型增生的 Barrett 食管发展为 Barrett 食管相关腺癌。

（3）光动力疗法：是通过注射某种光敏物质，利用特定的光敏物质（5-ALA 是目前常用的光致敏剂）在肿瘤或某些组织中高浓度聚集，而在其他正常组织和器官中代谢迅速而浓度甚低，然后以一定敏感波长的光照物质集中的部位（肿瘤或某些病变组织）可出现荧光（诊断）和使该部位组织细胞变性、坏死，而正常组织不受到伤害，达到治疗目的。

目前黏膜切除术和光动力疗法采用较多。

（三）手术治疗

对已证实有癌变的 Barrett 食管患者，原则上应手术治疗。食管切除术主要用于有高度异型改变的 Barrett 食管患者，被认为是唯一能够根治、防止 Barrett 食管发展成为食管腺癌的最有效的治疗方法。

（四）抗反流手术

对于伴有严重反流性食管炎症状的 Barrett 食管患者应当进行手术治疗。包括外科手术和内镜下抗反流手术。虽然能在一定程度上改善 Barrett 食管患者的反流症状，但不能影响其自然病程，远期疗效有待证实。

（五）腹腔镜胃底成形术

近 10 年的临床实践证明，腹腔镜胃底成形术对于治疗反流性食管炎合并 Barrett 食管的患者是一种安全有效的治疗方法。

（六）监测与随访

鉴于 BE 有发展为食管腺癌的危险性，因此应对 Barrett 食管患者定期随访，目的是早期发现异型增生和早期癌。随访周期：内镜检查的间隔时间应根据异型增生的程度而定。不伴有异型增生的 Barrett 食管患者应每 2 年接受 1 次胃镜复查，如果 2 次复查后都未检出异型增生和早期癌，可以酌情将随访间隔放宽。对伴有轻度异型增生者，第 1 年应每 6 个月接受 1 次内镜复查，如果异型增生没有进展，可以每年内镜复查 1 次。对重度异型增生的 Barrett 食管患者应：①建议内镜下黏膜切除或手术治疗；②密切监测随访，直到检出黏膜内癌。

第四节　食管裂孔疝

食管由后纵隔通过膈肌后部的孔进入腹腔，此孔称为食管裂孔。胃贲门部及食管腹段或腹腔内脏经此裂孔及其旁突入胸腔，称为食管裂孔疝（hiatal hernia）。食管裂孔疝也是食管反流的重要病理生理因素，研究认为滑动裂孔疝破坏了正常抗反流机制的解剖和生理，降低 LES 压力及缩短 LES 长度，并削弱了膈肌的作用，且与食管蠕动减弱有关。食管裂孔疝与胃食管反流病关系密切，二者可同时存在，也可分别存在。任何年龄均可发生食管裂孔疝，但症状的出现多在 50 岁以上，并随年龄的增长而发病率增高，故本病是常见的老年性胃肠道疾病之一，女性多于男性。

一、与食管癌的关系

文献报道，食管裂孔疝中反流食管炎的合并率为 24% ~ 64%，反流食管炎中食管裂孔疝的合并率为 32% ~ 52%，近年有些学者报告，Barrett 食管常伴有食管裂孔疝，Barrett 食管的患病率在食管裂孔疝患者中明显增高，伴有食管裂孔疝的 Barrett 食管其 Barrett 上皮长，食管裂孔疝为 Barrett 上皮长度的危险因素，食管裂孔疝发展成癌，需经过一定时间。有作者报道经过 7 ~ 20 年才发生食管癌。食管裂孔疝者并发食管癌的频率为 0.32% ~ 10%。因此认识食管裂孔疝对临床工作十分重要。

二、病因

形成食管裂孔疝的病因尚有争议，少数发病于幼年的患者有先天性发育障碍的因素，形成较大的食管裂孔和裂孔周围组织薄弱；近年来多认为后天性因素是主要的，与肥胖及慢性腹内压力升高有关。食管贲门周围的支持组织（如肌肉、筋膜、韧带等）

松弛，失去其固定食管的作用，并可致横膈的食管裂孔扩大。先天性横膈发育不全，或外伤、手术所致的食管裂孔扩大，也可成为本病之原因。腹压增加（如重度腹水、后期妊娠、肥胖、习惯性便秘，以及长期弯腰或屏气可致腹压增加的劳动方式等），以及胃压增加等因素均可诱发本病，或使症状加重。

三、发病机制

食管胃接合部的生理作用仍不太清楚，食管胃接合部功能健全时具有活瓣作用，液体或固体物咽下入胃，但不反流，只当打嗝或呕吐时，才能少量反流。保证此正常功能的因素有：①膈肌对食管的夹挤作用；②食管胃接合部黏膜皱襞的作用；③食管与胃底在解剖上呈锐角状相接；④腹内食管段参与了食管下段的瓣膜作用；⑤食管下段生理性高压区的内括约肌作用。多数人认为上述因素第5项是防止反流的主要因素，附近的正常解剖关系对此有支持作用。防止胃液反流的作用受迷走神经的支配，切除迷走神经后此作用即消失。胃内压力增加时，胃液易反流入食管。

食管黏膜的鳞状上皮细胞对胃酸无抵抗力，长期受反流的胃酸侵蚀可引起反流性食管炎，轻者黏膜水肿和充血重者形成表浅溃疡，呈斑点分布或融合成片，黏膜下组织水肿，黏膜受损而为假膜覆盖，较易出血。炎症可浸透至肌层及纤维外膜，甚至累及纵隔，使组织增厚，变脆，附近淋巴结增大。在后期食管壁纤维化，瘢痕性狭窄，食管变短。在某些病例，可发现膈食管膜被牵拉至主动脉弓下，可达第9胸椎水平。

胃食管反流病的严重程度可因下列因素而异：胃液的反流量，反流液的酸度，存在时间长短和个体抵抗力的差异。反流性食管炎的病理改变多数是可以恢复的，矫正食管裂孔疝后，黏膜病变有可能修复。

四、临床表现

本病是由于胃或其他腹腔内脏器经横膈食管裂孔进入胸腔而引起疼痛、咽下困难、食物反流，以及上消化道出血等症状的胃肠病。食管裂孔疝并发的反流性食管炎是本病产生症状的主要原因。最常见的症状是胸骨后隐痛和烧灼痛，疼痛多发生于食后1/2～1个小时，平卧和弯腰体位，饱食后用力屏气等可诱发或加重。胃内容物的反流也较为多见，有时可反出部分消化的食物，或有酸水突然涌入口腔。较严重者可发生咽下困难。部分病例尚可并发急性呕血或黑粪，或慢性出血而致贫血。巨大的裂孔疝亦可压迫胸腔内脏器而致咳嗽、心悸、气促和发绀等症状。

本病常可与其他疾病同时存在，如慢性胆囊炎、胆石症、消化性溃疡和结肠憩室病等。由胃内容物反流而致的吸入性肺炎也不少见。

上腹痛的感觉常不典型，可能是急性食管挛引起。痛的性质与消化性胃和十二指肠溃疡、胆绞痛、心绞痛相似，要注意区别。裂孔疝的痛向下背部放射，甚至向上肢和下颌放射，可因吞咽活动而诱发，因热饮或饮酒而加重，如不能排除心绞痛时，应将患者先收入监测室进一步检查。胃液反流还可以引起咽痛，口腔灼烧感，甚至刺激声带而致声音嘶哑。

在儿童反流症状不明显，也可能由于他们不熟悉又不能正确叙说症状。但是，食管裂孔疝合并反流性食管炎常引起儿童发育不良，慢性贫血反复肺部感染并发症。

五、临床分型

本病可分为滑动型食管裂孔疝（Ⅰ型）、食管旁疝（Ⅱ型）和混合型食管裂孔疝（Ⅲ型）3类。有人认为，当多个腹部脏器，如结肠、小肠同时进入食管旁疝囊时，应称为多器官裂孔疝（Ⅳ型）。

其中以滑动型（Ⅰ型）最多见（占85%～90%），症状亦较其他类型显著。胃食管裂孔开口的直径稍扩大，膈食管膜伸长变薄，使胃贲门能向上滑入裂孔，继而进入胸腔。覆盖裂孔及伸入食管壁的腹内肌膜并无缺损或裂缝，故此疝并无真正的疝囊。在钡餐检查时发现有此疝的大多数病例，其膈食管膜伸入到食管壁黏膜下层的部位仍在正常位置，即在食管胃接合部以上3～4cm（鳞状上皮细胞与柱状上皮细胞交界处），因而无胃食管反流症状。较大的滑动型裂孔疝在患者休息状态下，即可在钡餐检查时发现，有1个>3cm的胃囊突入胸腔，常伴有不同程度的胃食管反流病的症状。手术中可发现这些病例的膈食管膜，其伸入食管壁的位置较正常人靠近胃食管接合部，这样低位的伸入，是否为先天性或后天性因素造成尚不清楚。

食管旁疝（Ⅱ型）较少见，约占全部裂孔疝的2%，但由于腹内脏器疝入胸腔，故有重要的临床意义。此疝的膈食管有缺损，通常在裂孔的左前方，偶尔在右后面。由于此缺损的存在，使腹膜能通过此缺损成为真正的疝囊，相邻的胃也通过此筋膜的缺损疝入胸腔。由于膈食管膜不能长期限制上移的胃，而且在部分时间胸腔压力低于腹腔压力，此缺损必然进行性扩大。在后期，全胃均可疝入胸腔，而贲门仍被膈食管膜部分固定在原处，幽门已向其靠近，胃可以发生旋转、扭转、梗阻和缩窄，胸胃扩张破裂，如延误诊治，任何一种并发症均可导致死亡。正由于上述原因，即使尚无明显症状的食管旁疝，也应考虑及早手术。

随着Ⅱ型疝的增大，膈食管膜通常变薄，扩张的胃不断变形，向上拖拉胃贲门部，一旦使其疝出食管裂孔，达膈肌之上时，称为混合型食管裂孔疝（Ⅲ型）。

食管裂孔疝多见男性且年岁较大者，其临床症状是由于胃食管反流或疝的并发症引起。滑动型裂孔（Ⅰ型）很少引起症状，只有当合并病理性反流时才出现特殊症状；食管旁疝可以引起症状而无反流，症状是由并发症引起。食管旁疝患者的临床表现因疝内容不同而异，其共同的临床特点是进食时过早感到饱胀，大量进食后呕吐、上腹不适、吞咽困难、胸部咯咯作响。吞咽困难是疝出的内脏从外侧压迫食管所致。疝入胸腔的内脏挤压肺脏并占据胸腔的一部分，可引起饭后咳嗽和呼吸困难。如并发疝内容物梗阻、缩窄、坏死或穿孔，则患者有休克和胃肠梗阻症状，严重者常可致死。

六、诊断

典型的症状，如烧心及反酸，或有不典型症状如喉头异物感、声嘶哑、癔球症、吐酸水、胸痛、阵发性咳嗽。哮喘和吸入性肺炎及其他非溃疡性消化不良症状，应考虑反流性食管炎的诊断。如给予抗酸治疗能缓解症状，则大致可以确诊。为证实诊断，应做食管内镜检查及 24h pH 监测。

1. X 线钡餐检查

钡餐检查为常用方法，但需用手法帮助才能显示出疝。令患者左侧卧位，头低，当胃内充满钡剂后，以手压迫腹部，令患者用力屏气，此时可出现裂孔疝指征：膈下食管段（腹段）变短增宽或消失，贲门部呈现幕状向上牵引，膈上可见胃囊，膈上出现食管胃狭窄环（Schatzki 环形狭窄），此环相当于鳞状上皮和柱状上皮交界处。有食管狭窄时，黏膜变形，管腔缩窄。短食管时则膈上有粗大的胃黏膜，食管胃交界点因瘢痕收缩可上升至第 9 胸椎水平。做钡餐检查时，用于刺激反流的手法中，以 Muller 手法比较有效（呼气后关闭声门，再用力吸气以增加胸内负压，促使胃内钡剂反入食管）；有人用"饮水"方法；让患者喝水入胃，与钡剂相混合，然后挤压腹部。在有条件的医院，应将上胃造影做成录像带，以便反复检查。多数人认为有裂孔疝时不一定有 X 线上的反流征象；而有反流征象时不一定有裂孔疝。有幕状牵引者是否诊断为裂孔疝，意见尚不一致。正常食管壶腹不应误认为裂孔疝，弥漫性食管痉挛可以发生裂孔疝和胃液反流征象。硬皮病和贲门失弛缓症时食管缺乏蠕动功能，也要和裂孔疝相区别。如发现食管有机械性缩窄，应作多方面观察。以区别新生物、溃疡性良性缩窄或食管动力性疾病，一般认为，放射科医生关于缩窄原因的报告只能作为诊断时的参考，对每位患者必须有组织学诊断。

2. 内镜检查

内镜检查为诊断食管裂孔疝的主要方法。内镜是诊断食管裂孔疝仅次于放射学检查的方法。电子胃镜检查时安全、痛苦小，并可同时检查胃和十二指肠，以排除引起胃压升高的因素，且可多次使用，检查方便。如有裂孔疝时可见食管下括约肌松弛，呼气和吸气时均呈开放状态。正常情况下吸气时食管胃交界点下降，如有疝则不变位，食管镜内出现胃液的水平较正常时高。如为反流性食管炎时，通过胃镜可观察到红斑、溃疡出血、黏膜糜烂及缩窄等。如果经过呼吸周期而贲门呈开放状，这是反流的另一指征。如患者主诉主要是吞咽困难，应用"丁"字手法，从下面观察贲门，也许可以排除早期癌在此区的存在，将胃镜后退到食管。细心地逐步检查十分重要。如发现食管缩窄及严重食管炎，或怀疑有 Barrett 柱状上皮，应做多处活检，食管溃疡也可以发生恶性变。

3. 食管功能试验

对某些食管缩窄的病例，在初次做内镜检查时，可进一步明确诊断及观察扩张的疗效。如怀疑反流，或发现裂孔疝而无反流症状，放射造影也无反流征象，应考虑行食管功能检查。当患者的主诉是吞咽困难时，钡餐造影和内腔镜检查优于食管功能试验；当吞咽困难不是一个主要症状，钡餐检查双阴性，则首先考虑做食管功能试验，明确诊断后也许避免做内镜检查。

食管功能检查可在门诊完成，包括食管测压、标准酸反流检查、利用 pH 电极放在食管内做酸清除试验和酸灌注试验。对较复杂的病例，可住院做 24h pH 监测和连续测压，以提供更多的资料。

（1）食管测压：食管腔内压在不同平面同时测量时，可提供食管运动参数。近年来，国内研制出多导微气囊式测压法，更为简便、安全，可重复使用，食管炎时下段食管蠕动幅度低、无蠕动或蠕动不正常，正常时 2.67kPa（20mmHg）为高压带，低于 1.33kPa（10mmHg）时易发生胃液反流。压力测量可以鉴别心肌梗死、胆道疾病引起的不典型疼痛。

（2）标准酸反流试验：向胃内注入 0.1mol/L HCl 150 ~ 300mL，缓慢拉电极。电极置于下食管高压区上 5cm 处。测量 5cm、10cm 和 15cm 不同点的 pH。同时配合 Valsalva 手法（声门关闭强行呼气，以增加胸内压力）和 Muller 手法（呼气后关闭声门用力吸气，增加胸内负压及改变体位，诱发胃食管反流），pH <4 持续 5min 以上为阳性。此检查对临床其他方法诊断不确切时很有帮助。正常时胃内 pH 为 1 ~ 4，高压区食管内 pH 为 5 ~ 7。如用 pH 电极测量自胃至食管下括约肌 2cm 以内，pH 自 2 ~ 2.4 变为 6.5 ~ 7.0 时，说明贲门功能正常。

（3）酸清除试验：pH 电极仍放在高压区以上 5cm 处，将 15mL 0.1mol/L HCl 经导管近端注入食管中段，要求患者每隔 30 秒吞咽一次，以排出食管内的酸液，记录 pH 上升到 5 以上所需的吞咽次数。正常人在 10 次以下。此方法不能证实有无胃液反流，而只说明食管炎的严重程度。

（4）酸液灌注试验：如反流症状不明显，可使用此法检查。导管仍放在食管中段，其近端放在患者后面，以 Y 形管连接两个静脉液瓶。一瓶装 0.1mol/L HCl 液，另一瓶含生理盐水。每瓶液体分别灌注约 10min，患者对灌注的反应由观察者记录。如灌注酸液引起自发性反流症状，而生理盐水无反应。阳性酸液灌注试验说明患者的症状是由酸性反流引起，而非食管运动障碍所致。

4. 24 小时 pH 监测法

以前做过食管手术的患者，合并其他疾病者，怀疑有反流引起吸入性肺炎或患"心绞痛"的患者，为其使用 24h pH 连续监测可提供宝贵的诊断资料。做系列标准的食管功能试验测定后，pH 电极留在远段食管高压区上面 5cm 处，连接电极于条幅式图表仪，经 pH 计量器作记录。24h 内记录患者的活动和症状。在这段时间内患者正常进食，但限制水分和食物品种，使其 pH＞5。反流发作的次数可以在仰卧和直立两个体位，根据发作频率和时间长短作数量测定。当 pH 高于 7，可定为碱性反流。目前认为 24h pH 监测是诊断胃食管反流最可靠和最敏感的方法。可以连续记录 10h、12h、24h 食管 pH 的变化。检测指标有：①24h pH ＜4 的次数；②pH＜4 占总时间的百分率；③pH＜4 超过 5min 的次数；④最长酸暴露时间。这些测出的数值可与正常人作对照，即可做出胃食管反流的诊断。最新一代 24h 食管 pH、压力同步记录仪，受检者完全在生理状态下，现国内已研制生产。

近年来，用超声波检查食管胃贲门部，测量食管腹段的长度，对诊断较小的裂孔疝，较之钡餐 X 线检查更为有效。用磁共振检查食管旁疝，能较清晰地判断出疝内容的性质。

食管裂孔疝的诊断，除依靠典型症状外，常需做消化道钡餐检查。本病的疼痛发作酷似心绞痛，应予鉴别。

七、治疗

大多数滑动型食管裂孔疝症状较微，国人中轻、中度食管炎多见，无症状或症状很轻的裂孔疝，不需要治疗。由于裂孔疝的症状主要是因胃酸反流刺激食管所引起，因此内科治疗基本上与胃食管反流病相似。消除有利于疝形成的因素和防止胃酸反流是十分重要的：饮食过于精细、渣少，则容易发生便秘而使腹压增高，因此宜多吃水果蔬菜和粗粮杂粮，清淡而少脂，避免刺激性食物；不宜吃得过饱，特别是晚餐；睡前不要吃东西；餐后不要立即躺平；忌烟戒酒；睡眠时应把床头抬高，以减少胃疝入胸腔和胃酸反流的机会；贴身衣服莫过紧，不要经常弯腰下蹲和负重；积极减肥，保持大便通畅，治疗和抑止咳嗽。当内科治疗无效时，可以考虑手术治疗。

患者应先做内科治疗。内科治疗方法与反流性食管炎基本相同。可服制酸剂，调节饮食，避免腹部压力升高的活动，睡眠时取高枕位、左侧卧位等措施。如反流性食管炎已发展到Ⅲ级，为避免出现食管狭窄，应考虑手术。手术治疗的主要指征是其并发症：严重食管炎、反复出血、疝部溃疡、巨大裂孔疝产生心、肺压迫症状者和疝囊扭转、嵌顿者。食管旁疝不管有否症状都应及早手术治疗；混合型裂孔疝也应手术治疗，以避免并发胃梗阻和缩窄。外科手术成功率达90%以上。

第五节　食管憩室

食管憩室（diverticulum of the esophagus）是指食管壁的一层或全层局限性膨出，形成与食管腔相通的覆盖有上皮的盲袋。有3个好发部位：①咽食管憩室：发生在咽与食管交界处，为膨出型憩室；②支气管旁憩室：发生在食管中段，亦称为食管中段憩室，为牵引型憩室；③膈上憩室：发生在食管下段的膈上部，亦为膨出型憩室。咽食管憩室较多，其次为膈上憩室，支气管旁憩室最少见。

一、与食管癌的关系

食管憩室癌变主要是由于憩室部食管排空减慢，残留食物的刺激，使憩室内或憩室口发生慢性炎症和溃疡，而有利于癌变发生。在食管癌高发区林州，曾见因吞咽障碍而经 X 线、细胞学与内镜活检而确诊的食管中、下段憩室者，经过 5～10 年随访而发生癌变。癌变多见于憩室中或憩室内。裘宋良等通过手术切除的病理标本经组织学见憩室口黏膜上皮呈现上皮内癌伴有早期浸润，憩室底部呈现明显的慢性炎症。

二、病因和发病机制

按发病机制，分为牵引型和膨出型两种。牵引型大多发生在气管分叉附近，多因该处淋巴结炎症或淋巴结结核感染后与附近的食管壁发生粘连及瘢痕收缩所致，属于真性憩室。膨出型则多因食管内外有压力差，食管黏膜经肌层的薄弱点疝出而成，多发生在咽部和膈上 5～10cm 处，属于假性憩室。

（一）咽食管憩室

在咽部下缩肌斜形纤维与环咽肌横纤维之间的后方中央的一个薄弱三角区，加上肌活动的不协调，即在咽下缩肌将食物下推时，环咽肌不松弛或过早收缩，导致食管黏膜自薄弱区膨出。为膨出型假性憩室、食管中段憩室，气管分叉或肺门附近淋巴结炎症，形成瘢痕，牵拉食管全层。大小一般 1～2cm，可单发，也可多发。憩室颈口多较大，不易淤积食物。

（二）膈上憩室

食管下段近膈上处，从平滑肌层的某一薄弱处，因某种原因如贲门失弛症、食管裂孔疝等，引起食管内压力增高，导致黏膜膨出。好发于食管下段后右方。少数为食管全层膨出为真性憩室。

病理改变膨出型憩室的囊壁由复层扁平上皮和伴有分散的肌纤维的黏膜下层组织所包绕，囊壁缺乏正常的食管肌层，仅在憩室颈部有部分牵起的肌肉组织。牵引型憩室的囊壁由食管全层构成，常有食物潴留，可并发炎症、出血、穿孔甚至癌变。

三、临床表现

（一）咽食管憩室

早期仅有一小部分黏膜突出的憩室，开口较大，且与咽食管腔直角相通，食物不易残留，可以没有症状或症状轻微，只偶尔在食物粘在憩室壁上时有喉部发痒的刺激症状，当咳嗽或饮水食物残渣脱落后，症状消失。

如果憩室逐渐增大，积存的食物和分泌物开始增多，有时会自动反流到口腔内，偶尔造成误吸。在此期间，患者可听见在咽部有由于空气、食物进出憩室而出现的响声。

由于食物的积存，憩室会继续增大、并逐渐下坠，不利于憩室内积存物的排出，致使憩室的开口正对咽下方，咽下的食物均先进入憩室而发生反流，此时出现吞咽困难，并呈进行性加重，部分患者还有口臭、恶心、食欲不振等症状。有的因进食困难而营养不良和体重下降。如有误吸还会有肺炎、肺不张或肺脓肿等并发症。出血、穿孔则并发症较少见。

（二）食管中段憩室

多数牵出型憩室较小且颈宽底窄，利于引流，不易出现食物残留，因此一般没有症状，常在健康体检或无意间发现，长年没有改变。只在食管被牵拉变位或引起狭窄，以及憩室发生炎症时才出现吞咽困难及疼痛。如果憩室炎症、溃疡、坏死穿孔，可引起出血、纵隔脓肿、支气管瘘等并发症及相应的症状和体征。

（三）膈上憩室

多数小膈上憩室患者可以没有任何症状或症状轻微，较大并伴有运动功能失调的憩室可以有不同的症状，如轻度消化不良、胸骨后疼痛、上腹部不适和疼痛、口臭、反胃、胸内常有咕咕响声等，巨大膈上憩室压迫食管可以引起吞咽困难，反流引起误吸。

四、诊断

（一）咽食管憩室的诊断及诊断标准

临床物理检查阳性体征不多，部分患者在吞咽几口空气后，反复压迫环咽肌水平胸锁乳突肌前缘，可听到响声。

诊断的主要手段是 X 线检查，平片上偶见液平面，服钡可见食管后方的憩室，若憩室巨大明显压迫食管，可见到钡剂进入憩室后，再有一条钡剂影自憩室开口流向下方食管。造影时反复变动体位，有利于憩室的充盈和排空，便于发现小憩室及观察憩室内黏膜是否光滑，除外早期恶变。

内窥镜检查有一定危险性，不作为常规检查，只在怀疑恶变或合并其他畸形，如食管蹼或食管狭窄时进行。内窥镜检查前，嘱患者吞下一根黑丝线作为内窥镜的导引线，可增加检查的安全性，检查时镜端见不到丝线或见到成团丝线均说明镜端已进入憩室。

（二）食管中段的憩室诊断及诊断标准

也同样依靠 X 线确诊，服钡造影时要采用卧位或头低脚高位，并左右转动体位，才能清晰地显示憩室的轮廓，因为食管中段憩室的开口都比较大，造影剂很容易从憩室内流出，不易在内存留。

（三）膈上憩室的诊断及诊断标准

膈上憩室常由胸部 X 线检查确诊。胸部平片有时可看到含液平面的憩室腔，服钡造影在膈上几厘米处见到憩室，常突向右侧，亦可突向左侧或前方。膈下腹段食管出现憩室的情况极为罕见。憩室可以同时合并裂孔疝，造影时需多方位观察，以免漏诊或误诊。内窥镜检查有一定危险，只在怀疑恶变和有合并畸形时进行。

五、治疗

（一）咽食管憩室治疗

咽食管憩室的病情多为进行性的，非手术的保守疗法均无效，因此诊断明确后应在出现并发症前尽快择期手术。

1. 术前准备

一般不需要特殊术前准备，极少数患者需要静脉补液纠正营养不良，有并发症要积极治疗，病情得到控制后便可手术，不必久等，手术根除了发生并发症的病因，并发症才能彻底治愈。

术前48h内进流食，尽可能变动体位排空憩室内的残留物，术前如能在透视下将鼻胃管送入憩室，并反复冲洗吸净存留物，有利于防止麻醉诱导时的误吸。保留在憩室内的胃管有利于术中寻找及解剖憩室，便于手术操作。

2. 麻醉

气管内插管全身麻醉，可控制呼吸防止误吸，便于手术操作。

3. 手术方法

咽食管憩室多位于中线后方偏左侧，手术常采用左颈入路，但必须根据术前造影决定，如憩室偏向右侧应选用右颈入路。

仰卧位，头转向分健侧，取胸锁乳突肌前缘切口，自舌骨水平至锁骨上1cm处，切断颈阔肌，在气管前将胸锁乳突肌及周围组织、肌肉分开并向侧方牵引，显露肩胛舌骨肌，切除或牵开，切除更有利于憩室的显露。向侧方牵开，切除更有利于憩室的显露。向侧方牵开颈动脉，切断甲状腺下动脉及甲状腺中静脉，将甲状腺牵向中线，注意保护气管食管沟内的喉返神经，仔细辨认憩室壁，可用手触摸憩室内的胃管，也可请麻醉师经胃管向憩室内缓慢注气使憩室膨出，便于辨认。用鼠齿钳钳夹提起憩室囊，沿囊壁解剖憩室颈。憩室颈下方为环咽肌上缘，上方为咽缩肌下缘，沿正中线自上而下切断环咽肌横行纤维及食管肌层约3cm，并将憩室颈部的食管黏膜层和肌层向左右分开达食管周径的一半，使黏膜膨出，不必再处理。如憩室很大，应予切除，将原在憩室内的胃管送入食管腔内，用血管钳平行于食管纵轴钳夹憩室颈部，切除憩室壁，缝合食管黏膜，线结打在腔内，注意切除不可过多，以免造成食管狭窄。置引流条引流，逐层缝合颈部切口。

4. 术后处理

术后第2天可经口进食，术后48～72h引流不多时拔除引流条。

5. 手术并发症

主要为喉返神经损伤，多数能自行恢复。其次是修补处渗漏或瘘管形成，局部换药，多能自愈。若发生食管狭窄，可行食管扩张术。

（二）膈上憩室治疗

有症状的大憩室或在随访中逐渐增大的憩室以及有滞留征象，或合并其他畸形如食管裂孔疝、贲门失弛缓症等的憩室均应手术治疗。手术应特别注意同时纠正合并畸形，否则易出现并发症或复发。

1. 术前准备

基本同咽食管憩室，但术前应行胃肠道准备：口服甲硝唑0.4g，每日3次，连服3日。术前晚洗胃后口服链霉素1g并灌肠，这些措施均有利于预防食管瘘的发生。

2. 麻醉

同咽食管憩室的手术，采用气管内插管全身麻醉。

3. 手术方法

膈上憩室多采用左侧第 7 肋床进胸，尽管有时憩室位于右侧，也是左胸入路便于手术操作。

开胸后将肺牵向前方，剪开纵隔胸膜显露食管，注意保留迷走神经丛。触摸憩室内胃管或请麻醉师经胃管注气，有助于辨认憩室，如憩室位于食管右侧，可游离并旋转食管便于显露憩室。憩室常是从食管肌层的一个缝隙中疝出。辨认出食管环行肌与食管黏膜的界面后，将肌层向食管远端切开约 3cm，向近端切开约 2cm，即可充分显露憩室颈。若憩室巨大可将憩室切除，分黏膜层和肌层两层切开，近端达下肺静脉水平，远端达胃壁 1cm 处。贲门肌层切开的部位应在憩室颈缝合修补处的侧方，以减少瘘的发生。常规行胸腔闭式引流。

4. 术后处理

术后常规禁食，胃肠减压静脉补液，肠鸣音恢复后停止胃肠减压，次日经口进食。肺膨胀良好无胸腔引流后，拔除胸腔引流管。

（三）食管中段憩室治疗

无症状的牵出型食管憩室不需治疗，症状轻微的也可以长年观察，只在症状逐渐加重憩室逐渐增大或出现并发症如炎症、异物穿孔、出血等时才需要手术治疗。

手术时应去除引起牵出型憩室的病因，并将可能合并存在的食管运动失调或梗阻，如贲门失弛缓症、膈疝、裂孔疝等一起纠正，以免复发或出现并发症。

术前准备及麻醉均同膈上憩室手术。

手术一般采用右胸入路，在肺门后方剪开纵隔胸膜，确认食管。憩室周围常有肿大的淋巴结和紧密粘连的纤维组织，游离憩室有一定困难，要仔细耐心切除肿大淋巴结，切开憩室时注意不要损伤食管，分黏膜及肌肉两层缝合。合并有脓肿、瘘管的要一并切除修补，胸膜、肋间肌、心包均可作为加固组织使用。

第六节　食管黏膜白斑

食管黏膜发生角化过度，即出现白色斑块状变化，称为食管黏膜白斑。此种白斑可发生在身体各处黏膜，以口腔和外阴部黏膜比较多见。白斑多见于 40 岁以上男性患者，一般无明显自觉症状，后期白斑对于热和刺激性食物特别敏感。发患者群以工人、学生、生活不规律者（如商人、个体经营者）、打工者多见，而知识分子如教师、科技工作者、高收入阶层似乎较少见。

一、与食管癌关系

食管白斑为食管出现白色斑块状变化，是黏膜发生角化的过程，病理上可发生角化不良和不典型增生改变，属癌前病变，有报道其恶变率达 5%。

二、病因

凡有长期持续性刺激因素，如烈性烟酒，辛辣食物和过热饮食，以及口腔不卫生等都是引起黏膜角化过度的原因。此外，如贫血、内分泌紊乱、肝硬化、系统性进行性硬化症、真菌感染等因素，也会影响上皮的正常角化过程。

三、病理生理

上皮层角化过度并有不同程度的角化不良，棘细胞层增厚，棘细胞内外广泛性水肿致成细胞内联系断裂，真皮有轻度炎性细胞浸润。尸检时，在整个食管有弥漫性白斑，宛如白色树皮，累及整个食管。或散在性白斑呈斑片或斑块。内镜检查显示食管黏膜全部发白或散在性白色斑块，高出或略微高于正常黏膜。白斑之间为正常的黏膜。活组织检查可见有些白斑呈现棘细胞增厚并含有大量糖原。因而又把这种黏膜白斑病称为糖原性棘皮病。活检还可排除真菌、癌瘤等疾病。

四、诊断

确诊有赖于内镜下所见和内镜直视下取黏膜活组织检查。食管镜检查是诊断本病的重要手段。内镜下显示散在性白色斑块，重者全部食管发白，白斑块略高于正常黏膜。或见有皲裂、继发溃疡，白斑之间为正常黏膜。活组织检查白斑组织呈棘细胞增厚并含有大量糖原。如果白斑较大、基底硬结、呈疣状突起者应多处取组织活检，以了解有无癌变。如果白斑迅速扩大、增厚、皲裂、破溃、硬结时，可出现胸骨后疼痛，应进一步检查以排除癌变。

五、鉴别诊断

1. 化脓性食管炎

化脓性食管炎以异物所致机械损伤最为常见。细菌在食管壁繁殖，引起局部炎性渗出、不同程度的组织坏死及脓液形成，也可呈较为广泛的蜂窝织炎。

2. 食管结核

食管结核患者一般多有其他器官结核的先驱症状，特别是肺结核。食管本身症状往往被其他器官症状混淆或掩盖，以致不能及时发现。按照结核的病理过程，早期浸润进展阶段可有乏力、低热、血沉增快等中毒症状，但也有症状不明显者。继之出现吞咽不适和进行性吞咽困难，常伴有持续性咽喉部及胸骨后疼痛，吞咽时加重。溃疡型的病变多以咽下时疼痛为其特征。食物溢入气管应考虑气管食管瘘的形成。吞咽困难提示病变纤维化引起瘢痕狭窄。

3. 真菌性食管炎

真菌性食管炎的临床症状多不典型，部分患者可以无任何临床症状。常见症状是吞咽疼痛、吞咽困难、上腹不适、胸骨后疼痛和烧灼感。重者胸骨后呈刀割样绞痛，可放射至背部酷似心绞痛。念珠菌性食管炎可发生严重出血但不常见。未经治疗的患者可有上皮脱落、穿孔甚至播散性念珠菌病。食管穿孔可引起纵隔炎、食管气管瘘和食管狭窄。对持续高热的粒细胞减少患者应检查有无皮肤、肝脾、肺等播散性急性念珠菌病。

4. 病毒性食管炎

食管的病毒感染常同时有鼻唇部疱疹。主要症状为吞咽疼痛。疼痛常于咽下食物时加剧，患者吞咽后食物在食管内下行缓慢。少数患者以吞咽困难为主要症状，轻微感染者可无症状。

六、治疗

食管白斑一般不需特殊治疗，但应除去病因，包括戒除烟酒、喜食酸辣食物等嗜好。尽量减少食物中的有害成分，如可将蔬菜用蔬果洗涤剂浸泡后清水洗净，少食罐装腌制食品、油炸食品等。足量补充口服药物如各种维生素。一定要定期复查胃镜，发现白斑迅速扩大、增厚、皲裂、破溃、硬结时，可出现胸骨后疼痛，应取活检排除癌变，发现癌前病变应行微波或射频较彻底地治疗，癌变者立即手术治疗。对经久不愈，甚至病变扩大者，可在内镜下行局部切除或电灼治疗。

微波治疗的适应证是：①食管病变的症状明显，排除其他消化系统疾病引起者；②白斑直径大且隆起明显；③病理有肠化或不典型增生或其他癌前病变者；④患者要求治疗者；⑤家族中有食管癌病史且白斑有恶变倾向者。有严重心脏疾病不适宜此治疗者及食管静脉曲张或扩张者、凝血功能障碍者为治疗的禁忌证。采用奥林巴斯 QX240 胃镜，微波治疗仪是用球状电极，治疗方法为点射，作用时间 2～4s，电流 25～30mA，功率 30～60W，间歇点灼的时间 1～3s 不等。电极贴靠白斑表面，分 1～3 点烧灼，小而薄的白斑可将电极浮贴在病变中间用时稍长，如 3～

4s，大而隆起明显的则应多部位烧灼，使整白斑变白凝固，防止复发和不良刺激加重病变。

第七节　食管瘢痕性狭窄

食管瘢性狭窄指各种原因造成食管病理性瘢痕组织形成，进而引起食管腔缩窄，食管功能障碍者。食管瘢痕狭窄最常见的病因是吞服强碱或强酸引致食管化学性灼伤愈合后瘢痕组织收缩，食管腔狭窄。此外胃食管反流性食管炎形成溃疡和瘢痕收缩。以及食管创伤和手术后亦可产生瘢痕狭窄。

一、病理

吞服苛性化学品后，食管组织即受到灼伤。损伤的轻重程度与吞服化学品的种类、浓度、数量以及接触时间长短有关系。碱性化学品引致组织液化性坏死，并可穿透入食管壁深层组织，严重者可造成食管壁全层溃烂穿孔。酸性化学品引致组织凝固性坏死，对食管组织造成的损坏程度一般较碱性化学品轻些，但高浓度酸性化学品亦可产生重度损坏。胃黏膜对酸性化学品比较敏感，空腹接触强酸后造成的胃黏膜损坏，往往较食管更为严重。苛性化学品在食管自然狭窄部位停留时间一般较长，因而在这些部位造成的损坏程度也较重。

食管化学性灼伤引致的组织损坏程度可分为三个等级。一度灼伤病变仅限于食管黏膜层造成充血、水肿和上皮脱落，修复愈合后不形成瘢痕组织，或仅有少量瘢痕组织，食管腔可不发生狭窄。二度灼伤食管组织损伤范围深达黏膜及黏膜下层，形成溃疡，灼伤后 2~3 周生长肉芽组织，愈合后形成瘢痕引致食管腔狭窄。三度灼伤则病变累及食管壁全层甚至食管周围组织，常引致食管穿孔和急性纵隔炎。胃食管反流引致的食管瘢痕狭窄常发生在食管下段长期发炎和溃疡的基础上。手术后食管瘢痕狭窄发生在食管和胃肠道吻合口部位，在愈合过程中肉芽组织生长而形成环状瘢痕狭窄。

二、临床表现

服酸碱等苛性化学品后，口、咽、胸骨后有时上腹部立即呈现烧灼痛并有流涎、恶心、呕吐、低热、烦躁不安，患者拒绝进食。灼伤程度轻者数日后黏膜水肿逐渐消退，能开始进流质食物。如灼伤程度较重并在愈合过程中形成瘢痕组织，则在灼伤后数日水肿、痉挛消退，吞咽功能一度暂时改善，2～3周后瘢痕组织收缩，造成食管腔狭窄，又呈现吞咽困难症状，并因此而出现消瘦、脱水等征象。严重灼伤引致食管穿孔或胃穿孔的病例，则在灼伤后早期即呈现休克、高热、急性纵隔炎和腹腔感染的症状和体征。如化学品吸入喉部引致喉水肿，则临床上呈现呼吸困难。胃食管反流引致的食管瘢痕狭窄，往往有长期食管炎病史，食管黏膜形成溃疡后，可能有少量呕血。食管狭窄部位在食管下段，范围比较局限。手术后食管狭窄则常在术后2～3周开始呈现吞咽困难症状。

三、并发症

1. 当食管化学性灼伤引致的组织损伤比较严重时，患者可并发食管穿孔和急性纵隔炎。

2. 由于食管损伤，可以并发食管感染。

3. 瘢痕段食管粘连严重，如果强行切除出血多，创伤大，且易造成胸导管、奇静脉等副损伤，手术风险大，故多采用食管旷置，防止更严重的并发症发生。

四、诊断

食管瘢痕狭窄病例均有吞服酸性或碱性化学品，食管炎或食管手术病史，然后呈现吞咽困难症状。

食管钡餐造影 X 线检查可显示狭窄病变的部位、程度和范围。因苛性化学品灼伤造成的食管狭窄常呈现食管腔狭小，狭窄段长，边缘不规则，粗细不均匀，食管壁僵硬，钡剂呈粗细不等的影像进入胃部，或食管腔高度梗阻，钡剂不能通过。食管炎引致的狭窄常位于食管下段，病变范围比较局限。病程长、狭窄程度重的病例，上段食管可能扩大。手术后食管狭窄，则食管腔常呈局限的环状狭窄。

食管镜检查可窥见食管腔狭小，食管壁为瘢痕组织所替代。食管化学性灼伤后 12~48h，早期做食管镜检查虽可明确灼伤的诊断和病变范围，但此时食管壁因急性炎症和水肿，组织脆弱易因检查引致食管穿破。灼伤后 2~3 周施行食管镜检查有助于了解食管腔是否狭窄，以及狭窄的部位和程度。食管癌手术后病例食管镜和活组织检查，有助于鉴别因癌肿复发引致的狭窄。

五、治疗

吞服碱性或酸性化学品后立即对食管造成损害，服用食醋或苏打水等拮抗剂已不能起中和作用。催吐药或洗胃可加重食管损伤，不宜采用。食管灼伤后早期应用抗生素和肾上腺皮质激素治疗可能预防或减轻感染和炎症反应，减少日后瘢痕形成。早期经鼻腔放置胃管，既可用以喂饲食物，又可支撑食管腔。灼伤后 2 周左右经食管镜及 X 线食管钡餐检查显示食管腔形成狭窄者，可经食管镜试行食管扩张术，适宜做食管扩张术的病例需定期多做扩张术。狭窄程度重，狭窄段范围长的病例经食管镜做扩张术难以获得成功。由于进食困难，往往需先做胃造瘘术。事先吞咽一根粗线，如能经胃造瘘口将粗线引出体外，则可在粗线导引下做逆向食管扩张术。

未能做扩张术的病例则需改善全身营养状况后，施行手术治疗。食管化学性灼伤往往造成食管长段狭窄，且胃也大多同时受累，甚或造成瘢痕挛缩，难以施行高位食管胃吻合术。手术治疗方式通常采用结肠替代食管。经腹中线长切口进入腹膜腔，选用右侧结肠替代食管者，通常需结扎、切断回结肠和结肠右动脉，保留结肠中动脉作为右侧结肠的血供来源。在结扎回结肠动脉和结肠右动脉之前，应先用无创伤血管钳暂时阻断血流，观察10min。如盲肠血供正常，则可结扎、切断前述两支动脉。如暂时阻断血流后，盲肠的血液供应是否充足存在疑问，则宜仅结扎、切断回结肠动脉，数周后待血管吻合弓进一步发展后再做结肠代食管手术。切除阑尾，在回盲部近端约1cm处切断回肠，缝合远段切口。在血管起始部位结扎、切断回盲动脉和结肠右动脉并切开肠系膜，但应注意保护血管吻合弓勿使受损伤。游离升结肠及右侧横结肠后，将右侧结肠经小网膜切口放入胃的后方，再经用手指从腹部和颈部切口钝法分离的胸骨后隧道提入颈部。胸骨后隧道应有足够的宽度，以免压迫右侧结肠的血供。经颈部切口游离食管。切断颈部食管后，远段切口分两层缝合，近段切口与盲肠做吻合术。在适当部位切断横结肠，近段切口与胃前壁吻合。回肠近段切端则与横结肠远侧切端做对端吻合术。

胃的幽门部如有瘢痕病变，则需做幽门成形术。未曾做过胃造瘘术的患者宜附加胃造瘘术，分别经胃造瘘口于胸骨后结肠段内及胃内放入导管，用以术后减压。结肠段减压有助于提高游离段的存活率。放入胃内的导管术后数日可用以饲食。颈部需放置引流，术后数日拔除。术毕宜拍摄胸部X线片，明确胸膜无破损。

六、预防

1. 家庭和工作场所应对腐蚀性化学品做特殊标记，单独妥慎存放，应用固定的容器存放强酸强碱化学腐蚀剂，且标记醒目，固定存放在小儿不易拿到的地方，环境安全是预防儿童意外损伤的保证；严格管理，防止发生误服事故。

2. 大力宣传小儿食管烧伤对社会和家庭以及小儿身心健康

的危害；加强预防儿童意外伤害的保健意识，利用一些寓教于乐的儿童影视片、小册子等多种形式，向幼儿园、学校以及社区，尤其是农村人群宣传食管烧伤的可预防性及防治知识。

3. 家长、幼儿园、学校应强化对幼儿的安全教育，采用卡通片，游戏等方法从小培养小儿辨别能力，减少误服现象。

4. 加强农村医疗保健工作以及食管烧伤预防、治疗、培训，使儿童得到及时正确的治疗，重者及时转院，尽早就诊，减少损伤。

5. 离医院较远时，可在家中抢救，如服强酸的立即服用食油、牛奶、蛋清、液体石蜡，以保护消化道黏膜。误服强碱立刻服柠檬汁、橘子汁或米醋等中和酸碱度。切记服强酸强碱后禁止洗胃、催吐，中和腐蚀剂需及时。治疗时间越早，食管感染和狭窄的程度越轻，行扩张食管的次数越少，效果越好。

第八节　食管息肉

食管息肉在食管良性肿瘤中居第2位，其发生率仅次于食管平滑肌瘤。由于食管息肉的瘤体由数量不等的纤维血管组织、脂肪组织以及来自食管黏膜和黏膜下组织的基质构成，表面覆盖有正常的食管黏膜，容易继发溃疡和出血，瘤体的纤维成分或为疏松纤维组织，或为致密胶原纤维组织，故又有纤维血管瘤、纤维脂肪瘤、黏液纤维瘤、有蒂脂肪瘤等名称。Bematz 等认为将食管息肉命名为"纤维脂肪瘤"（fibrolipoma）较为合适。但临床仍习惯称之为食管息肉。

一、病理

食管息肉好发于颈段食管的黏膜层或黏膜下层组织，其原因仍不清楚。病变多在颈段食管接近气管环状软骨或环咽肌水平。Postlethwait 和 Lowe（1991）从文献中收集的 59 例食管息肉中，除 1 例息肉起源于食管的上胸段、5 例起源于中胸段及 6 例起源于下胸段之外，其余 47 例（80%）均发生于颈段食管。

食管息肉一般为单发，食管腔内同时有 2 个或 2 个以上息肉的病例极为少见。食管息肉都比较长，其长度可达 10～20cm。有的患者的食管息肉可以从颈段食管腔内向下延长到贲门部乃至胃腔内。

食管息肉属于腔内型良性病变，起初为很小或者直径不足 1cm 的黏膜瘤，生长缓慢。以后在其生长过程中，因受食管肌肉的顺序性收缩（蠕动）的塑形作用或铸型作用的影响，其外形多呈圆柱状或长条状，常有细而长的蒂，因此可在食管腔内上下滑动。息肉的蒂多在环咽肌水平。有时，患者因胃食管反流而将息肉从食管腔内呕吐到下咽部、口腔或口腔外，之后又能将其吞入到食管腔内。如果息肉呕至咽喉部后不能还纳，便会导致患者窒息或造成脑缺氧。随着食管息肉的逐渐发展与增大，有的患者的食管腔明显扩张，容易误诊为食管失弛缓症或贲门痉挛，但食管息肉不会造成食管腔的梗阻。

在显微镜下，典型的食管息肉由纤维血管组织构成，表面覆盖食管的鳞状上皮组织，并可见溃疡、糜烂或侵蚀。息肉中的纤维组织成分可为疏松的黏液纤维，亦可为致密的胶原纤维；其内的脂肪组织成分有时比较丰富，有时则很少。若息肉中纤维组织成分较多，其病理诊断应诊断为纤维瘤；若息肉的构成成分以脂肪组织为主，宜诊断为脂肪瘤。有的食管息肉被诊断为错构瘤，主要诊断依据是息肉内有腺样成分。个别食管息肉内有明显的嗜酸性细胞浸润，因此诊断为嗜酸性肉芽肿（eosinophilic granuloma）。食管的息肉样恶性肿瘤在临床上十分罕见，其主要病理学特征是在良性息肉的顶端可以找到鳞癌细胞。

二、临床表现

食管息肉生长缓慢，患者的临床症状出现较晚。主要症状为吞咽困难。据文献报道，约 56% 的食管息肉患者有吞咽困难症状，其严重程度与食管管腔的梗阻程度有密切关系。其他常见症状有进食后呕吐、胃食管反流、体重减轻或消瘦，许多患者还诉有胸骨后疼痛不适。如果息肉很大，可以压迫气管，引起咳嗽、呼吸困难、哮喘甚至窒息，但反复上呼吸道感染的患者很少见。当肿块生长到一定程度时，患者出现食管梗阻或大部分食管腔梗阻的症状，主要表现为吞咽困难、呕吐或反流。由于食物长期刺激息肉或者息肉发生恶变，息肉表面常有溃疡形成，引起呕血或黑便。有的患者自觉上腹部有程度不一的疼痛，个别患者有较为剧烈的胸痛，类似心绞痛。

食管息肉特有的临床症状是患者可因阵发性咳嗽或呕吐而将息肉呕至下咽部或口腔内，或者息肉定期在口腔内出现，患者自觉咽部有异物感或感觉到咽部（口腔）有肿物。据文献报道，约 40% 食管息肉患者有这种症状。很多患者试图咬断突入到口腔内的肿物，有的患者由于年迈与牙齿脱落而无法将呕至口腔内的食管息肉咬断。随着吞咽动作，患者能将突入到口腔内的肿物又重新吞咽到食管腔内。有的患者在感觉到口咽部有肿物时，可自行用手指将其推入到食管腔内。因有蒂的食管息肉可以在颈段食管与口腔之间往返活动，上述临床表现多为一过性，临床查体多无阳性发现。医生在临床工作中遇到这种患者时，应考虑到食管息肉的可能，及时进行相应的检查，早期明确诊断并进行治疗，要高度警惕食管息肉导致气管梗阻及窒息的危险性。

三、诊断

食管息肉的诊断主要依据 X 线吞钡造影和食管镜检查，临床病程长，症状较轻和全身症状少，营养状况良好等能帮助诊断。

1. 食管钡餐造影

此项检查对食管息肉的诊断仍然存在一定困难，有时容易造成漏诊或误诊。如果息肉较大，在做食管钡餐造影检查时可见食管腔内有一长条状、香肠状或棒状充盈缺损阴影，表面光滑，下缘呈圆形，略有分叶，阴影（息肉）可随吞咽动作而在食管腔内上、下移动，钡剂在其两侧有分流现象；有时钡剂可以完全环绕息肉，因此在食管钡餐造影检查过程中不容易发现息肉在食管壁上的附着处（蒂）；食管腔有不同程度的扩张或明显扩张，但食管扩张的程度往往不均匀，管壁光滑，食管黏膜皱襞变平坦或消失。因息肉堵塞食管腔及食管腔内有食物残渣滞留，加之食管腔扩张，有时将食管息肉误诊为贲门失弛缓症或贲门狭窄，甚至将食管腔内的肿物误诊为食管异物。一旦将食管息肉误诊为贲门失弛缓症，有可能造成严重后果。

2. 内镜检查

纤维食管镜检查对食管息肉的诊断具有重要价值，通过此项检查，一般能明确诊断，并有可能发现息肉蒂的部位，有助于治疗。有的病例在做内镜检查时不易发现息肉的蒂部。因食管息肉在食管腔内的位置往往与食管纵轴平行，表面为正常的食管黏膜，在息肉表面咬取活体组织进行病理检查，也往往报告为正常食管黏膜组织，因此要加以注意，以免延误诊断与治疗。

3. 其他检查

有的体积巨大的食管息肉患者的 X 线胸部正位片上，可以看到纵隔阴影增宽的征象。食管 CT 扫描可以显示食管息肉的轮廓、大小以及与食管壁的关系，同时通过观察肿物的组织密度，可以判断其性质。

四、治疗

确诊的食管息肉患者若无手术禁忌，应进行手术切除。据近年文献报道，约 1/3 的颈段食管息肉可经食管镜在直视下用圈套器切除，息肉蒂部用电凝止血，或经食管镜电灼息肉蒂部后再将息肉完整摘除。Patle 等（1984）认为食管息肉的蒂部含有较大的滋养动脉，不宜用内镜摘除此类息肉，一旦在摘除后蒂部血管发生大出血，电凝止血控制出血。

发生于食管上段或中段的息肉，可根据息肉的具体部位经颈部切口或剖胸切口显露有息肉的食管后切开食管腔，从息肉蒂部完整切除息肉，蒂部用结扎法或缝扎后妥善止血，之后再缝合食管壁的切口。

许多学者认为，如食管息肉的直径小于 2cm，可经颈内镜用圈套器将其摘除；如息肉的长度大于 8cm 或者息肉呈卵圆形，则须经颈部切口剖开颈段食管腔后摘除息肉。因大部分食管息肉的蒂位于颈段食管，经颈部切口可以一次摘除息肉及其蒂部。手术后可以完全缓解患者的吞咽困难。

第九节　Plummer-Vinson 综合征

Plummer-Vinson 综合征又称 Paterson-Kelly 综合征或缺铁性吞咽困难，以缺铁性贫血、吞咽困难和舌炎为主要表现，好发于 30～50 岁的白种女性，男性少见，易并发咽及上段食管癌。

一、病因

缺铁是本征的最基本的原因，好发于偏食者，但因缺铁性贫血患者并不都有吞咽困难，故缺铁并非唯一的原因，可能还与 B 族维生素缺乏、体质、种族及家族等因素有关。主要为咽部及上段食管黏膜萎缩。其下的肌肉萎缩变性，有黏膜赘片。

二、临床表现

临床主要表现为吞咽困难、咽部异物感，吞咽困难呈间歇性，不伴疼痛，常发展为持续性。多见缺铁性贫血表现，如食欲缺乏、乏力、心悸、苍白、匙状指（趾）及脱发。还常伴有口角炎、舌炎、舌光滑、萎缩、乳头消失。多数患者 X 线及食管镜检查发现咽下部、食管上部有膈膜型黏膜赘片。实验室检查几乎均有缺铁性贫血，血清铁浓度明显降低，部分有恶性贫血。

三、诊断

临床上有缺铁性贫血、吞咽困难、舌炎的临床表现，食管钡餐造影或食管镜检查在咽下部食管上端有膈膜样黏膜赘片，即可确诊。

实验室及辅助检查如下。

1. 血常规

缺铁性小细胞低色素性贫血。

2. X 线检查

如疑有蹼，需依靠荧光电影检查，常在上食管侧位前壁发现偏心性，宽度不足 2mm 的蹼。

3. 胃镜检查

可发现光滑的、有色的膈膜状孔，有偏心的开口，位于环咽肌水平以下，薄膜状蹼。

四、治疗

治疗上主要是纠正缺铁和 B 族维生素的缺乏，经补充铁剂后症状迅速改善。若无效应想到食管狭窄，证实后用食管探子扩张，或内镜下高频电灼切开。预后大多良好，个别病例可迁延不愈。本征易并发咽及上段食管癌，应高度重视，定期复查。

（翟海勇　陶可胜）

第六章　食管癌的病理学

第一节　食管癌的部位分布

临床上通常将食管分为上、中、下三段。自食管入口至主动脉弓上缘平面为上段，自下肺静脉下缘至贲门口为下段。1987年国际抗癌联盟（UICC）提出新的食管癌部位分段标准：食管入口至胸骨柄上缘平面为颈段，其下为胸段。胸段食管又分为上、中、下三段。自胸骨柄上缘平面至气管分叉平面为胸上段，气管分叉平面至贲门口（食管贲门交接处）平面以上为中段，以下为下段（包括解剖学的腹段食管）（图6-1）。

据过去资料统计，食管癌的发生部位虽然有一定的地区差别，但绝大多数国家的报道仍然比较一致，食管癌的好发部位是中1/3段，占

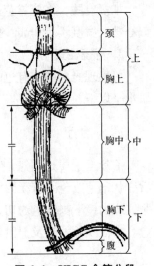

图6-1　UICC 食管分段

50%；其次是下1/3段，占30%；上1/3段较少，约20%。据河南林州市人民医院以食管细胞学和X线相结合的方法确定了633例食管癌的部位分布，上、中和下段分别为11.7%、63.4%和24.9%。

第二节　食管癌的病理类型

一、大体类型

食管癌可分为早期和中晚期两大类。早期食管癌是指原位癌（上皮内癌）和早期浸润癌。后者癌组织侵入黏膜下层，但尚未侵及肌层。

（一）早期食管癌

早期患者症状不明显或症状轻微，只有在食管癌高发区经细胞学普查才可发现早期病例。病变多数限于黏膜表面，见不到明显肿块，故在肉眼分型时，早期与中晚期食管癌不同。病理特点，主要病变局限于食管壁的浅层，除少数乳头状肿瘤外，均无明显的肿块而表现为黏膜病变，近20年来对早期食管癌切除标本的形态学研究，一般将早期食管癌划分为以下四型：①隐伏型：病变处食管黏膜与周围正常食管黏膜平齐，在新鲜标本可见病变处黏膜色泽较正常深，呈粉红色，黏膜内毛细血管扩张充血，表现为轻度充血斑或黏膜皱襞增粗，镜下均为原位癌。该型为食管癌最早的表现，极易在内镜检查中漏诊。②糜烂型：病变处食管黏膜略凹陷或轻度糜烂，糜烂处色泽较深，边缘不规则呈地图状，与周围正常黏膜分界清。糜烂区呈细颗粒状，偶有残存的正常黏膜岛。除个别病例有纤维素性假膜覆盖外，多数糜烂面较清洁，镜下原位癌和早期浸润癌各占一半。③斑块型：病变处食管黏膜略肿胀隆起，表面粗糙不平，色较灰暗，呈苍白色，有时可见小的糜烂区。病变边界清，有时可累及食管全周。食管黏膜皱襞增粗、紊乱与中断，黏膜表面粗糙，呈现粗细不等的颗粒与牛皮癣样表现。此型原位癌占1/3，早期浸润癌占2/3。④乳头型：肿瘤呈明显结节状隆起，病变处食管黏膜呈乳头状，或蕈伞状向食管腔内突出，直径为1~3cm，与周围正常黏膜分界清，表面一般比较光滑，可有小的糜烂，有时有灰黄色炎性分泌物覆盖，偶有糜烂。镜下大都是早期浸润癌。

早期病变一般很小，但可累及整个周径的黏膜，以斑块型和糜烂型常见，乳头型与隐伏型较少见。其分布与中晚期食管癌相同，中段多见，下段次之（图6-2）。

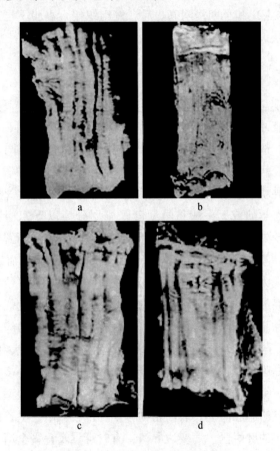

a   b

c   d

图6-2　早期食管癌的病理分型
a. 隐伏型；b. 糜烂型；c. 斑块型；d. 乳头型

（二）中晚期食管癌

中晚期食管癌患者临床上均有症状，大量病理材料分析表明，髓质型最多，占 56.7% ~ 58.5%；蕈伞型次之，占 17% ~ 18.4%；溃疡型又次之，占 11% ~ 13.2%；缩窄型（8.5% ~ 9.5%）及腔内型（2.9% ~ 5%）较少（图 6-3）。各型的瘤体长度不同，髓质型多数在 5cm 以上，而蕈伞型、溃疡型及缩窄型多数在 5cm 以下，腔内型有时瘤体很大，吞咽困难的程度与各型食管癌累及食管周径的范围有关。缩窄型与髓质型多数累及食

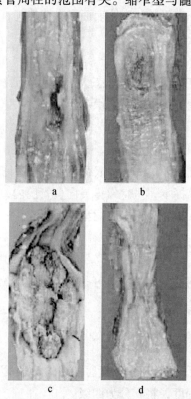

图 6-3 中、晚期食管癌的病理分型

a. 髓质型；b. 蕈伞型；c. 溃疡型；d. 缩窄型

管周径的大部分或全部。蕈伞型与溃疡型则多数未累及该段食管的全部周径，仍保留正常食管壁，故食物下咽时仍可舒张，因而吞咽困难不重。腔内型因占据管腔通道，故症状较明显。

1. 髓质型

肿瘤多已侵犯食管壁的全层，致管壁明显增厚，累及食管周径之大部或全周，癌上下缘呈坡状隆起，表面常有深浅不一的溃疡，肿瘤切面灰白，如脑髓样。此型多见，恶性程度高。

2. 蕈伞型

瘤体为卵圆形，呈蘑菇样向食管腔内突起，隆起边缘部分与周围食管黏膜分界清楚。瘤体表面多有浅溃疡，底凹凸不平，常覆盖一层褐色炎性渗出物。

3. 溃疡型

瘤体表面有较深溃疡，形态大小不一，溃疡一般深入肌层，有的甚至侵入食管周围纤维组织。

4. 缩窄型

瘤体形成明显的环形狭窄，累及食管全周，瘤体与正常组织分界不清，长度不超过5cm，表面糜烂，近侧食管腔显著扩张。另有少数食管癌标本，呈息肉样突向食管腔内，故有人认为，这是食管癌的另一种类型——腔内型。

二、组织学类型与分级

根据食管癌的组织学特点可分为鳞状细胞癌、腺癌、未分化癌、癌肉瘤4种类型。

（一）鳞状细胞癌

起源于食管黏膜，占全部食管癌的90%以上。Broder根据瘤细胞的分化程度，将其分为四级。

Broder Ⅰ级：瘤细胞分化良好，细胞呈多角形，有很多的角化及细胞间桥，这种分化型癌细胞占75%以上。

Broder Ⅱ 级：癌细胞呈多角形或圆形，可见角化珠或散在性少量角化，细胞分化中等，细胞间桥偶然可见，核分裂象不多，可见分化型癌细胞占 50%~70%。

Broder Ⅲ 级：癌细胞分化较差，但仍可见多角型鳞状细胞癌的特点，甚至可见少许角化前物质，可见分化型癌细胞在 25%~50%。

Broder Ⅳ 级：癌组织呈低分化状态，切片中不见细胞角化及细胞间桥，但仍可见到多角形癌细胞的出现，可见分化型的癌细胞占 25% 以下。

Broder 四级分类有判断预后的意义，迄今国内外文献仍在恶性度分级上应用。但判断分化好及分化差的癌细胞所占比例可有主观性差异，癌组织的分化程度在不同部位可以不一致，因此百分比不易计算。近年来，不少学者根据癌细胞的分化程度将鳞状细胞癌分为Ⅰ级、Ⅱ级和Ⅲ级。Ⅰ级癌细胞常有明显角化现象，异型性不明显，核分裂少见；Ⅱ级癌细胞角化形成较少，异型性较明显，核分裂较常见；Ⅲ级癌细胞体积较小，胞质较少，无角化形成，核分裂常见；这种三级分级法比较适用，也较容易掌握，但各家统计也有较大的差异，因此确定组织学分级的标准尚待进一步研究。

（二）腺癌

食管原发性腺癌比较少见，可分为以下几种类型。

1. 单纯腺癌

癌细胞呈立方形或柱状，核呈圆形、卵圆形或杆状，细胞核极相与细胞长径相平行，核染色质较粗，细胞可构成近似圆形的腺腔。

2. 腺鳞癌

包括腺棘癌和腺鳞癌。腺棘癌组织中有两种成分混杂存在，但腺癌组织呈明显的恶性，表现为细胞质较小，细胞核较大，核异形性明显，核染色质较粗，构成完整或不规则的腺腔样。在腺癌组织中，有分化良好的鳞状上皮细胞，细胞质丰富，核小，无异形性，甚至可见细胞间桥或角化物质出现。这种良好的鳞状上皮，呈明显的良性形态，临床预后一般较好，故当前多数研究人员称之为腺棘癌，或腺癌有鳞状上皮化生。腺鳞癌组织学图像，主要表现为鳞状上皮与柱状上皮均呈明显的恶性，两者细胞均有异形性。但腺癌部分有明显的腺腔结构，鳞状上皮部分亦呈恶性形态，有明确的多角形，有时可见到角化或细胞间桥。

3. 黏液表皮样癌

组织来自腺导管或腺泡，瘤组织由两种不同类型的细胞所组成，一种为表皮样细胞，瘤细胞呈多角形，胞质或呈鳞状上皮样，或很小、呈基底细胞样，细胞大小形态比较一致，细胞核深染，分裂象很少，这种表皮样细胞，多呈丛状；另一种为分化的高柱状上皮细胞，胞质丰富透明，细胞体积较大，胞核圆形，较小，大小形态比较一致，核位于高柱状细胞的基底部，瘤组织构成大小不一，形态不规则的腺腔样。上述两种细胞，混合存在，而表皮样细胞一般见于柱状细胞的基底部。

4. 腺样囊性癌

在组织形态上应与涎腺黏液表皮样癌一致，即在不同分化的鳞状细胞癌团块中有大小不等的腺腔，被覆黏液分泌细胞，分泌数量不等的黏液。有时形成黏液糊状。其组织发生尚无定论，有的主张来自食管黏液腺，有的认为系胚胎残余的柱状上皮癌变时可同时又向鳞状细胞分化，黏液表皮样癌的鳞状细胞成分常见基底样细胞（所谓中间型细胞），也是一个证据。

对于食管下段腺癌的诊断，应持慎重态度，有不少所谓食管下段腺癌的病例，实际是胃贲门腺癌侵犯食管下段。诊断食管下段腺癌应符合下列标准：①腺癌是来自食管的黏膜组织或腺体；②应尽量确定癌组织与胃贲门柱状上皮鳞状上皮交界的相对位置，如能判断在交界处以上尚有一定距离则更佳；③若癌组织在食管确系原位癌，分化差时必须有特殊染色证实。

（三）未分化癌

在食管未分化癌中，主要为小细胞未分化癌（small celle-sophagus caeinoma，SCEC），大细胞未分化癌极其少见。食管小细胞未分化癌中，绝大多数为燕麦细胞癌型，这型癌细胞较小、圆形、卵圆形乃至梭形不等，可见典型燕麦状癌细胞，胞质甚少，多呈裸核，染色质密集而深染，分裂象多见。排成大小不等片块或弥漫生长，其间可有少许纤维性间质，癌组织中也见假腺样排列区域。嗜银染色，癌细胞多阳性，电镜可见神经内分泌颗粒。

文献报道，SCEC 发病率为 0.05%～5.5%，并非少见。SCEC 与食管鳞癌的发病年龄、性别、部位和临床症状等无明显差别；而病理组织形态与生物学特性两者显著不同，与肺小细胞癌相似，其主要表现：①组织学特点，SCEC 亦分为燕麦细胞、淋巴样细胞、中间细胞和混合细胞型。②组化和免疫组化，嗜银染色阳性。③SCEC 侵袭性强，淋巴和（或）血行播散早，转移率高。

SCEC 的组织起源尚有争论，多数人认为源于食管黏膜内的 Kulchisky 细胞或多潜能原始干细胞，这是由于食管和呼吸系器官同属于原始前肠衍生物。气管与肺的类癌、小细胞癌多认为是来源于库氏细胞，即 APUD 细胞。此外 SCEC 组化和免疫组化以及超微结构研究亦证明：其中相当一部分具有 APUD 细胞特征。近年来，国内外许多学者认为，胃肠道 APUD 细胞并非来自神经嵴，而是源于内胚层，可能是与胃肠腺上皮同源，即全能干细胞来源；他们推测食管黏膜多潜能原始干细胞充当了食管鳞癌和肺癌以及黏液细胞癌（具有神经内分泌燕麦颗粒或非燕麦之储备细胞癌）的先驱，后者还可向前者分化。

（四）癌肉瘤

较少见，瘤内主要为肉瘤成分，常为纤维肉瘤，少见为平滑肌肉瘤、横纹肌肉瘤、软骨肉瘤和未分化肉瘤等。癌组织成分较少，多局限在瘤蒂基底部黏膜和黏膜下层，少数可浸润肌层。

第三节 食管癌的组织发生学

食管黏膜癌变的基础病变包括慢性食管炎、食管上皮增生和异型增生。从大量的研究工作来看，在食管癌高发区的居民中，慢性食管炎的发病率较高，同时由某些原因所造成的食管上皮异型增生也很高，这是食管癌高发区居民食管癌发病率高的基础。食管上皮的一般性增生是癌变的基础，一般不作为癌前病变。而食管上皮异型增生是一种癌前病变，根据对重度异型增生的细胞学追踪观察发现，重度异型增生 5~8 年的癌变率为 15%~20%。

从形态学及细胞生物学可以看到，食管上皮的增生与异型增生均是从基底细胞开始的。随着病变的进展，基底层和副基底层的上皮细胞形态学表现为增生或异型增生，核增大，核染色质增粗，核仁突出，分裂象增多。随着上皮增生、异型增生、原位癌、浸润癌的顺序，上皮细胞的生物学特性也发生一系列变化。显微分光光度计检测 DNA 含量发现，正常食管黏膜上皮的 DNA 均为二倍体或近二倍体，而异型增生 DNA 分布均以增殖倍体为主，也有相当一部分非整倍体出现，DNA 合成明显增加。

一般认为，食管癌的发生是由增生→异型增生→癌变的系列演变过程，也是由量变到质变的过程。在食管的基本背景（如炎症、增生、异型增生等）的基础上，上皮发生一系列增生性改变。在这个基础上，由某些因素导致上皮细胞的突变，由良性增生变为恶性增生，最终发展为不可逆转的食管癌。一般认为食管癌的发生可能遵循以下模式（图6-4）。

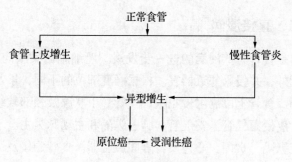

图6-4 食管癌发生模式

很多食管疾病被认为是食管癌的癌前病变，如慢性食管炎、Barrett食管、溃疡性食管炎、食管狭窄症、白斑症、Plummer-Vinson综合征、巨食管症、食管失弛缓症等，但上述这些病变在我国食管癌患者中发生的比率并不高，在我国它们可能不是食管癌发生的主要原因。

第四节 食管癌的扩散与转移

食管癌的扩散和转移有途径有以下4种。

一、食管壁内扩散

食管黏膜和黏膜下层有丰富的纵形淋巴管互相交通，癌细胞可沿淋巴管向上下扩散。肿瘤的显微扩散大于肉眼所见，因为切下的食管标本短缩较多，尤其在甲醛固定后更多，其确实的扩散程度不易肯定，但认为向上扩散的距离远比向下为大，文献报道，肿瘤上端切缘阳性与吻合口复发有关。向上扩散超过肿瘤缘5~6cm者并不少见，甚至有达10cm者，但向下扩散一般不超过5cm。有时癌细胞沿食管黏膜下扩散并非连续性而呈跳跃性的，因此手术切除足够的长度是十分重要的。

二、直接浸润

这是食管管壁浸润的进一步发展。癌细胞由黏膜向外扩展，达食管外，并侵入邻近器官。根据病变部位的不同，累及的器官也不同。食管上段癌可侵犯喉、气管、甲状腺及颈部软组织。中段食管癌侵犯气管、支气管、肺、纵隔和主动脉为主。下段食管癌侵犯纵隔、贲门、心包及胃等腹腔脏器。食管癌侵及纵隔的达到20%，而且中下段食管癌侵及纵隔者基本相同，前者19.5%，后者20.6%。因此，常有广泛的纵隔炎症，引起肺炎及肺脓肿形成。当侵及主动脉时可造成主动脉破裂，大出血死亡。

三、淋巴道转移

食管癌淋巴道转移途径与正常的淋巴引流基本上是一致的。因为食管的淋巴引流主要是纵行方向引流，纵行淋巴管是横行淋巴管的6倍，所以淋巴结的转移主要也是区域性和上下双向性的转移。首先主要是肿瘤所在部位的食管旁淋巴结，然后是颈段的颈深淋巴结和锁骨上淋巴结。胸上段的大部分沿食管旁向上至颈部淋巴结；胸中段的则既有向上到胸上段食管旁、气管旁淋巴结的，甚至到颈部各组淋巴结的，也有向下到贲门旁、胃左动脉干等处淋巴结的转移，以上行为多；胸下段的也是上、下双向的转移；但以下行的转移为多。淋巴道转移的区域，受许多因素影响，Posllethwait综合9篇尸检材料，其淋巴结转移部位如下（表6-1）。

表6-1　2440例食管癌尸检报告淋巴结转移部位

转移部位	例数	转移部位	例数
无转移	564	主动脉旁	28
颈部及锁骨上	136	贲门旁	12
气管旁	96	髂动脉旁	69

续表

转移部位	例数	转移部位	例数
肺门	41	腹膜后	50
隆突下	56	腹部	236
支气管周围	69	淋巴结转移部位不明	1648
纵隔	484		

一般肿瘤越大（长）、浸润越深、分化程度越低，越容易发生淋巴结转移。病变浸润越浅，发生连续性转移的机会越少，但发生跳跃性转移的机会越多。因为食管黏膜深层和黏膜下层具有沿食管纵轴排列的丰富的淋巴管网，互相沟通。黏膜下层淋巴管网通过侧支斜穿食管肌层与肌层外纤维膜之纵行淋巴管交通，该淋巴管在沿食管壁走行中注入各段食管旁淋巴结。早期当癌细胞侵入到食管黏膜深层至黏膜下的淋巴管内，上下流动，离开局部主病灶，直接随淋巴管流动转移至远隔淋巴结，构成跳跃性淋巴结转移。当癌浸润至食管外膜时，肿瘤不仅浸润浅部黏膜深层及黏膜下淋巴管，而且直接浸润至肌层外膜的深部淋巴管，所以随着远处跳跃性转移的同时，连续性转移也增加了。如果侵入淋巴管内的癌细胞或瘤栓随淋巴流离开主病灶，停留或栓塞在某一段淋巴管内，构成新的癌灶，即形成了食管壁内的跳跃性转移。

四、血行转移

比较少见，主要见于晚期病例，最常见转移至肝、肺、骨骼系统，还有少数转移到肾、肾上腺、腹膜、心和脑等。Domans报告824例食管癌，根据肿瘤发生部位其转移的发生率见表6-2。

表6-2　食管癌发生部位与转移率

转移脏器	食管癌发生部位			转移数合计
	上 1/3 （121）	中 1/3 （418）	下 1/3 （285）	
肝脏	20 （16.5%）	122 （29.2%）	122 （42.8%）	264 （32.0%）
骨骼	11 （9.1%）	31 （7.4%）	26 （9.1%）	68 （8.3%）
肾脏	5 （4.1%）	30 （7.1%）	24 （0.7%）	59 （7.1%）
大网膜	2 （1.7%）	15 （3.6%）	217 （76.1%）	234 （28.4%）
肾上腺	4 （3.3%）	10 （2.4%）	21 （7.4%）	21 （4.2%）
肺及胸膜	38 （31.4%）	82 （19.6%）	56 （20.0%）	176 （9.1%）

第五节　食管癌的病理分期

一、UICC 食管癌国际分期

1987 年国际抗癌联盟（UICC）提出食管癌的 TNM 分期法（表6-3）。

表6-3　UICC 食管癌国际分期（1987）

UICC 期别	肿瘤 T	淋巴结转移 N	远处转移 M
0	T_{is}	N_0	M_0
I	T_1	N_0	M_0
IIa	T_2	N_0	M_0
	T_3	N_0	M_0
IIb	T_1	N_0	M_0
	T_2	N_1	M_0
III	T_3	N_1	M_0
	T_4	任何 N	M_0
IVa	任何 T	任何 N	M_{1a}
IVb	任何 T	任何 N	M_{1b}

表中 T_{is} 为原位癌，T_1 癌瘤侵及黏膜下，T_2 癌瘤侵及肌层，T_3 癌瘤侵透肌层到达纤维膜，T_4 癌瘤侵及相邻器官（图6-5）。

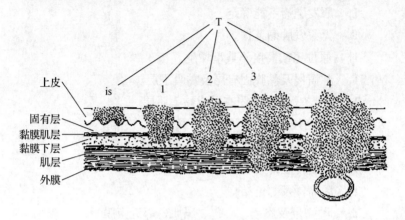

图6-5 食管癌 T 分期（侵犯深度）标准

N_0 无区域淋巴结转移，要求检验标本至少包含 6 个淋巴结，N_1 有区域淋巴结转移（颈段食管癌包括颈部和锁骨上淋巴结；胸内食管癌包括纵隔淋巴结和胃周淋巴结，但不包括腹腔动脉旁淋巴结）。

M_0 无远处转移，M_1 有远处转移［包括远处淋巴结（或）其他器官］。1997 年新版将 M_1 分为 M_{1a} 及 M_{1b}，胸下段癌中，腹腔动脉旁淋巴结转移为 M_{1a}，其他远处转移为 M_{1b}；胸上段癌有颈淋巴结转移为 M_{1a}，其他远处转移为 M_{1b}；胸中段癌没有 M_{1a}，非区域性淋巴结转移或其他远处转移为 M_{1b}。

二、食管癌的国际 TNM 分期标准（2009 第七版）

日前出版的 2009 第七版的食管癌 TNM 分期标准（表6-4）与第六版的食管癌 TNM 分期标准（2002）相比，主要有以下修改：①重新细分了 T_1 和 T_4 为 T_{1a}、T_{1b} 和 T_{4a}、T_{4b}；②将淋巴结转移个数考虑在内分为 N_1、N_2 和 N_3；③合并了 M_{1a} 和 M_{1b} 为 M_1。

具体标准如下：

原发肿瘤（T）分期

T_x　原发肿瘤不能确定。

T_0　无原发肿瘤证据。

T_{is}　原位癌或高度不典型增生。

T_1　肿瘤侵及黏膜固有层及黏膜下层。

T_{1a}　肿瘤侵及黏膜固有层或黏膜肌层。

T_{1b}　肿瘤侵及黏膜下层。

T_2　肿瘤侵及固有肌层。

T_3　肿瘤侵及纤维膜。

T_4　肿瘤侵及邻近结构。

T_{4a}　肿瘤侵及胸膜、心包、膈肌、邻近腹膜。

T_{4b}　肿瘤侵及其他邻近器官，如：主动脉、椎体、气管。

淋巴结转移（N）分期

N_x　区域淋巴结无法确定。

N_0　无区域淋巴结转移。

N_1　1～2 个区域淋巴结转移。

N_2　3～6 个区域淋巴结转移。

N_3　>6 个区域淋巴结转移。

远处转移（M）分期

M_x　远处转移无法确定。

M_0　无远处转移。

M_1　有远处转移。

锁骨上淋巴结和腹腔动脉干淋巴结不属于区域淋巴结，而为远处转移。

表 6-4 食管癌 TNM 分期（UICC 2009 版）

0 期	$T_{is}N_0M_0$
I a 期	$T_1N_0M_0$
I b 期	$T_2N_0M_0$
II a 期	$T_3N_0M_0$
II b 期	$T_{1\sim2}N_1M_0$
III a 期	$T_{4a}N_0M_0$，$T_3N_1M_0$，$T_{1\sim2}N_2M_0$
III b 期	$T_{3\sim4}N_2M_0$
III c 期	$T_{4a}N_{1\sim2}M_0$，$T_{4b}N_{any}M_0$，$T_{any}N_3M_0$
IV 期	$T_{any}N_{any}M_1$

第六节 碘染色在早期食管癌术后病变部位判断中的应用

方法与应用：收到外科根治及内镜下微创切除的食管癌标本，首先沿食管壁剪开或将黏膜切除标本展平，仔细观察可能的病变部位，对难以发现或病变边界不确定的标本，病理医师不要先急于动刀取材，应该先用注射器吸取 1.2%～1.5% 的复方碘溶液直接全食管黏膜喷洒，1～3min，正常的食管鳞状上皮被染成棕褐色（称之为着色）；病变处黏膜因异型增生的细胞内糖原被不同程度地消耗，与碘结合减少，呈现不同程度的黄色（称之为不着色）；不着色区的黄色程度从淡黄色到深黄色不等，这取决于病灶的异型程度。然后根据不着色区域开始取材，早期癌的病变才不会漏掉。自 2007 年 2 月至 2014 年 1 月，我们筛查发现早期食管癌 173 例，其中选择外科开放手术 57 例，13 例肉眼非常难以发现病变的部位。黏膜切除早期食管癌标本 116 例，其中难以发现病变的 31 例，难以判断病变边界的 27 例。为了提高病理医师对根治标本及黏膜切除（ESD、EMR、MBM）标本的肉眼判断力，增加取材的准确率，对切除的食管标本及黏膜切除的标本，取材前先进行了碘染色，收到了良好的效果。对于内镜、病理医师术前已经初步判定的微小的、边界不清的早期食管癌患者，术后标本尽量不用福尔马林固定，先进行碘染色确定并标注病变部位及范围后再进行固定，效果会更好。此方法对福尔马林固定的标本也有很好的参考价值。

（雷复华　石　红　傅光军）

第七章　食管癌的临床表现

第一节　早期食管癌的症状

早期食管癌局限于食管的黏膜层或黏膜下层，在发病初期并无特异性的临床症状或无任何症状。有的患者可能有一些隐伏性的或者非特异性的症状，如胸骨后不适、消化不良或一过性的吞咽不畅，或者由于肿瘤引起食管的局部痉挛，患者可以表现为定期的或周期性的食管梗阻症状。

1. 食管内异物感

异物感的部位多与食管病变相一致，随着病情的发展，相继出现咽下食物哽噎感，甚至疼痛等症状。产生这一症状的原因，可能是由于食管病变处黏膜充血肿胀，致食管黏膜下神经丛的刺激阈降低所致。

2. 食物通过缓慢和停滞感

咽下食物后，食物下行缓慢，并有停滞感觉。发生部位以食管上、中段者较多，开始往往轻微，逐渐加重，并伴发其他症状。其机制可能主要为功能性改变，也可能是由于食管癌"癌变野"较广，食管黏膜伴有程度不同的慢性炎症所致。

3. 胸骨后疼痛、闷胀不适或咽下痛

疼痛的性质可呈烧灼样、针刺样或牵拉摩擦样疼痛。初始阶段症状较轻微，且只是间断出现，每次持续时间可能很短，用药物治疗可能缓解。以后症状加重，反复发作，持续时间延长。

4. 咽部干燥与紧缩感

可能是由于食管病变反向地引起咽食管括约肌收缩，而产生的一种异常感觉。

5. 剑突下或上腹部疼痛

表现为持续性隐痛或烧灼样刺痛，多在咽下食物时出现，食后减弱或消失，与病变部位不一致。可能是由于病变致食管运动功能不协调，贲门部括约肌发生强烈的痉挛性收缩所引起。

早期食管癌症状多不明显，且多间断发生，易被忽视。据黄国俊和吴英恺（1984）对我国河南省食管癌高发区经食管拉网细胞学普查中发现的早期食管癌患者的回顾性分析，这些患者的主要临床症状为胸骨后不适或疼痛，或自觉有摩擦感，有的患者上腹部有"胃灼热"感、针刺样或牵拉摩擦样疼痛，尤其是进食粗糙、过热或有刺激性的食物时为显著。或者进食时觉得吞咽过程变得比较缓慢等。多是因局部病灶刺激食管蠕动异常或痉挛，或因局部炎症、糜烂、表浅溃疡、肿瘤浸润所致，常反复出现，间歇期可无症状，可持续几年时间。其他少见症状有胸骨后闷胀，咽部干燥发紧等。3%~8%的病例可无任何感觉。约90%的早期食管癌患者有上述症状。据 Bains 和 Shields（2001）报道，经其确诊的早期食管癌患者的唯一症状是吞咽食物时感到疼痛，但绝大多数患者对此未加注意，直到出现进行性吞咽困难时才就诊。为了早期发现食管癌，必须熟悉食管癌的早期症状，并不失时机地进行相应的辅助检查，以进一步明确诊断。

第二节 中期食管癌的症状

中期食管癌的典型症状是进行性吞咽困难，可有吞咽时胸骨后疼痛和吐黏液样痰，以下症状应当引起注意。

1. 咽下哽噎感

最多见，可自行消失和复发，不影响进食。常在患者情绪波动时发生，故易被误认为功能性症状。

2. 胸骨后和剑突下疼痛

较多见，咽下食物时有胸骨后或剑突下痛，其性质可呈烧灼样、针刺样或牵拉样，以咽下粗糙、灼热或有刺激性食物为著。初时呈间歇性，当癌肿侵及附近组织或有穿透时，就可有剧烈而持续的疼痛。疼痛部位常不完全与食管内病变部位一致。疼痛多可被解痉剂暂时缓解。

3. 食物滞留感染和异物感

咽下食物或饮水时，有食物下行缓慢并滞留的感觉，以及胸骨后紧缩感或食物黏附于食管壁等感觉，食毕消失。症状发生的部位多与食管内病变部位一致。

4. 咽喉部干燥和紧缩感

咽下干燥粗糙食物尤为明显，此症状的发生也常与患者的情绪波动有关。

5. 其他症状

少数患者可有胸骨后闷胀不适、胸痛和嗳气等症状。

第三节 晚期食管癌的症状

中晚期食管癌症状较典型，诊断多不甚困难。当肿瘤累及食管壁的全层并侵犯食管周围的组织结构或者器官时，患者在临床上出现一系列与此有关的相应晚期症状和体征，提示食管癌已经发展到难以根治的阶段。其主要临床症状和体征如下。

1. 咽下困难

吞咽困难是进展期食管癌的主要症状，也是最常见的主诉，约90%的患者有这一症状，是食管癌最突出的症状。食管是一个具有扩张功能的肌性管状器官，只有在肿瘤侵犯局部食管内径或周径的大部后，患者才出现食管梗阻症状，即吞咽困难。由于食管壁具有良好的弹性及扩张能力，在癌未累及食管全周一半以上时，吞咽困难症状尚不显著。咽下困难的程度与病理类型有关，缩窄型和髓质型较其他型为严重。约 10% 的病例症状或初发症状不是咽下困难者占 20%～40%，而造成食管癌的诊断延误。许多患者自觉吞咽困难时，便下意识地改变原有的饮食习惯，在吃肉块或硬食时将其仔细咀嚼后再吞咽，有时在饮水或喝汤后再将所吃的食物比较顺利地吞入到胃内，有的患者则改吃流质或半流质饮食。患者因吞咽困难而就诊时，症状往往持续了 6～8 个月，有的更长。咽下困难系食管肿瘤的机械性梗阻，或者是支配吞咽功能的神经肌肉发生病变和功能失常所致。

80% 以上食管癌患者的主要临床表现是吞咽困难。吞咽困难有时表现为进食时感到胸骨后有轻微的不适，往往呈一过性，此后数周或数月不再出现这种症状；有的患者表现为吞咽疼痛甚至食管腔完全梗阻。典型的临床症状则是进行性吞咽困难，表明肿瘤堵塞食管腔；肿瘤侵犯局部食管壁周径的 2/3 以上造成食管腔狭窄时也出现这一典型症状，但也有例外情况。起初，吞咽困难呈间歇性，但很快转为持续性。开始时患者进食固体食物时感到下咽困难，继而吃软食也有吞咽困难，最后吃流质食物感到下咽困难。食管腔严重梗阻的患者有时喝水都有困难。①缩窄型食管癌患者的吞咽困难症状最为明显和典型。②溃疡型食管癌患者多无显著的吞咽困难，即使病程从进展期发展到晚期，患者也不一定有显著的下咽困难。③蕈伞型食管癌在肿瘤完全堵塞食管腔或者堵塞食管腔的大部之前，进食困难症状亦不明显。④髓质型食管癌患者多数有较为严重的进食下咽困难症状，有时，因癌组织缺血坏死脱落，瘤体有所减小，下吞困难症状可暂时缓解，但不久后症状又复发。⑤食管癌近端食管黏膜的充血水肿和炎症加重时下咽困难症状随之加重，减轻或消退时吞咽困难症状有所减轻。

2. 疼痛

部分患者在吞咽食物时有咽下疼痛、胸骨后或肩胛间疼痛。

根据肿瘤部位提示已有外侵引起食管周围炎、纵隔炎或食管深层溃疡所致。下胸段肿瘤引起的疼痛可以发生在剑突下或上腹部。若有持续性胸背痛多为癌肿侵犯及（或）压迫胸膜及脊神经所致。食管癌本身和炎症可反射性地引起食管腺和唾液腺分泌增加，经食管逆蠕动，可引起呛咳和肺炎。与早期癌出现的疼痛不同，有的程度较重且持久。性质为隐痛、灼痛或刺痛，于饮食时加重。疼痛的部位常与病变部位相一致，多发生于溃疡型患者。

持续性的胸背部疼痛多是由肿瘤侵犯椎旁筋膜、主动脉而引起。肿瘤造成食管梗阻后梗阻部位以上的食管痉挛，或食管癌形成的癌性溃疡刺激以及食物通过癌肿部位时局部食管腔的扩张、食管壁肌层组织的收缩，患者多有胸痛或一过性的胸背部疼痛，有的患者诉有一过性的胸骨后疼痛，而且疼痛可向背部或颈部放散。这种疼痛症状比持续性的胸骨后不适或者上腹部疼痛更有临床意义，多反映癌肿在食管壁的侵袭已经达到相当严重的程度。一旦肿瘤侵及肋间神经、腹膜后神经，患者的胸背部疼痛往往呈持续性与较为剧烈的疼痛，有时难以忍受，影响患者的休息和睡眠。

以疼痛为初发症状的病例占食管癌患者总数的 10% 左右。仔细分析疼痛的部位和性质，并结合有关食管癌的影像学检查资料，具有诊断和判断预后的意义。

3. 声音嘶哑

当癌组织侵及或压迫喉返神经，发生声带麻痹，患者出现声音嘶哑甚至失音，多见于食管上段癌累及左侧喉返神经，有时肿大的转移性淋巴结压迫喉返神经，患者有声音嘶哑症状，进食时常因误吸而有呛咳，有时引起吸入性肺炎。喉镜检查可见患侧声带不能外展而居中线位，表明声带麻痹，一般受累的声带为左侧声带，偶尔为右侧。

4. 呃逆

常常是食管癌本身、转移性纵隔淋巴结侵犯（压迫）膈神经并导致膈肌麻痹及其运动功能障碍的表现。

5. 呕吐

常在吞咽困难加重时出现，初起每当哽噎时吐，以后每逢进食即吐，严重时不进食亦吐。呕吐物多是下咽不能通过之物，主要为潴留在食管狭窄部位上方的黏液和食物。

6. 呼吸系统症状

误吸及肿瘤直接侵犯气管和支气管，患者便出现咳嗽、呼吸困难及胸膜炎样胸痛。高位食管癌在吞咽液体时，由于食管病变使液体逆流入气管，可引起咳嗽和呼吸困难。此外，由于癌组织的侵犯，若肿瘤穿透气管和支气管、纵隔或纵隔内大血管，患者便表现有气管－食管瘘、急性纵隔炎甚至致命性的大出血。在气管隆突水平，左主支气管的前缘即与食管中段毗邻，要是食管中段癌穿透左主支气管，导致食管－气管，食管－支气管瘘及吸入性肺炎，可出现特征性的吞咽后呛咳。严重者可并发肺炎和肺脓肿，有的患者有咳血。

7. 体重减轻

体重减轻是食管癌患者的第 2 个常见症状，据对大宗食管癌病例（1000 例以上）的分析，约 40% 的患者有体重减轻，主要与吞咽困难、呕吐及疼痛有关，也与肿瘤本身引起的消耗有关。如患者有明显的消瘦与全身营养不良，多提示肿瘤已至晚期，也是恶病质的临床表现之一。

第四节　食管癌的体征

早中期食管癌常无异常体征。晚期由于患者进食困难可导致营养不良而出现消瘦、贫血、失水或恶病质等体征。当癌肿转移时，可触及肿大而坚硬的浅表淋巴结，或肿大而有结节的肝脏。还可出现黄疸、腹水等。其他少见的体征尚有皮肤、腹白线处结节，腹股沟淋巴结肿大。

第五节 食管癌的并发症

食管癌的并发症多见于晚期患者。

1. 恶病质

晚期病例，由于咽下困难与日俱增，造成长期饥饿导致负氮平衡和体重减轻，对食管癌切除术后的并发症的发生率和手术死亡率有直接影响。实际上每1例有梗阻症状的晚期食管癌患者因其经口进食发生困难，都有程度不同的脱水和体液总量减少。患者出现恶病质和明显失水，表现为高度消瘦、无力、皮肤松弛而干燥，呈衰竭状态。

2. 出血或呕血

一部分食管癌患者有呕吐，个别食管癌患者因肿瘤侵袭大血管有呕血，偶有大出血。据吴英恺和黄国俊（1974）报道，一组841例食管癌和贲门癌患者中，24例（2.8%）有呕血，血液来自食管癌的癌性溃疡、肿瘤侵蚀肺或胸内的大血管。呕血一般为晚期食管癌患者的临床症状。

3. 器官转移

若有肺、肝、脑等重要脏器转移，可能出现呼吸困难、黄疸、腹水、昏迷等相应脏器的特有症状。食管癌患者若发生食管–气管瘘、锁骨上淋巴结转移及其他脏器的转移、喉返神经麻痹以及恶病质者，都属于晚期食管癌。

4. 交感神经节受压

癌肿压迫交感神经节，则产生交感神经麻痹症（Homer综合征）。

5. 水、电解质紊乱

因下咽困难这类患者有发生严重的低血钾症与肌无力的倾向。正常人每天分泌唾液1~2L，其中的无机物包括钠、钾、钙及氯等。唾液中钾的浓度高于任何其他胃肠道分泌物中的钾浓度，一般为20mmol/mL。因此，食管癌患者因下咽困难而不能吞咽唾液时，可以出现显著的低血钾症。有些鳞状细胞癌可以产生甲状旁腺激素而引起高血钙症，即使患者在无骨转移的情况下同样可以有高血钙症。术前无骨转移的食管癌患者有高血钙症，往往是指示预后不良的一种征象。

6. 吸入性肺炎

由于食管梗阻引起的误吸与吸入性肺炎，患者可有发热与全身性中毒症状。

7. 因癌转移所引起的表现

如癌细胞侵犯喉返神经造成声带麻痹和声音嘶哑；肿瘤压迫和侵犯气管、支气管引起的气急和刺激性干咳；侵犯膈神经，引起膈肌麻痹；侵犯迷走神经，使心率加速；侵犯臂丛神经，引起臂酸、疼痛、感觉异常；压迫上腔静脉，引起上腔静脉压迫综合征；肝、肺、脑等重要脏器癌转移，可引起黄疸、腹水、肝功能衰竭、呼吸困难、昏迷等并发症。

8. 食管穿孔

晚期食管癌，尤其是溃疡型食管癌，因肿瘤局部侵蚀和严重溃烂而引起穿孔。因穿孔部位和邻近器官不同而出现不同的症状。穿通气管引起食管气管瘘，出现进饮食时呛咳，尤其在进流质饮食时症状明显；穿入纵隔可引起纵隔炎，发生胸闷、胸痛、咳嗽、发热、心率加快和白细胞升高等；穿入肺引起肺脓疡，出现高热、咳嗽、咯脓痰等；穿通主动脉，引起食管主动脉瘘，可引起大出血而导致死亡。

9. 其他

据文献报道，有的食管鳞状细胞癌病有肥大性骨关节病，有的隐性食管癌患者合并有皮肌炎，还有个别食管腔有梗阻的患者发生"吞咽晕厥"（swallow syncope），可能是一种迷走神经－介质反应。

（翟海勇　傅光军）

第八章　食管癌的辅助检查

第一节　食管内镜检查

一、普通内镜检查

普通内镜检查可直接观察癌肿的形态，并可在直视下做活组织病理学检查，以确定诊断。硬管食管镜现已少用，目前多使用纤维食管镜或电子胃镜检查，纤维内镜柔软可曲，插管容易，但必须在看清管腔时推进，避免损伤管壁。纤维镜或电子镜均可放大病变，容易观察细小变化，对早期食管癌的诊断很有帮助。

（一）适应证

1. 细胞学检查阳性，钡餐阴性或可疑，需定位诊断和组织学定性诊断者。

2. 钡餐病变位置肯定，但良性、恶性鉴别困难者。

3. 局限于黏膜的早期癌需做镜下切除、电凝或激光治疗者。

4. 中晚期患者可了解癌外侵程度、肉眼分型、组织学分类和肿瘤分期，以利于制定术前治疗计划。

5. 内镜下对癌性狭窄的姑息治疗，如置入合金支架、冷冻、激光等疗法的应用。

（二）禁忌证

1. 全身状况极度虚弱。

2. 严重心肺功能障碍。

3. 急性呼吸道感染。

4. 严重出血性疾患，或近日有呕血、咳血者。

5. 癌有深在溃疡伴有穿孔先兆征象者。

（三）内镜下表现

患者应解除疑虑，尽可能与医生合作，便于医生操作及观察。待医生将内镜经口插入患者食管后，即可观察。

1. 早期食管癌内镜下表现及分型

（1）糜烂型：最常见，约占早期食管癌的半数以上，局部充血，黏膜失去正常光泽，病变周围边界清楚。糜烂区呈粗颗粒状，黏膜皱缩或伴有单发或多发性小结节。

（2）斑块型：多呈局灶性、灰白色，稍高出黏膜平面。表面粗糙或糜烂，有时并发微小癌性结节或似沙粒样小颗粒。

（3）小结节型：表现为孤立或多发性小结节，表面易碎裂出血。有时呈息肉状，周围绕以正常黏膜。此种单发或多发结节，偶可离开主灶形成卫星病灶，可能构成早期癌的多点来源。

（4）粗糙型：食管部分黏膜粗糙，进而增厚、不规则，失去正常外观。

（5）隐匿型：另有少数病例，食管黏膜无明显形态改变。黏膜斑片状充血与正常黏膜界限不清。若不见病变，为提高检出率，对可疑病变可用 1% 甲苯胺蓝（正常黏膜不着色，肿瘤染蓝色）或 Lugol 液 3%～5%（正常黏膜染棕色而肿瘤不着色）染色，对辨认病灶及指导内镜下活检有一定的帮助。

2. 中晚期食管癌

由于病程长短和细胞学类型不同，内镜下表现的形态、大小、外侵和狭窄可有很大差异。肿瘤似蕈状、肉芽状、菜花状、桑葚状或息肉状。颜色为淡红、暗红或灰白色不等，瘤体表面常有深浅不等的溃疡，被覆坏死组织，质脆，易出血。主要向腔内生长的癌肉瘤，可见癌蒂与管壁相连。癌至晚期或为缩窄型者则显示高度狭窄，其上方食管明显扩张，镜管难以通过。深在溃疡或高度狭窄患者，在咬取活检时尤应避免盲目从事，以免发生穿孔或大出血等并发症。内镜对食管癌的诊断应该包括癌肿近端、远端的位置，病变的范围及与贲门的关系。内镜对食管癌的诊断率可达 90% 以上，若配合使用细胞刷可使诊断率接近 100% 。还可见溃疡，管腔狭窄。一般对中晚期食管癌、贲门癌通过 X 线造影辅以细胞学检查就可以确定诊断。

食管镜检查术后，嘱患者 2 小时后开始进食，以防误吸。术后嘱患者稍加休息，观察有无并发症发生，如有胸腹疼痛、发热、气短等症状时应及时检查颈部，如发现皮下气肿，则可能为食管穿孔，须急症处理。

二、色素内镜检查

近年来，国外较广泛应用色素内镜诊断消化道早期癌和表浅癌。食管色素内镜检查包括卢戈碘染色和甲苯胺蓝染色。

（一）卢戈染色

为目前较普遍使用的一种食管染色法，特别对早期食管癌的诊断是不可缺少的方法。①卢戈染色机制：成熟的非角化食管鳞状上皮内含有大量的糖原，遇碘后呈棕黄色。当食管炎症或癌变时细胞内糖原含量少甚至消失，因此碘染后浅染或不染，呈非染色区。②染色方法：将食管用 50～100mL 清水冲洗干净，经活检孔插入带喷头的塑料导管至贲门口，由下至上喷洒 3% 的卢戈液 5～10mL，卢戈液将正常食管黏膜均匀染成棕黄色，而有病变黏膜呈现不染色区。在不染区内活检 3～5 块送病理检查。③碘染色的不良反应：有咽部不适、烧痛感、恶心、胸痛等。可于检查完后将内镜置食管入口处，由活检钳孔缓慢注入 10% 硫代硫酸钠 20mL，可消除症状。

使用胃镜下卢戈液染色可提高食管早期癌和表浅癌的诊断率。最早此方法用于分辨胃食管黏膜连接处及评价食管炎的治疗，后被用于诊断早期食管癌。卢戈液染色法帮助肉眼难发现病变的诊断，并显示病变的范围和轮廓，同时有助于诊断多发性原发性食管癌和食管多发癌。

日本在20世纪60年代食管早期和表浅癌诊断率分别为0例/年和3例/年。经用卢戈液染色法于20世纪70年代和80年代分别提高至5例/年和20余例/年。20世纪80年代末广泛应用于健康查体中和高危人群普查，使得食管早期癌和表浅癌诊断率达15余例/年和80余例/年。

食管上皮的异型增生是食管癌前病变，尤其是重度异型增生。癌和异型增生的不染带多数为5mm以上不整形的明显不染带。有报道对404例重度异型增生患者随访，8年内21.8%的患者发生了癌变。因此，对染色诊断存在食管上皮异型增生患者应定期随访。

（二）甲苯胺蓝染色

甲苯胺蓝对正常食管上皮不染色，癌上皮染成青紫色，食物残渣和溃疡白苔等也青染，因此需预先将食管内腔充分洗净。甲苯胺蓝不仅可提示癌的存在，在某种程度上还可预知癌浸润的深度。甲苯胺蓝染色程度可分为淡染和浓染，又按浓染的不同分为点状浓染、网状浓染、斑状浓染和片状浓染。上皮内癌为淡染，即使有浓染也仅为少数点状浓染。如癌浸润达黏膜固有层，点状浓染部数量增加。网状浓染、斑状浓染者癌浸润达黏膜肌层。黏膜癌不见片状浓染，如见片状浓染癌已达黏膜下层。甲苯胺蓝还可与碘染色并用，双重染色时先用甲苯胺蓝染色，充分洗净并除去多余的甲苯胺蓝后做碘染色。全层型的上皮内癌、黏膜癌碘不染色，甲苯胺蓝染青紫色，基底层型上皮内癌碘不染色，甲苯胺蓝也不染色。

三、超声内镜检查

超声内镜（EUS）可以清楚显示食管壁的各层结构、大部分纵隔淋巴结、胃周淋巴结、腹腔干淋巴结以及肝左叶，因此可对食管癌的 T、N 分期做出精确判断。临床资料显示，食管癌患者术前行 EUS 检查能迅速而容易鉴别病变位于食管内还是在壁外，在探测肿瘤范围、浸润的深度上 EUS 正确率（90%）明显优于 CT（59%）。EUS 对食管癌 T 分期、N 分期的准确性均高于 CT。在评价局部淋巴结转移方面，EUS 正确率（70%）也优于 CT（50%）。EUS 可判断直径 <5mm 的淋巴结。EUS 能分辨淋巴结与血管而确定腹腔动脉有无受到侵犯。外科医生在术前能了解到腹腔动脉附近淋巴结有可疑转移，则可先开腹探查，再行开胸手术。但 EUS 由于受检查范围及肺脏的影响，判断食管癌 M 分期的准确性为 60%～70%，还不能完全取代 CT 的作用。内镜超声检查可因肿瘤堵塞而不能插入受到限制。此外，影像面积小，操作换能器以得到靶病灶有足够断面较困难等，为较 CT 不足之处，目前国内应用尚有限。

超声内镜对于食管癌术后复发的早期诊断有意义。食管癌术后复发的症状易被术后食管的良性狭窄或动力学异常所掩盖；另外，复发的病灶多见于黏膜下或管壁外，所以超声内镜对于食管癌术后复发的早期诊断优于 CT 和内镜。

食管 EUS 检查法类似于常规内镜检查。但因 EUS 是侧视光学系统，通常应先行内镜检查以确定所需超声扫描的病变部位。超声探头应尽可能靠近靶组织，为避免其间的干扰，通常采用水囊法，即在探头上覆盖一个被脱气水充盈的囊，以达到清晰的影像。

正常食管 EUS 检查时，正常食管壁显示高、低回声交替出现的分层结构（表 8-1）。食管壁厚度平均大约 3mm，其中 5 层厚度大致相等。在实际检查时，由于聚焦的关系食管壁通常仅显示 3 层。其中第一层为高回声，相当于水囊 – 黏膜 – 黏膜下和黏膜下 – 固有肌层界面的总和。第二层为低回声，相当于固有肌层。第三层为高回声，相当于外侧缘回声。由于食管没有浆膜覆盖，而是由外膜和周围的脂肪组织构成其外侧缘回声，其各层的厚度，特别是固有肌层变化很大，与受检者的年龄和水囊的伸展程度有关。

表 8-1   食管壁层形态学和超声回声强度间的关系

壁层的组成	回声强度
表浅黏膜层	高回声
深层黏膜或黏膜肌层	低回声
黏膜下层、黏膜下层与固有肌层间的声界面	高回声
固有肌层	低回声
外膜、浆膜外脂肪等	高回声

食管癌 EUS 表现为局限性或弥漫性（环状）壁增厚，伴有以低回声或不均质回声为主的影像改变。肿瘤穿透食管壁或进入周围脂肪组织可显示壁层结构破坏，早期癌的穿透深度判断的准确率为 80% 以上。Marata 等对 139 例食管癌 EUS 分期与手术标本组织学结果进行分析，肿瘤正确分期为 84%，判断浸润深度的敏感性为：黏膜下层 75%，固有肌层 64%，外膜 94%，邻近器官 100%。

1987 年 Takemoto 等利用食管超声技术对食管癌患者进行 TNM 分期时，对其 T、N、M 的定义如下：

T_1：低回声肿瘤局限于食管黏膜层或黏膜下层。

T_2：低回声肿瘤穿透食管黏膜肌层。

T_3：低回声肿瘤穿透食管外膜。

T_4：低回声肿瘤穿透到邻近的纵隔组织结构内。

N_0：淋巴结呈低回声而难以辨别。

N_1：淋巴结呈低回声，界限清晰，或直接穿透到邻近淋巴结。

M_0：腹腔淋巴结或肝脏无转移。

M_1：腹腔淋巴结或肝脏有转移。

EUS 仅用于食管癌的 TNM 分期。远处转移（即 M 期）如肝、腹膜、肺和其他位置由于超声穿透深度的限制而不易被发现。食管癌术前 EUS 分期准确率较高，且优于 CT 检查。

UES 在诊断癌转移侵犯的淋巴结较非转移的炎性淋巴结准确，多数学者研究认为大于 5mm，伴有略圆低回声，边界明确的淋巴结可能是恶性，尤其是邻近原发肿瘤的淋巴结，同时存在同样回声类型的更倾向恶性。但仅靠淋巴结大小判断是否有淋巴结转移是不可靠的。因为肿大的淋巴结也可能是良性，而小淋巴结有可能早已被微小转移累及。EUS 判断淋巴结转移的准确率达 70%~86%，敏感性 70%~90%，特异性 70%~77%。Dittler 复习一组 400 多例 EUS 判断淋巴结转移的准确性，发现淋巴结转移率随着 T 期的进展而增加（T_1 40%，T_2 50%，T_3 82%，T_4 91%）。但 EUS 检查并不等于组织检查，更直接的方法包括 EUS 引导细针吸引可疑的淋巴结，进行组织细胞学检查。

四、胸腔镜检查

胸腔镜对于胸部淋巴结的评价有重要的作用，还可以观察癌肿有无穿透食管外膜或侵犯邻近脏器。与腹腔镜联用可以得到比较准确的 TNM 分期。但对于胸膜粘连严重、凝血机制障碍及心肺功能不全者不宜行此项检查。

五、腹腔镜

腹腔镜与胸腔镜联合使用可以得到比较准确的食管癌分期。腹腔镜能够直接观察肝脏、腹膜有无转移性病灶，以及检查胃周淋巴结。Bryan 在腹腔镜下进行腹腔灌洗用以判断患者的预后。

方法是镜下用 200mL 生理盐水冲洗腹腔，然后回吸 100mL 行脱落细胞学检查，结果发现脱落细胞学检查阳性者平均存活时间为122 天，而脱落细胞学检查阴性者平均存活时间为 378 天。Bryan进一步指出脱落细胞学检查阳性者只宜做姑息性治疗而不宜手术切除。

第二节　食管脱落细胞学检查

用双腔或单腔带网气囊采集食管黏膜上皮细胞，直接涂片后用巴氏染色并进行细胞学镜检的方法称为食管拉网细胞学检查。此方法简便，设备简单，被检查者痛苦小，诊断阳性率相当高（约 90%），适用于大规模的人群普查。

一、操作方法

嘱患者吞下有线网气囊的塑料双腔管或单腔管，当气囊通过病变后将空气注入气囊，使其膨胀与食管壁紧贴，而后轻轻拉出，使气囊表面的细网与病变摩擦，当气囊达食管上口时，将气囊中空气全部吸出，将细胞收集器由口腔取出，立即做涂片、固定、染色行细胞学检查。反复检查可以提高阳性率，必要时多做重复检查。拉网检查还可行食管分段进行，可明确病变的相对位置，先下管 20cm，如无癌细胞，再下 15cm 达中段，如无癌细胞，则考虑在食管下段，但有一定误差，如同时参考 X 线片或纤维食管镜或胃镜检查，则定位就较准确了。

二、镜检分级

食管拉网涂片上皮在镜检时，根据细胞核改变的程度分为以下 5 级：

Ⅰ级：为正常和食管上皮细胞。

Ⅱ级：轻度增生（mild hyperplasia）。

Ⅲ级：重度增生（marked dysplasia）。

Ⅳ级：接近癌（near-carcinoma）。

Ⅴ级：早期癌（early carcinoma）。

一般将Ⅳ级和Ⅴ级视为早期食管癌，即原位癌或早期侵袭性癌（早期浸润癌）。食管原位癌为食管黏膜上皮全层癌变，但未侵犯上皮下结缔组织（基底癌）；早期浸润癌则为食管原位癌穿透上皮基底膜而浸润至上皮下结缔组织，但未侵犯局部食管壁有肌层组织，亦无局部淋巴结转移。

三、临床意义

细胞学检查，有确诊价值，方法简便，受检者痛苦小，假阳性率低。主要为拉网细胞学检查，当气囊通过病变后将空气注入气囊，逐步拉出气囊并使其表面细网与病变摩擦，直到距门齿15cm刻度时抽尽空气取出网囊，去除网囊前端的黏液后将网囊表面的擦取物涂片并行巴氏染色细胞学检查。采用气囊拉网法采取脱落细胞标本直接涂片，用巴氏染色是普查时发现及诊断早期食管癌、贲门癌的重要方法，其诊断阳性率可达95%以上。为了避免发生误差，每例至少要获两次阳性才能确诊。若要确定肿瘤部位可行分段拉网。食管脱落细胞学检查结合X线钡餐检查可作为食管癌诊断依据，使大多数人免去食管镜检查。但全身状况较差，或有高血压、心脏病、晚期妊娠及出血倾向者不宜做此检查。若有食管狭窄不能通过脱落细胞采集器时，应行食管镜检查。此项检查也有一定的局限性，全长拉网不能定位；晚期癌阻塞食管使网囊不易通过病变处，有时其阳性检出率反而下降；早期癌拉网检查应重复几次，其中可能出现阴性结果。因病变轻或范围小，或充气不足则摩擦不到癌细胞；对上皮增生和早期癌的诊断标准初学者掌握不稳，常出现诊断结果不一致。对疑有食管胃底静脉曲张者忌用此种检查。

第三节　食管癌 X 线检查

X 线检查对于食管癌的早期诊断是一项重要的诊断手段。X 线检查方法简便，患者容易接受。由于早期食管癌的病变多局限于黏膜层，此种细微病变 X 线虽难查明，但仔细观察食管黏膜皱襞的改变和管腔的舒张度，对于确认早期食管癌具有重要意义；再辅以纤维食管镜或胃镜结合细胞学检查，对于提高早期食管癌的诊断率有帮助。早期食管癌中不易显示病变，检查时必须调好钡餐，令患者分次小口吞咽，多轴细致观察才不易漏诊。中晚期食管癌均可在食管 X 线钡餐检查发现明显充盈缺损等典型的 X 线征象。

利用食管 X 线造影检查或 X 线电视透视或录像可检查食管上端口咽部及食管下端贲门部的吞咽功能，食管腔内外病变，食管造影轴向变化，良恶性肿瘤鉴别及食管癌切除可能的估计。为使造影对比清晰，可将钡剂与发泡剂混合在一起检查，利于观察食管黏膜及舒张度的改变、食管癌形态及合并的溃疡。在贲门癌中显示食管、贲门端的舒张度，胃底是否有软组织肿块。在 X 线透视下用呃气检查，令患者在钡造影时自己呃气，使钡与气体在管腔内混合达到双重造影的目的。

一、常规钡餐检查

食管钡餐检查常规在空腹时进行，多采取立位多轴透视，必要时取卧位。服钡剂后，通过 X 线详细观察食管的充盈、通过及排空的情况，重点注意黏膜的改变。在显示病变最佳的位置摄片，可摄充盈像及黏膜像。检查前应详细询问病史，若梗阻严重，可用稀薄钡剂，以免造成堵塞影响检查；若梗阻较轻，可用较稠钡剂以利观察，如疑有食管气管瘘，可用碘油或少量稀钡检查；如病变在颈部，为防止钡剂快速流过食管，可取头低脚高位，使钡剂在颈段食管停留时间延长。

（一）早期食管癌影像

X线钡餐检查在早期病例中的阳性率约70%。早期食管癌的病变为局限于黏膜固有层或已侵入黏膜下层，但食管肌层完好。故X线所见为浅表癌的表现。

1. 乳头状充盈缺损

X线显示食管乳头状或息肉状充盈缺损，肿块边界清楚，但不完整，肿块表面黏膜不整或消失，可有小龛影，但食管舒张度尚正常。

2. 局限浅在充盈缺损

食管壁可见小的充盈缺损或锯齿样改变。

3. 黏膜不整

食管黏膜皱襞不整，增粗，扭曲或中断，消失。在双对比造影片中见病变处有不规则的小斑片影或局部黏膜迂曲，增粗，或在不整的黏膜中见到小颗粒样、斑块样充盈缺损（图8-1）。

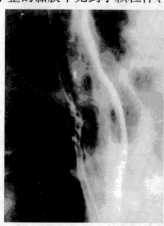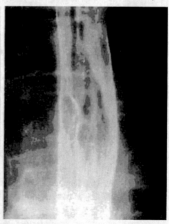

图8-1　早期食管癌

（食管造影示食管中段一侧壁小片黏膜紊乱及充盈缺损，大体病理见1.0cm×0.5cm×0.5cm之黏膜破坏，镜下为鳞癌部分侵及黏膜下，淋巴结转移0/25）

4. 小龛影及黏膜破坏

局部黏膜破坏、不整、有小龛影。

（二）中晚期食管癌影像

因癌组织已侵入肌层，甚至穿透食管纤维膜，累及食管周围组织和器官，而有不同的表现。

1. 髓质型

病变显示为不规则的充盈缺损，有不同程度的管腔狭窄，病变的上、下缘与正常食管交界处呈斜坡状，病变区黏膜消失或破坏，常有大小不等的龛影，常见软组织肿物阴影，钡剂通过有梗阻，病变上部食管多有较明显的扩张（图8-2）。

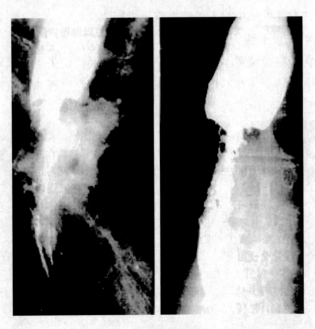

图8-2 食管癌髓质型

（钡餐见食管下段有明显向心性充盈缺损，管腔狭窄，有多数刺样龛影及不规则窦道，周围有软组织包块，并包围气管支气管，与正常管壁分界尚清）

2. 蕈伞型

有明显的充盈缺损，其上下缘呈弧形，边缘锐利，与正常食管分界清楚，可有浅表溃疡，病变区黏膜破坏、紊乱，伴明显软组织阴影者少见。钡流部分受阻，上部食管有轻度至中度扩张（图8-3）。

3. 溃疡型

显示大小和形状明显不同的龛影，在切线位可见龛影深入食管壁内，甚至突出于管腔轮廓之外。溃疡边缘隆凸者，X线显示"半月征"。钡剂通过无明显阻塞，或管腔仅呈轻度狭窄，上部食管亦多无扩张（图8-4）。

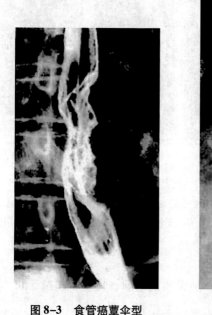

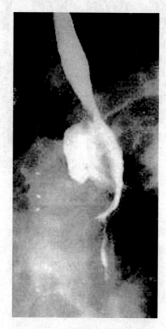

图8-3　食管癌蕈伞型

（钡餐示食管中下段左前壁大块充盈缺损，呈蝶形，边界尚清，然缺损内部大量结节状、息肉状增生，并有多数刺状龛影）

图8-4　食管癌溃疡型

（钡餐示食管中段右前壁弧形充盈缺损，其内有大龛影突向管腔外，外形扁平，龛影基底部有半圆透亮带）

4. 腔内型

病变部位管腔明显增宽，呈梭形扩张。病变大多数呈大的息肉样充盈缺损。病变部位的食管边缘有缺损，不连贯。病变部位的黏膜不整齐，钡剂分布呈不规则斑片状，不均匀。少数病例有龛影。虽然多数病例肿块巨大，但管腔梗阻并不严重，故上部食管扩张不明显（图8-5）。

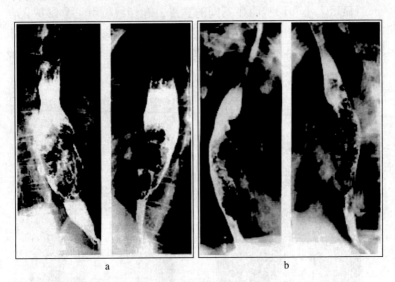

a   b

图8-5　食管癌腔内型

（a、b不同病例，食管中下段皆显示食管腔内不规整充盈缺损，一侧或两侧管壁基本保持完整，肿块将管腔撑大，其内有结节状增生，不规则裂隙，食管轻度受阻）

5. 缩窄型

病变为短的环状狭窄，通常累及全周，长度不超过5cm，表面糜烂，多无溃疡，缩窄上方高度扩张（图8-6）。

以上分型以髓质型最常见，蕈伞型次之，其他各型较少见。此外还有少数病例从X线上不能分型。

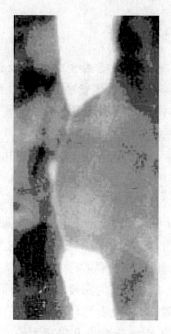

图8-6 食管癌缩窄型

（钡餐见食管中段管腔突然狭窄如线，狭窄段基本保持居中，边缘光滑，周围有软组织肿块，食管轻度梗阻）

（三）肿瘤长度的临床意义

食管癌的长度与肿瘤侵犯食管壁的深度并无直接关系。食管X线钡餐造影检查能够比较客观地反映长度与肿瘤侵犯食管壁的长度及判断肿瘤切除的可能性。Yamada（1979）认为根据食管钡餐造影片观察，食管癌的长度小于6cm者，肿瘤切除的可能性很大；如其长度大于5cm，肿瘤累及周围重要器官或结构的概率达到50%或50%以上，肿瘤的手术切除率随之降低。Nonethelss，Mannell（1982）等认为，食管癌的长度大于10cm者，很难达到根治的目的。但大量临床实践证明，影响食管癌切除率的主要因素是肿瘤侵犯的深度及有无远处转移。

（四）食管轴的改变

为进一步判断食管癌能否手术切除及达到根治的目的，Akiyama 于 1972 年根据食管钡餐造影检查的 X 线图像提出了食管轴的概念并探讨了食管癌患者食管轴的改变及其与食管癌切除可能性之间的关系。

在正常情况下，食管胸段在上纵隔内最初位于气管和脊椎之间并稍偏向左侧，下行到第 4 胸椎及左主支气管水平处时食管位于主动脉弓末端的右侧并稍向右侧偏移，沿胸主动脉的右侧降入后纵隔。约在第 7 胸椎水平，食管再次向左偏斜，并斜跨胸主动脉的前面至其左前方，在第 10 胸椎高度穿过膈肌食管裂孔插进腹腔。由于食管胸段的这种解剖特点，食管胸段在主动脉弓和左主支气管水平便形成一个较为明显的弯曲，而其余部分的走行比较平直，即食管胸段在主动脉弓和左主支气管水平以上及以下部分的食管轴在食管 X 线造影片上表现为较光滑与垂直的图像。如果发生于胸中段或食管中段的食管癌累及食管壁的全层乃至食管外膜并累及局部的纵隔组织结构时，在食管钡餐造影片上可见垂直的食管轴发生中断，食管腔内的钡柱阴影（食管轴）表现为扭曲、成角、偏斜或者移位（图 8-7）。

食管轴的偏斜或移位表现为以下 3 种征象：①肿瘤上、下方的食管轴发生移位；②肿瘤本身的食管轴发生移位；③病变处的食管轴远离脊柱中线。Akiyama 等认为食管中段癌导致食管轴发生上述异常改变或畸形的主要原因是很清楚的，即食管轴扭曲是由于肿瘤造成食管狭窄及安乐窝处以上的食管腔发生扩张、延长，而恶性食管狭窄处的食管因癌性浸润、固定所致。此外肿瘤对食管的牵拉亦能导致食管轴发生扭曲。

在观察食管轴的异常改变时，必须从多个视野或方位的食管钡餐造影片来明确正常食管轴是否受癌肿的影响而发生异常或者畸形。Bains 等（2001）认为食管轴的异常改变是判断食管癌切

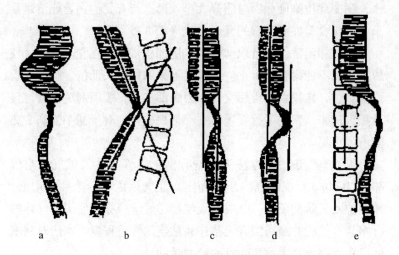

图 8-7　难以切除的食管癌的异常食管轴

a. 肿瘤近端的食管轴扭曲；b. 食管轴扭曲；c. 肿瘤上、下方的食管轴发生移位；
d. 肿瘤本身的食管轴发生移位；e. 食管轴远离钡柱中线

除与否的一个较为可靠的 X 线征象。用测量食管轴的异常改变判断食管癌手术切除的可能性时，要考虑下列因素所引起的食管轴的异常改变：①人体随着年龄的增大和主动脉扩张以及主动脉弓对食管的压迫，在做食管 X 线钡餐造影检查时可见食管有偏离脊柱中线的征象；②心脏扩大或肥大的患者，因其心脏压迫食管，加之胸主动脉延长、迂曲，亦有可能压迫食管，使其食管轴产生显著的弯曲；③有些良性疾病可以导致食管轴发生异常改变，如贲门失弛缓症、食管裂孔疝、胸主动脉瘤和严重肺结核等，但这些疾病容易与食管癌相鉴别，不容易造成误诊。

二、双重造影

即用钡剂与空气混合，使造影更清晰，最适合于食管的表浅病变。可使用发泡剂在食管或胃内产生二氧化碳，或用胃管注入空气，或让患者咽下空气。因有气体存在，健康食管仍出现扩张，病变部位则硬化，对癌瘤大小、形态、有无溃疡皆能清楚显示，对于食管黏膜皱襞的显影尤佳（图 8-5）。

腹部加压法：患者取仰卧位，用加压带紧压在左上腹部，使患者感到不能耐受时为止。颈段食管采取仰卧头低位，胸段食管取平卧位，腹段食管可用立位。因腹部加压，服钡剂后食管可显示极度扩张，钡剂下行缓慢，利于透视检查。对于甚小的病变亦能清晰可见。

纵隔充气造影：方法为在胸骨柄上气管旁注入氧气或空气 800～1000mL，视纵隔内压力而定。注气后以气管隆突为中心，拍正位及矢状面断层，断层间隔越密越好。根据肿瘤周围气体的分布，来推测肿瘤周围有无粘连和粘连的轻重程度。本法对判断胸段食管癌能否手术切除有一定的帮助。

第四节　食管癌 CT 检查

食管周围有一层脂肪包绕，所以 CT 能清楚地显示食管外形和食管下邻近的纵隔器官的关系。在正常的食管和相邻结构间脂肪层界限清楚，如果界限模糊或不整，则表示有病变存在。

一、CT 扫描方法

常规空腹检查。患者取仰卧位，连续扫描，在扫描时吞咽 1～2 口造影剂或空气，以便显示病变部位的食管腔。CT 扫描前肌肉注射解痉剂，有助于正常段的食管扩张及明确病变范围。再静脉注射造影剂做增强扫描，以显示纵隔血管及淋巴结。扫描范围从胸骨角切迹到脐水平，以显示肝及腹部淋巴结。可照局部放大像以最好地显示食管和其周围组织。上段食管癌应自食管入口开始扫描，扫描间隔 1cm。

二、食管癌 CT 影像

显示管壁呈环状或不规则增厚，可形成肿块突向腔内或腔外，管腔变小而不规则，或偏向一侧。CT 能发现气管、支气管、心包及主动脉有无受侵，CT 对判断纵隔器官受侵的灵敏度均很高，侵及主动脉检出率为 88%，气管支气管为 98%，心包为 100%。若管壁外轮廓不清，相邻组织脂肪层消失，表明肿瘤已蔓延到管壁之外；相邻的胸主动脉、气管或主支气管，肺静脉或心包与食管分界不清，变形，提示肿瘤广泛浸润。如 CT 见食管癌向腔外扩展，肿块与降主动脉，椎前软组织粘连在一起不能分开，或前壁与隆突及两侧主支气管后壁分界不清，则提示食管癌可能已侵及这些组织器官而不能手术切除。X 线钡餐造影怀疑不能手术切除的病例，可做 CT 扫描以显示癌瘤与周围的关系，对估计能否手术有一定帮助（图 8-8）。

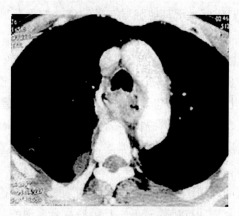

图 8-8 食管癌 CT 影像

（CT 平扫主动脉弓层面，食管壁增厚，并向外偏心性生长，肿块向右前推压气管，食管后壁受压，变平，并有结节状软组织突向食管腔内）

三、CT 扫描分期

1991 年，Botet 等利用食管内镜超声和动态 CT 扫描对食管癌的术前分期进行了对照研究，并将食管癌术前 CT 扫描病期分为四期。

Ⅰ期：肿瘤局限于食管腔内，食管壁无增厚征象。

Ⅱ期：肿瘤局部的食管壁增厚。

T_1：肿瘤局部增厚的食管壁的厚度小于 5mm。

$T_{2\sim3}$：肿瘤局部增厚的食管壁的厚度 5～15mm。

Ⅲ期：肿瘤有局部浸润的 CT 表现功局部淋巴结有转移。

Ⅳ期：食管癌发生远处转移。

一般认为，对食管癌患者进行胸部 CT 扫描及上腹部 CT 扫描的价值在于，CT 扫描可以显示纵隔淋巴结和膈下淋巴结。在 CT 扫描断面图像上，淋巴结的大小为 1～1.5cm 或者更大，可以判断转移性淋巴结。但 CT 对食管病变旁淋巴结转移不易显示；对正常体积淋巴结有无转移，不能鉴别；无法确定肿大的淋巴结是炎症性抑或转移引起，更无法发现直径小于 1cm 的转移淋巴结。此外 CT 还可显示其他脏器有无转移，如判断肝转移的灵敏度为 78%，特异性达 100%。

CT 对食管癌灶的显示与食管钡餐及食管镜比较，CT 的主要优点是能够显示管壁的厚度和管壁处的界面，可直接进行厚度测量，对病变长度的估价与食管钡餐基本一致，但管外肿块只有 CT 才能显示。CT 对食管癌扩展的估价具有重要的临床意义，食管缺少浆膜层，且引流淋巴异常丰富，因此易导致直接侵犯邻近脏器与转移，本组病例 CT 显示外侵征象的占 68.5%。过去研究中以病变与周围组织脂肪间隙消失作为判断受侵标准，此标准目前国内外研究表明准确性较低，且肿瘤患者多消瘦，或行过放射治疗，主动脉周围常缺乏脂肪间隙。按照 Picus 标准，病变与主动脉接触面超过主动脉周径 1/4，表明食管癌侵犯主动脉。判断心包或肺动脉受侵时，宜在与肿瘤临界段做 3～5mm 的薄层扫描，以减少容积效应的影响，其参考标准为：心包或肺动脉与肿瘤相连，甚至被肿块浸润包绕。食管癌侵犯气管、支气管时，

CT 敏感性相对较高，如果气管后壁向内不规则的凹入，或被肿块推压移位，可考虑有气管的受侵，主支气管与肿块分界不清且有扁平改变也应考虑受侵，上述征象者有气管、主支气管等管壁增厚，可视为气管、主支气管受侵的特征性 X 线表现。

　　总之，随着 CT 对食管癌检查技术的不断改良及诊断标准的不断完善，可根据 CT 扫描结果从而有效地判断食管癌手术切除的可行性，估计手术的难易程度，减少不必要的探查术，合理地选择治疗方案，以提高患者的生存质量。

第五节　食管癌 MRI 检查

　　食管癌表现为软组织肿块，在 T_1 权重像上病变呈中等信号，T_2 权重像上信号有增强，内信号不均。因可做横断、冠状及矢状而三维成像，故显示肿物的大小、外侵的程度、是否侵及邻近器官等十分清楚。能显示是否侵及气管、支气管、肺门、肺动脉、心包及降主动脉等（图 8-9）。此外显示纵隔淋巴结肿大较

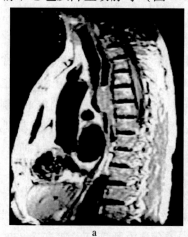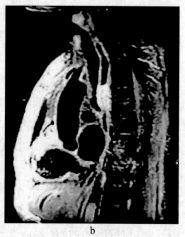

a　　　　　　　　　　　　　　　　b

图 8-9　食管癌 MRI 影像（矢状位 SET W1）

a. 平扫；b. 增强扫描

CT 为优，因此 MRI 在食管癌的分期及估计癌瘤能否手术切除，以及随诊观察方面均很有用。但设备及检查费用昂贵，限制了它的使用。

第六节　食管癌 B 超检查

B 超对食管癌的诊断无帮助，但腹部 B 超检查能发现腹膜后淋巴结转移、肝转移等，有助于定期及确定手术适应证。尤其是贲门癌患者，当发现有增大之腹膜后胃后淋巴结时，探查往往可见肿大淋巴结之体积远较超声判断的为大，病情已达到不能根治切除的阶段。如有颈部 B 超发现淋巴结肿大的病例可行摘除做病理检查，以确定有无远处转移。

第七节　肿瘤标志物及其他检查

食管鳞癌尚未发现此种具有一定准确性的标记物。最敏感的免疫标记物鳞状细胞癌相关抗原（SCC-RA）在良性食管瘤中常为阴性，而在食管癌患者血清阳性率为 40%～52%，并随病变之进一步侵袭、淋巴结转移、病期变晚，以及肿瘤体积加大而增高，可惜在早期癌中很少出现阳性，且不论何期之低分化癌中也是阴性。另一免疫指标为表皮样生长因子（EGF）受体。用碘 125EGF 结合测试发现高结合率者淋巴结转移多，预后差。其他肿瘤标记物如癌胚抗原（CEA）、CA-50、CA19-9 等经过研究，无一能提供可靠的预后指标。

DNA 倍体与肿瘤之组织学关系密切，但与临床病期无关。在非整倍体患者中发现较高的淋巴结转移率及较多的食管外扩散，非整倍体与双倍体相比，在 12 个月内肿瘤复发率高达 83%（双倍体仅为 17%），中数生存较短，5 年生存率较低。但此种相关性仅适用于进展期病例。

正电子发射断层显像（PET）等检查明显提高了分期的准确性，正开始应用于食管癌的术前分期，对诊断淋巴结转移、辨别恶性肿瘤或良性损害及判断预后优越性明显。

（傅光军　雷复华　石　红）

第九章　食管癌的诊断

食管癌的早期诊断十分重要，但此时往往缺乏明确的诊断依据，故应综合多方面的因素，对可疑病例争取早诊断。临床表现结合 X 线钡餐造影、脱落细胞学、内镜检查、胸部 CT 扫描、食管内镜超声检查（EUS）较易诊断。临床实践时应该按由简入繁顺序进行，前 3 项检查是必不可少的，特别是内镜检查，比 X 线检查在定位、定长度、发现第 2 个癌以及除外良性狭窄等方面具有优越性。对可疑病例均应做食管钡餐造影或双重对比造影。对临床已有症状或怀疑而未能明确诊断者，则应早做纤维食管镜检查。在直视下钳取多块活组织做病理组织学检查可帮助诊断。CT 扫描、EUS 等能判断食管癌的浸润层次，向外扩展深度以及有无纵隔、淋巴结或腹内脏器转移等，对有效地估计外科手术可能性有很大帮助。

第一节　食管癌的西医诊断标准

一、临床表现

1. 进行性咽下困难是本病最典型的症状，表现为进食不顺或困难，一般为经常性，但时轻时重。至病发侵及食管全周时，则常为进行性吞咽困难，甚至滴水不入。

2. 咽下疼痛，进食后出现咽下困难的同时，可有胸骨后灼痛，钝痛，特别在摄入过热或酸性食物后为明显，片刻后自行缓解。

3. 食管反流多出现在晚期。

4. 消瘦、脱水、恶液质、声哑及食管癌穿孔引起的并发症均为晚期症状。

二、实验室检查

1. X 线食管钡餐检查

食管黏膜紊乱、断裂，局部管腔狭窄或充盈缺损，食管管壁僵直，蠕动消失，或见软组织阴影。溃疡或瘘管形成以及食管轴向异常均为食管癌重要的 X 线征象。

2. 食管脱落细胞学检查

咽下困难的患者应列为常规检查，对早期诊断有重要意义，阳性率可达 90% 以上。

3. 内镜检查

食管镜检查是诊断食管癌比较可靠的方法，早期诊断阳性率达 95% 以上。可见局部黏膜粗糙、增厚、表面糜烂、易出血、表浅性溃疡或菜花状突起，活检可以确诊。早期原位癌应注意黏膜纹理及颜色改变。

4. 颈部淋巴结活检

颈部淋巴结活检有助于判断转移程度。

5. 细胞学诊断

食管拉网脱落细胞学检查，可查见癌细胞。经临床广泛应用和在食管癌高发区大面积普查，阳性率可达 90% 以上，而早期癌的发现率可达 80% 以上。

6. CT 诊断

CT 扫描可清晰显示食管邻近纵隔器官之间的关系，显示病变的大小，外侵范围及程度，食管旁淋巴结有无转移等。

总之，凡年龄在 40 岁以上，出现进食后胸后停滞感或咽下困难者，应及时做有关检查。如果实验室检查三项中任何一项阳性即可明确诊断。

（王桂霞　张真真）

第二节　食管癌的中医辨证要点

随着西医诊断技术的发展，食管癌的诊断方法也不断发展。同时加入了中医诊断标准不仅有助于提高食管癌的早期诊断率，而且还能为食管癌提供合理有效的中西医结合治疗指导。食管癌中医诊断属于噎膈范畴，指吞咽之时哽塞不畅；膈为格拒，指饮食不下，或食入即吐。本组患者均为脾胃气虚型，临床表现可见神疲乏力，面色苍白，形寒气短，泛吐清涎，胃纳较差，夜寐尚可，大便塘薄，舌淡苔薄白，脉细软无力。

一、辨中心证候

1. 吞咽困难的识别

吞咽有发哽而无呕吐者为噎；饮食难入或食入即吐者为膈。噎证可单独出现，也可为膈证之前驱，故多噎膈并称。因忧思悲怒而致吞咽发哽噎感，伴有胸闷不舒者，为气滞证；病情较轻。因病久吞咽困难，食入即吐，呕吐黏痰，多为气滞痰湿交阻证，病情较重。

2. 胸痛的识别

胸骨后隐痛者病轻，持续锐痛者病重。胸骨后疼痛兼有气串感，喜按者为气滞证。胸骨后疼痛固定不移、拒按者为血瘀。

二、辨体质诱因

由于患者体质不一，诱因有别，病理侧重不同，故在临床具体治疗时需要分证施治。素体阳旺，性格急躁而易于发怒之人，极易形成肝郁化火，横逆脾胃，而损伤食管，出现胸骨后灼痛，吞咽梗阻，口苦咽干，嗳气泛酸，胸胁胀闷，心烦易怒，且每因郁怒则发或加重，食欲不振，大便不畅，舌质红，苔薄黄，脉弦数等，主要为肝胃不和，胃失通降，食管不利。体态丰腴，多愁善感之人，表现咽中似有梅核梗阻，胸部满闷，吞咽不利，胸骨后疼痛，得嗳气稍舒，每因情志不遂而加重，舌苔薄腻者，为痰气交阻，气滞血瘀，食管不利。素体不足，久患胃疾，合并有贲门失弛缓症或食管裂孔疝者，症见胸骨下隐痛，脘腹胀痛，泛吐酸水，嗳气纳呆，口干嘈杂，大便时干时溏，每因饮食不节加重，精神疲乏，舌淡红，苔薄黄等，为脾虚胃热，寒热错杂，气机失调。形瘦虚火较盛之人，表现胸骨后或剑下隐痛痞胀，有灼热感，泛吐酸水，口干嘈杂，纳谷不香，大便偏干，舌质偏红，苔微黄或少苔，脉细数等症者，为胃阴不足，失于濡润，食管不利。

三、辨病程

罹患本病之后，首先有食管内异物感，异物感的部位多与食管病变相一致，随着病情的发展，相继出现咽下食物哽噎感，甚至疼痛等症状。为本病初期，多为实证。病情发展出现胸骨后灼痛，吞咽梗阻，食欲不振或有时吐血便血，为病之中期，实证转向虚证。病程拖久，疼痛明显，吞咽困难，食则易吐或泛酸、吞酸，消瘦，气短、四肢不温，多为后期之虚证，病属难治。诚如李用粹在《证治汇补》中指出："吞酸，小疾也，然可暂不可久，久而不愈，为膈噎反胃之渐也。"临证时不可忽视，必须见微知著，细心辨证。

（李　平　张　伟　宋广美）

第三节　食管癌的鉴别诊断

本病应与下列疾病鉴别，不能除外癌而各种检查又不能确定时可作随诊，至少每月复查 1 次。

1. 食管静脉曲张

患者常有门脉高压症的其他体征，X 线检查可见食管下段黏膜皱襞增粗，迂曲，或呈串珠样充盈缺损。严重的静脉曲张在透视下见食管蠕动减弱，钡剂通过缓慢。但管壁仍柔软，伸缩性也存在，无局部狭窄或阻塞，食管镜检查可进一步鉴别。

2. 贲门痉挛

也称贲门失弛缓症，由于迷走神经与食管壁内神经丛退行性病变，或对胃泌素过分敏感，引起食管蠕动减弱与食管下端括约肌失弛缓，使食物不能正常通过贲门，一般病程较长，患者多见于年轻女性，症状时轻时重，咽下困难多呈间歇性发作，常伴有胸骨后疼痛及反流现象，用解痉药常能使症状缓解，反流物内常不含血性黏液。一般无进行性消瘦（但失弛缓症的晚期、梗阻严重时，患者可有消瘦）。X 线检查食管下端呈光滑鸟嘴状或漏斗状狭窄，边缘光滑，吸入亚硝酸异戊酯后贲门渐扩张，可使钡剂顺利通过。内镜活组织检查无癌肿证据可资鉴别。

3. 食管结核

比较少见，一般为继发性，如为增生性病变或形成结核瘤，则可导致不同程度的阻塞感、吞咽困难或疼痛。病程进展慢，青壮年患者较多，平均发病年龄小于食管癌。常有结核病史，OT 试验阳性，有结核中毒症状，内镜活检有助于鉴别。食管造影有 3 种表现：①食管腔内充盈缺损及溃疡，病变段管腔稍窄，管壁稍僵硬，龛影较大而明显，龛影边缘不整，周围充盈缺损不明显。②食管一侧壁充盈缺损，为食管周围的纵隔淋巴结结核形成的肿块压迫食管腔，并侵及食管壁所致。③食管瘘道形成。表现为食管壁小的突出的钡影，像一小龛影，周围无充盈缺损。为纵隔淋巴结核，并发淋巴结食管瘘。最后有赖于食管细胞学或食管镜检查而确定诊断。

4. 食管炎

食管裂孔疝并发反流性食管炎，有类似早期食管癌的刺痛或灼痛，X线检查黏膜纹理粗乱，食管下段管腔轻度狭窄，有钡剂潴留现象，部分病例可见黏膜龛影。对不易肯定的病例，应进行食管细胞学或食管镜检查。

5. 缺铁性假性食管炎

本病多见于女性，除咽下困难外，尚有小细胞低色素性贫血、舌炎、胃酸缺乏和反甲等证。补铁剂治疗后，症状较快改善。

6. 食管憩室

可以发生在食管的任何部位，较常见的为牵引性憩室，初期多无症状，以后可表现不同程度的吞咽困难及反流，于饮水时可闻"含嗽"声响，有胸闷或胸骨后灼痛、烧心或进食后异物感等症状。因食物长期积存于憩室内可有明显口臭，有时因体位变动或夜间睡眠发生憩室液误吸、呛咳。X线多轴透视或气钡双重对比检查可显示憩室。

7. 食管良性狭窄

多有吞酸、碱化学灼伤史，X线可见食管狭窄，黏膜皱襞消失，管壁僵硬，狭窄与正常食管段逐渐过渡。临床上要警惕在长期炎症基础上发生癌变的可能。

8. 食管良性肿瘤

一般病程较长，进展慢，症状轻。多为食管平滑肌瘤，典型病例吞咽困难症状轻，进展慢，X线和食管镜检查见表面黏膜光滑的隆起肿物，圆形或"生姜"样壁在性充盈缺损，表面黏膜展平呈"涂抹征"，但无溃疡。局部管腔扩张正常，内镜可见隆起于正常黏膜下的圆形肿物，在食管蠕动时可见在黏膜下"滑动"现象。有时与生长在一侧壁、主要向黏膜下扩展的表面黏膜改变轻微的食管癌不易区别，但后者在内镜下见不到"滑动"。

9. 食管间质瘤

大体所见有两种形态，一种为息肉型，另一种为浸润型。息肉型在食管腔内可见结节状或息肉样肿物，肿物周界清楚，隆起、外翻。中央有溃疡，溃疡面高低不平，肿物也向腔外突出。X线表现，息肉型在食管腔明显扩张，腔内有巨大肿块时，呈多数大小不等的息肉样充盈缺损，黏膜破坏中有龛影，钡流不畅，管腔受压移位。管腔外常见软组织肿块影，很像纵隔肿瘤，但食管造影时可见该肿块与食管壁相连而明确诊断。浸润型的X线表现与食管癌相似。

10. 食管外压改变

是指食管邻近器官的异常所致的压迫和吞咽障碍。某些疾病如肺癌纵隔淋巴结转移、纵隔肿瘤、纵隔淋巴结炎症等可压迫食管造成部分或严重管腔狭窄，产生严重吞咽困难症状，有时可误诊为食管癌。食管钡餐造影常可排除食管本身疾病。

11. 癔球症

本病属功能性疾病，发病与精神因素有关，多见于青年女性。患者常有咽部球样异物感，进食时可消失，常由精神因素诱发。本病实际上并无器质性食管病变，内镜检查可与食管癌鉴别。

12. 食管周围器官病变

如纵隔肿瘤、主动脉瘤、甲状腺肿大、心脏增大等。除纵隔肿瘤侵入食管外，X线钡餐检查可显示食管有光滑的压迹，黏膜纹正常。

13. 其他恶性肿瘤

如癌肉瘤、肉瘤（包括纤维肉瘤、横纹肌肉瘤、平滑肌肉瘤）、恶性淋巴瘤、恶性黑色素瘤、雀麦细胞癌等，其临床表现、X线检查所见及内镜检查所见极似食管癌，最后诊断均需经组织病理学诊断证实。

（张真真　王桂霞）

第四节　食管癌的临床分期

一、我国食管癌临床分期

我国常用的食管癌分期，根据临床症状、X 线表现、手术所见和术后病理检查，若无手术标本时，可根据 X 线所见分期。X 线所见病变长度一般较手术所见偏长。我国食管癌的临床分期标准如下（表9-1）。

表 9-1　我国的食管癌分期标准

	分期	临床症状	全身情况	病变长度(cm)	病变范围	转移情况
早期	0 期	轻微或间发	无变化	不定	限于黏膜	无
	I 期	下咽困难		<3	侵入黏膜下层	无
中期	II 期	下咽困难或疼痛持续性，不重	无显著变化	3~5	侵犯部分肌层	无
	III 期	症状较重	明显体重减轻	>5	侵透肌层或外层	区域淋巴结转移
晚期	IV 期	高度咽下困难	恶病质	>5	明显外侵	远处淋巴结或器官转移

二、国际食管癌 TNM 分期

1979 年国际抗癌联盟对食管癌的 TNM 分期进行了修改，内容如下：

原发肿瘤（T）分期：

T_X：原发肿瘤不能测定。

T_0：原发肿瘤证据。

T_{is}：原位癌。

T_1：肿瘤只侵及黏膜固有层或黏膜下层。

T_2：肿瘤侵及肌层。

T_3：肿瘤侵及食管外膜。

T_4：肿瘤侵及邻近器官。

表9-2　食管癌国际 TNM 标准和中国临床分期标准比较

临床分期	国际 TNM 分期	中国分期
0	$T_{is}\ N_0\ M_0$	0
I	$T_1\ N_0\ M_0$	I
	$T_2\ N_0\ M_0$	II
IIa	$T_3\ N_0\ M_0$	III
	$T_1\ N_1\ M_0$	
IIb	$T_2\ N_1\ M_0$	III
	$T_3\ N_1\ M_0$	
III	$T_4\ N_{any}\ M_0$	IV
IV	$T_{any}\ N_{any}\ M_1$	IV

区域淋巴结（N）分期：

N_x：区域淋巴结不能测定。

N_0：无区域淋巴结转移。

N_1：区域淋巴结转移。

食管癌区域淋巴结定义：颈段食管癌颈部淋巴结，包括锁骨上淋巴结；胸段食管癌，包括纵隔及胃淋巴结，不包括动脉旁淋巴结。

远处转移（M）分期：

M_x：远处转移不能测定。

M_0：无远处转移。

M_1：有远处转移。

食管癌国际 TNM 标准和中国临床分期标准比较见表 9-2。

（傅光军　雷复华　石　红）

第十章　食管癌治疗概述

食管癌的治疗方法从来源学科上分，主要包括西医与中医两种疗法，西医又可分为放疗、化疗、手术及新兴的靶向与基因治疗，每种方法都有一定的适应证，外科手术作为食管癌的根治方法，只适用于早中期患者治疗。随着人类对基因和蛋白质的更深认识，靶向治疗及近年基因治疗的开发为食管癌的治疗提供了新希望，但疗效及安全性还需进一步临床验证，鉴于手术、放化疗的不良反应，中医药物治疗和食疗尤适合帮助食管癌患者的调理和恢复，并能联合西医治疗手段，以达相辅相成之效。提高食管癌的治疗效果，最关键的措施在于早期诊断和早期治疗，食管癌治疗方案的选择要根据病史、病变部位、肿瘤扩展的范围及患者全身情况来决定。

第一节　食管癌的治疗方法

一、食管癌的手术治疗

手术可以作为早期局部病变的食管癌的治愈方法，对于中晚期有远处转移的食管癌患者已无法达到治愈标准。病理分期是食管癌患者生存最重要的预后因素，对于 I 期食管癌患者手术切除后总的 5 年生存率为 80%~90%，甚至 90% 以上，肿瘤局部区域达到晚期（Ⅲ和Ⅳ期）的患者 5 年生存率则不到 15%。此外，积极的外科切除还伴随严重的肺部并发症和较高的病死率。那些Ⅲ期和Ⅳ期、局部晚期的病变，术后仍有高达 30% 的可能出现肺部并发症。对于中晚期体质较差的食管癌患者多不采用手术治疗。

二、食管癌的内镜治疗

与传统外科手术相比，早期食管癌及癌前病变的内镜下切除具有创伤小、并发症少、恢复快、费用低等优点，且二者疗效相当，5 年生存率可达 95% 以上。原则上，无淋巴结转移或淋巴结转移风险极低、残留和复发风险低的病变均适合进行内镜下切除。

对有梗阻，吞咽困难，气管食管瘘，上消化管出血的食管癌患者可考虑接受无创性治疗。对于不能切除或难治的患者出现吞咽困难，更为现实的目标是改善症状，改善患者营养状况，提高生活质量。目前有效的内镜下姑息治疗吞咽困难的手段包括气囊扩张，激光切开松解，探条扩张术，局部酒精注射或化疗，光动力疗法（PDT），腔内照射治疗食管内支架或膨胀金属螺旋管。气管食管瘘患者采用带硅胶膜的金属支架治疗有效，可避免姑息性食管切除术和短路手术。放置胃管造瘘或回肠造瘘对提高患者营养状况有益。

三、食管癌的放射治疗

利用放射线在外科手术前缩减肿瘤大小，或在手术后消灭残留的癌细胞。当肿瘤的大小及位置不适于做手术切除处理时，或患者的其他因素不适于做手术时，放射治疗（放疗）是可取代手术的另一种选择。近年引进了一些新的放疗技术，如"三度空间立体定位顺形放疗"和"强度调控放疗"等，是更有针对地减少放疗对心脏造成伤害的"4 方向照射方式"。

四、食管癌的化学治疗

可结合放射治疗来减小手术前肿瘤的大小，或消灭手术后残存的癌细胞。食管癌的介入治疗食管癌动脉灌注化疗或栓塞是化疗的一种。多适用于中晚期食管癌，采用 Seldinger 穿刺插管至不同部位的动脉，进行区域性灌注化疗，并对部分患者明胶海绵颗粒栓塞。在一定程度控制了食管癌癌症病变大小及范围缩小，争取了二期手术机会，减轻了手术复发及转移，提高了生存质量及生存期。虽然有一定的不良反应，经中药对证处理，多有明显缓解。

五、食管癌的中医治疗

中医单独使用治疗晚期体质较差的食管癌。食管癌属于中医"噎膈"范畴，《诸病源候论》记述："噎膈者，饥欲得食，但噎塞迎逆于咽喉胸膈之间，食物难入，名曰噎。"本病的病变部位在食管，其发病与痰瘀交结、脾肾亏虚有关，基于此，我们拟定基础方结合辨证论治，重用黄芪、党参、白术扶正补虚，补气益脾。先察其标本虚实，抓住痰、瘀、虚这主要病理。病程初起或体质强壮者，宜以理气除痰、祛瘀解毒为主；久病则多有体虚衰弱，治疗上宜以扶正祛邪为主。晚期食管癌多属于气虚阳微者，症见饮食难下，泛吐清涎，形体消瘦，面色泛白，形寒肢冷，面浮足肿，舌质暗淡，苔薄白，脉沉细。治宜健脾益气，温阳散结。方以健脾益气加减，药如党参、黄芪、白术。

六、食管癌的分子治疗

研究显示食管癌细胞中生存素表达量会增多，研究证明，生存素可以强烈抑制体内和体外食管癌细胞生长。这一研究不仅加深了对食管癌分子机制的了解，而且说明生存素可能会是治疗食管癌潜在的靶位点。

七、食管癌的光动力治疗

近年新的光敏物质和内窥镜技术的进步使光动力疗法得以进

一步改善，成为一线治疗后常用的救援治疗手段。

八、食管癌的组合治疗

包括术前放疗＋手术，术前放、化疗＋手术，手术＋术后放疗，手术＋术后化疗等，应根据患者的个体情况选择。

九、食管癌的中西医结合治疗

食管癌的中西医结合治疗主要指中医药与放化疗手术联合治疗。

1. 中医药与放疗联合

放射治疗后热盛津伤络阻者，症见皮肤潮红、瘙痒、渗液破溃，胸痛干咳，吞咽疼痛，进食梗阻加重，纳呆，口干舌燥，小便短赤，大便干结，舌暗红，苔黄，脉细数。治宜清热解毒，益气养阴，药如黄芪、北沙参、石斛、女贞子等。

2. 中医药与化疗联合

化学治疗后脾肾亏虚、胃失和降者，症见疲倦乏力，脘痞恶心欲吐，便溏或腹泻，纳呆，舌淡，苔薄，脉细。治宜健脾补肾，和胃调中，药如黄芪、党参、女贞子、枸杞子等。

3. 中医药与外科治疗

手术后气血两虚、创口难以愈合者，宜益气养血、补虚生肌，药如党参、女贞子、白术。

十、其他治疗

包括生物治疗、介入治疗、γ刀或光刀治疗等，均有一定的临床价值和局限性。

第二节 食管癌治疗方法选择

当食管癌的临床和病理诊断明确后，合理的治疗选择就是至关重要的一步，对于初次治疗的患者尤其如此。它不仅关系到治疗是否合理有效，更是患者治疗后能否获得较好的生活质量和远期生存的基本保证。

首先，手术仍是目前最有效的治疗手段，其总的 5 年生存率可达到 30% 以上。例如，河南林州的一组早期食管癌患者术后 5 年生存率高达 90% 以上。

其次，是放疗、化疗。以往认为食管癌对化疗不敏感，但是随着化疗药物研发的进展，食管癌的化疗效果已经有了显著的改善。但目前单纯放疗或化疗的 5 年生存率均未超过 10%。

对于一些中期或中晚期患者，可以选择术前放疗或放、化疗 + 手术治疗的方式。对于因各种原因不适于手术治疗的食管癌患者，应首先选择放疗。对于已经发现远处转移的患者，如肺转移、肝转移、脑转移等，应选择化疗或化疗 + 放疗。对于已经不能接受手术、放疗和化疗的患者，可给予相应的对症治疗，以减轻症状。对患者选择治疗方式的建议如下。

1. 了解病变的位置

基本了解食管癌的部位、大小（或长度）、与周围组织的关系（有无外侵）和有无远处转移。食管起于下咽，按解剖部位分为颈段、胸上段、胸中段及胸下段。颈段食管指食管入口至胸廓入口，下界距切齿约 18cm；胸上段指胸廓入口到气管分叉水平，距上切齿 18 ~ 24cm；胸中段指气管分叉到食管胃交界部，距上切齿 25 ~ 32cm。各段食管均可以发生肿瘤，但以中段最多，下段次之，上段最少。

2. 了解身体状况

对患者基本的身体状况有所了解，即有无心、肺、肝、肾以及较严重的血液病或内分泌系统等重要器官疾病史，如严重的心脏病（冠心病、风心病等）、肺功能低下、肝硬化、肾功能不全、严重的高血压及糖尿病；是否有其他手术史和药物过敏史以及是否为高龄患者等。

3. 了解病理类型与分期

食管癌的病理类型约 90% 为鳞癌，5% 为腺癌，其他少见的病理类型有：未分化癌（占 1%~2%，恶性程度高，生长快，预后差）；基底细胞样鳞状细胞癌；腺棘癌和腺鳞癌。罕见的有恶性黑色素瘤、原发于食管的恶性淋巴瘤、肉瘤样癌及平滑肌肉瘤等。食管癌的分期可分为早期、中期和晚期。按照国际临床病理分期，还可分为 0 期、Ⅰ 期、Ⅱa 期、Ⅱb 期、Ⅲ 期及Ⅳa 和Ⅳb期，其中 0 期和Ⅰ期即传统中的早期食管癌。

4. 了解食管癌的扩散及转移规律

扩散主要穿透食管壁直接侵及邻近器官。转移包括淋巴结转移和血行转移，其中淋巴结转移是食管癌转移的主要途径。

5. 了解术前评估

充分的术前检查是判断手术切除的可行性及选择手术方式的重要依据。对于有吞咽不顺及进行性吞咽困难的患者，应该行上消化道造影及食管镜检查，诊断明确后，再进行胸部增强 CT、腹部超声内镜超声检查，明确病变的部位、侵犯深度、与毗邻脏器的关系、周围淋巴结的转移状况及有无远处转移，并进行临床分期。

由于早期食管癌治疗效果较好，所以，无论食管癌位于哪一段，均应及时手术。此外，由于肿瘤侵犯深度（而非长度）是影响预后及切除率的决定性因素，所以，对于外侵明显或已侵入邻近脏器的局部晚期肿瘤，应考虑放弃手术或先行放、化疗后视肿瘤缩小情况再决定是否手术切除。

6. 了解各段食管癌的特点及选择治疗方式的方法

（1）颈段及胸上段食管癌：由于位置偏高，为保证手术切除彻底，可能行部分或全喉切除，术后会失去发音功能，影响生活质量，一般患者（特别是年轻人）常常难以接受，所以通常首选放疗。由于放疗容易定位及布局照射野，对周围组织器官影响小，一般疗效较好。但是随着外科技术的提高及术后康复指导的完善，全喉切除的患者通过严格的发音训练可恢复部分发音功能。一般对 >4cm 的肿瘤主张术前放疗或同步放、化疗，待病变缩小后再手术。少数放疗效果差或放疗后复发的患者可考虑手术治疗。

（2）胸中段食管癌：一般主张手术治疗，但对于病变 >5cm，明显外侵的食管癌，可先行术前放疗，或同步放、化疗＋手术。

（3）胸下段食管癌：目前，公认手术治疗效果较好，放疗效果差。其原因在于在放疗过程中，心脏会受到照射，使心肌、心包受到损伤，导致心包积液，以致部分患者不能达到足量照射剂量而影响疗效。

7. 了解手术并发症的预防及处理

（1）吻合口并发症：如吻合口瘘，其中胸腔内吻合口瘘死亡率较高。其发生主要与吻合张力过大、吻合器钉脱落、局部感染、吻合口血运差、患者营养不良或伴有糖尿病、贫血等因素有关。防治措施做好术前准备，纠正营养不良。选好手术适应证。提高吻合术技巧。

（2）乳糜胸：手术中损伤胸导管后可出现乳糜胸。防治措施保守治疗，无脂肪、高糖、高蛋白饮食，胸内注射粘连剂等。对保守治疗无效者可开胸结扎胸导管。

（3）肺部并发症：包括肺炎、肺不张和呼吸衰竭等。有长期吸烟及慢性支气管炎肺气肿的患者尤其容易发生。肺部并发症多在术后 3~4 天发生。术后因疼痛限制咳嗽排痰的患者也容易发生肺炎和肺不张。防治措施鼓励患者咳嗽排痰，同时应用化痰药物及抗生素预防感染。必要时行气管插管或用气管镜吸痰。

（4）心脏并发症：包括心律失常、心力衰竭、心肌梗死、猝死。防治措施术前应对伴有心脏病的患者进行全面评估。一旦发现这些并发症，应及时给予心电监护及相应的内科治疗。

（5）脓胸：单纯脓胸发生率并不高，多因术后引流不畅，积液感染引起。防治措施术后应该通畅引流，加强抗感染治疗。

（6）其他并发症：包括膈疝、胃扭转、假膜性肠炎等，相对少见。防治措施一旦发现这些并发症应积极采取治疗措施。对于发生膈疝及胃扭转者，可考虑进行二次开胸手术。

（王桂霞　陶可胜）

第十一章　食管癌的外科手术治疗

我国开展食管癌外科已有 50 余年历史。新中国成立以来，食管癌外科治疗有了很大的普及和提高。目前，一般中晚期食管癌的切除率为 80%~85%，手术死亡率在 5% 以下。

第一节　手术适应证与禁忌证

一、手术适应证

食管癌诊断已成立，病变范围较局限（5~6cm），无远处转移，无手术禁忌证者应首先考虑手术治疗。包括：①UICC 分期中的 0 期、Ⅰ期、Ⅱa 期、Ⅱb 期及Ⅲ期中的 $T_3N_1M_0$。②放射治疗未控制病变或复发病例，尚无局部明显外侵或远处转移征象。③年龄一般不超过 70 岁，少数高龄接近 80 岁，但生理年龄较小的病例也可慎重考虑。④已知病变长度与治疗预后关系不密切，所以在作选择患者时仅是一项参考指标。

二、手术禁忌证

①恶病体质。②ICC 分期中的Ⅲ期晚（$T_4 N_{any} M_0$）及Ⅳ期。③身体其他系统机能明显障碍，不能耐受手术及麻醉者。重要脏器有严重并发症，如肺功能低下，心脏疾病伴心力衰竭，或半年以内的心肌梗死等。

三、切除之可能性的判断

对每个准备手术的病例，术者都应该在术前对切除之可能性有所判断，判断依据有：①病变的部位：上段切除率最低，为66.7%～89.5%；中段其次，为79.1%～94.5%；下段最高，达87.2%～98.4%。②病变段食管走行方向：如与正常段的不一致，出现扭曲和角度，则说明肿瘤体积巨大，已有外侵或受大的转移淋巴结推挤，切除可能性变小。③病变段溃疡龛影的位置和深度：如溃疡位于中段食管之左侧，或是其深度已超出食管壁的界限，意味着肿瘤已外侵及于纵隔，或是即将穿孔入肺、支气管甚或主动脉，切除（尤其是根治性切除）可能性较小。④有无软组织影：如在普通X线造影片或CT出现大的软组织肿物推挤气管、支气管、心包或包绕主动脉四周超过1/4圈时，切除可能性变小。⑤疼痛症状：如患者出现比较剧烈的胸背痛，意味着病变已外侵及于纵隔胸膜等较敏感脏器，切除可能性不大。

四、食管癌外科治疗的其他条件

外科治疗食管癌的适应证，除了病期不能晚于Ⅲ期，T分级最好在T_4以前外，还要考虑3个主要问题。首先是患者营养状况，食管癌患者由于长期进行性吞咽困难，一般代谢呈负平衡，表现为消瘦明显，体重下降。更由于强迫性偏食，所以不仅有低蛋白血症，其他营养成分，如维生素、电解质、微量元素等都处于缺乏状态。这些情况对患者的心血管系统有坏影响，削弱患者抗感染能力和伤口（包括吻合口）愈合能力，必须在术前妥善纠正。其次是有关患者的心肺功能，低肺功能患者术后发生肺部并发症的可能性大增，而食管癌患者以50岁以上老年居多，常伴有慢性支气管炎、肺气肿等导致功能低下的疾患。虽然肺功能指标名目繁多，临床最有参考价值的是第1秒末努力呼气量FEV_1，理想值是超过估计的75%，此种患者适于手术。低于

75%，高于50%时，手术需慎重考虑。如低于50%，则一般属手术禁忌，但也不是绝对的。至于心脏功能问题，除了半年内无心绞痛或心力衰竭发作外，简单的提问常可猜度出大概储备，如患者能够常速步行二里地或不停顿地攀登三层楼，心脏储备应能承受手术的负担。放射核素血池扫描静息时左心室射出量应该高于40%，运动后应该有所增加。如果低于40%或运动后不增加，则提示需进一步做冠状动脉造影或心室造影。最后一个经常遇到的问题是究竟食管癌患者手术治疗最老年龄限度是多少，过去常常规定为70岁。现在人的平均寿命不断延长，70岁以上老人已普通常见。但是随着年龄增长，手术危险性也相应增大，资料表明，75岁以后与手术相关的死亡率曲线变陡。超过75岁的老人食管癌病例，应该多考虑减状姑息手术而不是争取治愈施行根治性手术。因为姑息切除的疗效优于放疗或腔内置管。但超过80岁后切除手术危险太大，对这类患者改用其他姑息方法为妥。

第二节　手术类型

一、根治性食管癌切除及食管重建术

食管癌比较局限，可以切除瘤体及其引流淋巴结，从而获得食管癌的彻底切除，则可视为根治性手术。由于食管癌有多发原发灶及黏膜下扩散的生物学特性，上端切除长度不足致切缘有残留癌细胞，术后可发生吻合口复发。故有人建议所有食管鳞癌宜施行食管次全切除术，若有可能切除，边缘应距肿瘤10cm。食管癌常有外侵，应尽可能切除肿瘤周围的脂肪结缔组织。根治性手术应包括区域淋巴结的清除。对早期的食管癌可不开胸，分别经颈、腹部切口行食管钝性剥离或内翻拔脱术，于颈部施行食管胃吻合。对全身情况差、年老体弱、心肺功能不全、不能耐受开胸手术者有利，而颈部吻合一旦发生瘘，感染易局限不污染胸腔。

二、姑息性手术

食管癌已属晚期，与周围器官黏着较紧或已有广泛淋巴结转移，虽然瘤体可以切除，但周围浸润及转移淋巴结往往不能彻底切除。不能施行根治性手术并有高度吞咽困难者，为解决进食问题，可予局部切除，为放射治疗及化学治疗提供条件。若肿瘤已不能切除，仅能做减状手术，常用的有食管分流术或食管腔内置管术，以暂时解决患者进食，然后再施行放疗或化疗。胃造瘘术对患者无多大益处，尽量少用。

1. 食管分流术

在开胸手术探查时，发现肿瘤不能切除，若患者有严重下咽困难，可用胸内食管分流术。根据原发灶部位，在癌上行主动脉弓上或弓下做食管胃吻合术。吻合方法多在肿瘤上方 2cm 处纵向切开食管与胃做侧侧吻合术。若食管上、中段癌估计切除可能性小，但有严重吞咽困难，则用不开胸的结肠代食管分流术。采用腹部切口，移植结肠经胸骨前皮下或胸骨后在颈部切口做结肠食管及结肠胃吻合术。

2. 食管腔内置管术

全身情况差，不适于开胸的患者，估计不能切除或手术探查不能切除的食管癌患者，可以将适当长度及适当粗细的塑料管或橡胶管，经扩张食管后将管留置于狭窄部，以暂时缓解吞咽困难或误吸。常用的管道上端呈漏斗形，较粗，置于狭窄上方，以防脱落，下部较细，通过狭窄部。置管方法可经口腔推入，通过食管镜置管，其主要缺点是扩张食管时可能发生食管穿孔。另一方法是通过食管镜将导引送入胃内，经胃前壁切口牵拉导引进行置管，优点是置管可靠，不易发生食管穿孔等并发症。开胸手术中经探查不能切除的食管癌可经食管切开术插入。

3. 胃造瘘术

吞咽有严重梗阻且不能耐受切除手术的晚期食管癌患者可行

胃造瘘。常用的方法为 Stamm 胃造瘘术。在胃前壁近大弯侧作 2 圈荷包缝线，于缝线中央戳口，将直径 >1cm 的软胶管插入胃内，结扎缝线后将胃壁与腹膜固定。通过腹壁戳口将胶管引出体外，24h 后即可开始管饲。另有 Beck Jianu 法永久性胃造瘘术，将胃大弯切开缝制成胃管，经腹壁皮下隧道引出，手术操作较复杂，喂食时仍需插入一橡皮管，不如选用 Stamm 手术为好。晚期食管癌在胃造瘘术后生存期一般在 3 个月左右。

食管癌贲门癌手术入路较多，合理的切口应尽可能满足原发肿瘤的根治、引流淋巴结的彻底清扫、手术安全及降低手术并发症。

第三节　手术方法

一、剖胸术式

1. 左侧剖胸

适用于绝大多数食管胸下段、贲门及大部分胸中段病变者的手术。其优点为：①对胸中段及其以下的病变显露好，便于操作及切除病变。②便于处理与主动脉有关的紧急情况。胸段病变往往与主动脉弓及降主动脉有不同程度的粘连，此切口对主动脉显露最好，一旦不慎发生误伤易于在直视下修补、止血。③便于胸、腹两腔操作，颈、胸不同高度的吻合重建。④便于将手术向腹腔延伸成为胸腹联合切口。

2. 胸腹联合切口

兼有开胸、开腹之优点，暴露好，利于解剖与吻合。贲门癌术中发现腹腔脏器局限性受累的情况更多。此时需对腹腔某个脏器部分或全部切除才能达到相对或完全根治，如全胃、脾、胰等脏器的切除。但有人认为此术式创伤大，影响患者呼吸功能，不利于患者术后恢复。更值得注意的是，该切口在摘除上纵隔肿大淋巴结时有一定困难，无法达到彻底清扫的目的。

3. 右侧剖胸

即 Ivor-Lewis 切口及其变体，常见术式是右胸、腹正中、颈三切口，适用于胸上段癌及部分胸中段癌。因无主动脉弓遮挡，病变乃至食管全长及其周围组织显露良好，利于解剖游离；能对颈、胸、腹三野淋巴结进行彻底清扫，手术根治性好，更符合肿瘤切除原则；膈肌无切口，对呼吸功能干扰较小。缺点：一个体位完成颈胸腹 3 处操作非常困难，多需在完成胸内操作后更换体位，进行腹腔游离和颈部吻合，有些术者在此过程中还行二次消毒铺巾，繁杂费时。有人还认为，此术式创伤较大、手术时间较长，不适用于体质较差的患者。

二、非剖胸术式

1. 颈、腹二切口

根据切除方式的不同，有食管内翻拔脱术与食管剥脱术之分。对心肺干扰小、术后恢复快，使那些心肺功能差，难以耐受剖胸的患者也能接受手术；对那些早期无淋巴结转移的食管癌、贲门癌可达到既切除病变又不剖胸的目的；也可作为探查颈段食管癌的最好入路，是适时选择的良好切口。缺点：游离食管的非直视性使其存在胸内出血乃至大出血的可能，应在有开胸准备的前提下选择那些由颈、腹部切口能将病变完全游离的，或病变尚局限于食管黏膜及黏膜下层的早期患者作为拔脱对象。此外，因无法清扫纵隔淋巴结，颇存争议。

2. 正中劈开胸骨入路

以颈、腹二切口为基础，为使食管上段或下段在直视下完成解剖，将胸骨上段或下段做"T"形的部分劈开或胸骨全长劈开，避免了前者的部分缺陷。

3. 上腹正中切口

只对那些病变尚未侵犯食管下段，又不适合开胸的贲门癌患者，有一定的适应证。创伤小、心肺干扰轻、术后恢复快；术中发现病变累及食管下段时，很易改成胸腹联合切口。但上切缘切除长度不满意，吻合困难。

三、结肠移植代食管手术

结肠移植手术术前准备项目多，手术操作较繁，手术后并发症及死亡率皆比胃代食管高。结肠代在食管癌外科中有一定的适应证：①颈及胸中段病变；②下咽癌切除后需要在口底做吻合；③由于胃病变或曾经远侧胃次全切除而无法用胃代食管；④贲门癌病变广泛，做全胃切除后用结肠移植代胃；⑤晚期食管癌已无切除可能但梗阻严重时，结肠移植短路手术可以缓解症状。

结肠的血运有从肠系膜上动脉发出的回结肠动脉（供应回肠末段和盲肠）、右结肠动脉（供应降结肠）、结肠中动脉（供应结肠肝曲和横结肠），还有从肠系膜下动脉发出的结肠左动脉（供应脾曲及降结肠）。这些动脉的分支互相吻合形成完整的结肠血管弓。

由于存在结肠血运变异，准备做结肠移植前必须仔细观察各支间的吻合支是否通畅。原则上是在血运许可情况下尽可能做顺蠕动结肠移植，例如，切断结肠中动脉，保留结肠左动脉，利用横结肠与部分降结肠，或者是切断结肠右动脉及回结肠动脉，保留肠中动脉，利用升结肠及部分横结肠。只有在上述两种情况血运不充足，表现为临时阻断将要切断之血管后，移植段远端末梢动脉搏动消失，退而求其次，做逆蠕动移植，如切断结肠左动脉，保留结肠中动脉，利用横结肠及部分降结肠，或是切断结肠右动脉，保留结肠中动脉，利用横结肠，因为结肠中动脉位置偏右，逆蠕动移植较方便。逆蠕动移植后主要之缺点为患者常有嗳气、呃逆及结肠内容物的突然上漾。

四、经纵隔镜食管癌切除术

电视辅助纵隔镜检法（VAT）应用于切除胸内疾病成为胸外科的热门题目。其范围已经包括各种肺切除术、纵隔肿瘤切除术以及食管癌切除术。有作者报告 8 例食管癌，除 1 例失败开胸切外，其余 7 例成功游离胸内食管，然后开腹开颈，胃上提入颈进行吻合。该组的胸内操作平均时间为 180min，失血量 400～800mL，并称达到肿瘤外科学切净的原则，根除肿瘤及受累淋巴结。由于是一种新兴的技术，还有待积累更多的资料，才可能判断其优劣得失。目前存在的不足之处主要是手术时间长，手术费用昂贵，胸腔粘连重时无法操作以及能否切实达到肿瘤外科学的原则要求。

第四节　手术径路

有左后外开胸、右后外开胸加开腹（或经食管裂孔游离胃）、左后外开胸加左颈二联切口、左颈右后外开胸加开腹三联切口、非开胸颈腹二联切口（将食管翻转拔脱）、正中切开胸骨上纵隔径路等。主要根据外科医生习惯和病情需要而选择合适径路。左后外径路之主要优点：①为中段以下食管癌及贲门癌提供良好显露。②通过左膈肌切口比较易于游离解剖胃、清扫胃贲门部、胃左血管周围及食管周围淋巴结，最后将食管癌切除并移胃入胸进行弓下或弓上食管胃吻合，重建上消化道之连续性。换言之，左开胸一个切口足以解决食管胃部分切除及食管胃吻合术二项操作。③因为主动脉显露良好，不易发生误伤，即使发生也易于采取措施加以修补止血。④当贲门癌病变较术前估计的广泛需要施行更为根治性的手术（如全胃切除或胃、脾及胰部分切除时），向前下延长切口到腹部切断肋软骨弓，延长膈肌切口及切开部分腹肌，即变成左胸腹联合切口。此种切口可以满意地显露上腹部，游离全胃或结肠皆较容易。左后外切口不足处是弓以上病变的解剖较困难。弓上切除不净时，应加左颈切口，在颈部切除重建。右后外开胸及开腹二联切口在有些医院甚少应用，主要是不如左后外开胸，其胸部腹部操作一个切口全照顾到，比较简便。左颈、右后外开胸及上腹正中三联切口，适应于胸上段病变需行颈部重建术者。患者先左侧卧，右后外开胸解剖游离病变段及正常食管，然后关胸。患者摆成仰卧位，开腹游离胃或结肠，经食管床上提达颈部进行消化道重建，右后外切口比左后外切口便于清扫纵隔淋巴结，提高切除的根治率。其缺点是反复摆位铺巾，延长手术时间。有的医师推荐右前外加右颈及腹三联切口，摆位铺单一次完成，无须重复，但缺点是显露不及右后外，解剖食管时，相当部分需盲探钝性分离。

非开胸颈腹二联切口，适用于心肺功能低下不能耐受开胸的患者，食管分离是经颈部切口向下和经腹部切口，通过裂孔向上或用手指或用器械钝性分离，其优点在于术后患者恢复较快较平稳，缺点是不符合外科基本原则，根本没有显露，也不符合肿瘤外科原则，不能将病变和转移淋巴结彻底切除。因此，虽然推崇此径路的作者指出其中段病变切除后 5 年生存率为 27%，由于术中常常发生一些严重并发症，如大出血、气管撕裂等，实际上追随模仿者甚少。

正中切开胸骨经上纵隔径路适应于切除较高位的胸内食管癌，显露不如开胸敞亮。还有切开胸骨经下纵隔向上牵引心脏切除贲门癌，此径路缺点显露不够满意，影响吻合口的缝合质量，其变通办法是使用吻合器做机械性吻合。

第五节　替代器官的选择及径路

原则上被移植的器官应该具备血运良好、物理强度高、黏膜上皮与食管上皮有良好的相容性及游离操作简便、长度充分 5 个优点。实践证明，胃除了相容性差外具有 4 个长处，故应列为移植器官中的首选。移植胃占去部分胸腔体积，早期因无张力扩张影响心肺功能，造成患者气短、心慌等不适，可以用纵向缝缩胃的方法预防。结肠具备长度充足，黏膜相容性好等长处，血运及物理强度中等，移植后胃仍处于腹中，保持较好的消化功能。但操作繁杂需进行 3 个吻合，手术并发症及死亡率皆比胃代食管高，应列为第二选择。空肠与食管相容性好，但牢固度中等，血运脆弱，影响游离长度，故较少应用。

代食管的移植途径有食管床、胸内、胸骨后隧道及胸前皮下隧道等。其中以食管床的距离最短，胸骨后隧道次之，胸前皮下隧道距离最远。但是就安全度而论，胸前皮下移植的方法最安全，如发生吻合口瘘或移植器官血运障碍坏死等严重并发症时，因为就在颈部及皮下很容易进行处理，因此也易于治愈。胸骨后与胸前皮下通路一样吻合在颈部，发生瘘时容易处理。胸内途径虽然近便，万一发生瘘必然产生脓胸，影响救治效果。

第六节　食管胃吻合方法

方法多种多样，但实际上分为两层缝合和单层缝合两大类，前者又可分为食管壁与移植器官壁全层缝合及肌层、黏膜下层分层缝合两类。吻合器吻合属于两层的全层缝合类。两层法的改良术式有隧道式吻合，使吻合口周围有胃壁覆盖加固，这与传统的望远镜式或胃底围脖式包埋基本相似，置入食管胃吻合法也属于用胃壁加固之类。此种吻合口具备防止胃内容物反流的单向阀门机制。

为避免最可怕的术后并发症吻合口瘘并在新建吻合口建立抗反流机制，各种改进吻合方法不胜枚举。其中有些经过缜密的动物实验和临床功能检测证实疗效优良的，简单介绍如下。

1. 隧道式食管胃吻合术

将食管肿瘤切除后，先固定食管株于胃底前壁，距固定线约2cm处胃前壁作两个平行的间距3cm的横切口，其长度以适合食管残株通过为度，其深度达到黏膜下层，在此两切口间解剖出一条浆肌层与黏膜下层之间的隧道。引导食管残株通过上部横切口抵达下部切口，将下部切口黏膜切开，食管端与该部胃口吻合，丝线单层结节缝合。最后将浆肌层瓣（隧道之外壁）上缘与食管肌层缝合，下缘与胃壁结节缝合加强吻合口之前段。

2. 置入食管胃吻合术

先将食管端一侧切开形成左右两片肌黏膜瓣，翻转包绕食管并缝合固定，食管残株形成一个覆有食管黏膜的圆锥体。在胃底前壁和胃造口，插入食管残株与胃口缝合固定。

3. 腔内弹力环扎式食管胃吻合术

食管残株套叠入一个内翻的胃口，由支撑管支持食管外壁与胃的浆肌层紧贴，用弹力环固定在支撑管上，环以远的食管及胃壁因缺血坏死脱落，同时食管与胃壁愈合。

4. 包套式食管黏膜胃黏膜吻合术

其主要操作胃底做（7~8）cm×3cm长方式浆肌层剥除区，妥善保护黏膜下血管。于该区之中心切开黏膜长约3cm，食管残端切除肌层保留长约3.5cm的黏膜袖套。食管之后［左侧开胸（右）壁］壁与胃黏膜裸区上缘浆肌层缝合。然后行食管黏膜胃黏膜吻合（丝细线结节），检查无漏气液处。将胃黏膜裸区之两侧浆肌层相互缝合包套覆盖于吻合口前壁（左壁），吻合完毕后，互相贴附的食管与胃黏膜"管"，凸入胃腔呈中空乳头。

第七节　手术操作要点

为了降低手术后并发症的发生率，胸外科医师必须牢记食管癌的外科治疗从术前准备阶段起即正式开始，各项准备如口腔护理、呼吸道护理、心血管系统的监测、营养的补充等都必须妥善完成，对于切口的选择，需要切除食管的长度、切除时可能遇到的困难、切除后吻合部位等问题经治医师都应做到心中有数。在手术过程中还需要注意以下一些操作要点。

一是充分探查了解病变的长度、外侵度、淋巴结转移情况等，以决定其切除可能性及根治可能性。如病变尚未侵及重要纵隔器官如主动脉、支气管等，同时淋巴结转移无明显或仅有几个少数局部转移仍可清除时，则可先开膈肌入腹（左后外开胸切口），探查腹腔有无转移然后游离移植的胃，在贲门部与食管离断后关闭贲门端，再解剖切除病变段食管。这样先了解情况，再进行主要操作，可以防止胃游离好后发觉食管病变无法切除，不但徒劳而且使患者蒙受到不应有的损伤。

二是无论解剖食管还是胃，都应尽量使用锐性操作，以尽可能将肿瘤切净。过程中对食管的固有动脉支、支气管动脉以及胃左动脉等都必须妥善结扎处理，避免误伤引起大出血。中段病变外侵较多及于主动脉或奇静脉时必须细致解剖切忌误伤，有时宁可牺牲根治性，残留一些癌组织在血管壁上。万一主动脉损伤时应首先用手指压迫止血，主动脉壁因承受高压不宜用无损伤鼠齿钳钳夹破口，易于夹裂使破口越裂越大，处理办法之一是用无损伤血管革临时阻断主动脉，快速将破口缝合，在常温下如阻断时间不超过 5~6min，不致造成肝肾等脏器损害。更为简便稳妥的止血法是把主动脉游离用剪开之涤纶血管片包绕固定于破口段动脉上，或是用患者自身的肌肉块缝堵于破损处。游离中段食管之后侧右侧组织时，应尽可能在直视下解剖，以避免损伤奇静脉。奇静脉内压力低，破损时可用鼠钳钳夹破口予以缝合，或者将破口近远心端游离结扎。在游离胃过程中，主要避免损伤脾动脉，老年人有时脾动脉屈曲延长在胃后形成大袢，离断胃短血管时很容易将延长弯曲的脾动脉误扎，脾颜色变深紫时始引起外科医师注意，此时除了将脾切除无其他补救方法。另一关键操作是结扎切断胃左动静脉，要求术野充分显露，近心端双重钳夹，或缝扎结扎，或双重结扎，术毕还应仔细检查，以免松脱出血。不幸发生出血应立即压迫止血显露术野，吸尽术野积血后看清血管端予以钳夹，并妥善缝扎结扎，最忌慌乱中盲目钳夹，造成大量失血危及患者生命。

三是避免扣伤胸导管，当病变在中段或上段而外侵严重时，解剖主动脉弓上下的食管时尤其要小心。在弓下胸导管在食管左后方奇静脉与降主动脉之间行走，到弓水平离开椎体而越过食管左侧进入上纵隔。这个部位是胸导管最易被误伤处，所以解剖应在直视下进行，术毕还应检查纵隔内有无渗漏清亮之淋巴液处，如有则意味着胸导管已有破损，应该在其腹腔侧下纵隔内（胸导管来的方向）解剖出导管予以结扎切断，如解剖无误，渗漏应即刻停止。

四是避免损伤气管左支气管膜状部。胸上中段病变累及前壁时很容易与气管或支气管膜部粘连或浸润，解剖时如偏在气管支气管侧很容易造成膜部破损，临床表现术野大量漏气，麻醉医师无法保持恰当的正压通气。一旦发生应及时缝合修复，最好用胸膜瓣或是肌肉组织覆盖加固。

五是吻合口瘘的预防。移植器官的长度视移植部位而定，原则上应该充足，不能存在张力。而张力常因作用于移植器官的系膜血管影响及于移植器官的血运。已知血运不良是产生吻合口瘘的重要原因之一。

无论采取一层还是双层法，吻合要求是全层对合贴切，缝针距离疏密合度，缝线结扎松紧合度。如此则吻合口的愈合可以保证。吻合口瘘的发生率可以控制在很低水平。在吻合过程中由于种种原因如肉眼可见局部血运不良，或食管腔与胃造口不太匹配，而担心愈合不良的可能时，应该用胸膜瓣或大网膜覆盖加固。临床上早已证明，对防止瘘的发生是有效的。

第八节　术后并发症及处理

食管癌切除术操作复杂，手术时间长，创伤大，故手术并发症较多（表11-1），有些可能直接威胁患者生命。根据国内外近年来文献报道，这种手术死亡率仍然较高，因此应重视并发症的防治。

表11-1　3876例食管贲门癌手术后并发症分析

并发症	例数	发生率（%）	死亡数	死亡率（%）
切口感染	128	3.3	—	—
吻合口瘘	71	1.8	18	46
脓胸	67	1.7	5	13
心血管疾病	32	0.8	20	51
肺疾病	29	0.7	9	23
气胸	25	0.6	1	3
乳糜胸	19	0.5	1	3
胃肠梗阻	9	0.2	4	10
喉返神经损伤	6	0.15	—	—
其他	16	0.4	3	8

一、吻合口并发症

1. 吻合口瘘

食管癌切除，食管与胃或肠吻合后，消化道内容物自吻合口外溢即为吻合口瘘。国内报道发生率在3%～5%，其死亡率30%～50%。近年来瘘死亡率有所下降，但仍有20%～30%。吻合口瘘发生的原因包括游离时挤压过重损伤食管和胃的营养血管，或缝线切割食管壁，或胃壁或食管壁的坏死穿孔，缝合不当，术后处理不当等。早期和中晚期瘘常呈现弛张热，晚期为持续性低热。有全身中毒症状、胸闷、呼吸困难以及循环衰竭等，胸部检查有液气胸体征。遇有上述病症，1周内X线片有液气胸表现，经胸穿抽出带有臭味或酸臭味混浊液体及气体，甚至有食物残渣等可确定诊断。早期瘘较为少见。治疗中晚期瘘如果胸腔已有粘连，可先做有效的胸腔闭式引流、支持疗法、禁食、静脉高营养，需要时还可做空肠造瘘。保守疗法有半数以上可以保存生命和瘘口愈合。瘘发生时间短、胸内感染轻、胸胃长度允许再做切除吻合、瘘口大或为食管或胃局部坏死穿孔等，可行二次手术。

吻合口瘘一旦确诊，应该针对患者的具体情况，及时采取积极的再次开胸重建吻合口手术或是充分引流脓气胸加强营养抗生素支持的保守治疗。二次开胸术的适应证有：①患者的吻合口瘘发现及时，胸腔感染较轻，患者尚无中毒症状；②第一次手术时，吻合口部位在弓下，残胃尚有足够长度，可以游离上提到弓上，或是吻合口在低位弓下，弓下的食管段长度仍允许做弓下再吻合；③患者的一般情况、心肺功能好，尚能耐受二次开胸手术；④吻合口瘘孔较大甚或显示半圈脱开，估计自行愈合有困难。

再次开胸重建吻合口之手术要点：①原吻合部位之食管残端以及胃造口应充分清创；②缝合原胃造口，在远离感染区部位，如粘贴于后胸壁之胃底部另开新口；③充分游离胸胃，必要时开腹进一步游离腹胃上提，务使第2次吻合部无张力；④由于食管、胃存在不同程度的炎症反应，组织水肿充血变脆，缝线易撕脱，故再次吻合时操作必须轻柔，对合严密，并覆盖大网膜。

当吻合口在弓上，而瘘口又较大时，再次开胸行吻合口切除，食管颈部造口，胃还纳入腹，空肠造口维持营养，胸腔引流治疗脓胸是唯一可行的过渡措施。等脓胸腔消失，患者一般情况好转，再行结肠代食管术恢复患者从口进食能力。当患者情况危重，无法承受上述二种再次开胸手术时，应当转而采取比较保守的积极治疗：①充分引流脓胸腔，必要时顺原切口部分开胸，直视下把包裹脓胸间隔除去，以达到充分引流，使部分萎陷的肺复张。②静脉或胃肠道高营养。③大剂量有效抗生素控制感染。④强化呼吸道护理，预防痰液堵塞肺炎及肺不张等并发症。

2. 吻合口主动脉瘘

吻合口主动脉瘘是一个十分凶险的并发症，发生率 0.1%~0.3%。多数发生在术后 2~3 周，患者自我感觉良好，无任何先兆，突发大呕血，并迅速死亡，还有继发于弓上吻合口瘘的主动脉瘘，发生时期较迟，也是局部感染使吻合口与主动脉弓连通。预防的措施是术中尽量使吻合口不要贴近主动脉，或用大网膜将二者隔开。

3. 吻合口狭窄

吻合口狭窄原因多种多样：①技术性，如胃开口太小，吻合口缝合过密，胃第四层包裹或套叠过紧，吻合器型号选用偏小等。②组织修复反应过强，瘢痕形成过多。③吻合口张力过大。④反流性食管炎导致瘢痕性狭窄。⑤肿瘤复发。针对原因采取相应措施可以减少其发生率。如果系瘢痕性，早期反复经食管镜扩张可以缓解。如扩张无效，可考虑再次手术可成型切除重吻合。如系肿瘤复发根据具体情况可再次手术或请放射科协助施行体外或腔内治疗。

二、肺部并发症

肺部并发症也是术后常见的并发症之一，较为常见的有支气管炎、肺不张、肺化脓症及肺栓塞等。表现为咳嗽咳痰、痰量增多、体温升高、呼吸急促、肺部出现啰音，严重者有发绀。治疗主要是鼓励和协助患者排痰、超声雾化吸入、口服祛痰剂和鼻导管吸痰。①纠正低氧血症，40% O_2 加压通气用 IPPB 或 PEEP，呼气终末压调控到 0.49~0.79kPa（5~8cm H_2O）；②消除肺间质水肿，需要严格控制输液量，静脉滴注不超过 2000mL，同时应用呋塞米（20~40mg），利尿酸钠（25~50mg）4~6 次/天，还可给少盐浓缩白蛋白 10%~25% 10~20g，2~3 次/天；③加强剂量的皮质激素，如地塞米松 40~60mg，每 6~8 小时一次，作用于Ⅱ型细胞以增加表面活性物，促使肺泡复张，减轻肺泡膜水肿，增强心功能，改善周围循环，稳定溶酶体膜，阻滞 α-交感能以减轻血管痉挛；④α 受体阻滞剂如酚苄明 20~40mg，第一剂量后 2 小时可重复一次，或是苄胺唑啉 2~4mg；⑤洋地黄类如毛花苷丙 0.4~0.8mg，8~12 小时再给半量；⑥低分子右旋糖酐及肝素。适应于血小板 $<100×10^9/L$，凝血时间试管法少于 7min，也即存在高凝状态时；⑦足量抗生素。

三、胸腔并发症

1. 乳糜胸

食管癌手术后乳糜胸系由于损伤胸导管，使乳糜渗漏到胸腔内所致。发生率为 0.4%~2.6%，如不及时处理可造成严重后果并危及生命。治疗上可先采用保守治疗，部分患者可以治愈。有人提出手术所致的乳糜胸以手术治疗为宜。

乳糜胸的处理，患者虽经反复穿刺，局部积液无大改变或是引流胸液量保持在 800~1000mL/d 以上时，需给予积极的外科治疗。故当胸腔日引流量超过 500mL/d，达到或接近 1000mL/d 时，应该及早再次开胸在破损部位以远（近乳糜池侧）的下纵隔内（相当于 7~8 胸椎椎体），在奇静脉与降主动脉之间找到胸导管双重结扎切断。这种手术收效常立竿见影。有时为术中便于辨认胸导管破损处，可在术前 2 小时胃管内注入牛奶 200~300mL。再开胸在纵隔内可见破损部有牛奶样白色液体渗流。如果破口在弓上则术者无必要去寻觅，因此时弓上吻合口愈合刚刚在进行中，过多翻动吻合口部有可能造成吻合口愈合不良导致瘘，仅需在下纵隔内解剖出胸导管结扎切断。术后尚未超过10天时，可经原左开胸切口进胸，如超过10天，应从右侧开胸，避免左胸已发生术后粘连影响解剖。

2. 脓胸

食管癌手术后脓胸发生率在1%～4%。因食管癌手术操作较为困难，故手术时间长，开放式吻合污染胸腔的机会多，或与患者年老体弱、抵抗力较低以及术后发生液气胸和肺萎陷处理不及时有关。若术后并发脓胸，多表现为拔出引流管后体温逐渐上升，脉快，气短加重，甚至呼吸窘迫，并有胸腔积液体征及X线表现，胸腔穿刺抽出淡红色稍混浊液体，最终抽出脓液即可诊断。治疗除全身应用抗生素、输血输液外，对弥漫性脓胸应早期做闭式引流。局限性脓胸，可间断抽脓，冲洗胸腔并注入抗生素。如脓腔较大，多次穿刺脓液不见减少，脓液逐渐黏稠者，可行低位粗管引流，少数仍不能治愈者可考虑行胸廓改形术，或胸膜上纤维层剥脱手术。如果脓胸局限，包裹不大，可试行反复胸腔穿刺抽液，抽完后腔内应用抗生素。如果经几次穿刺液量不减脓腔较大，临床发热持续，应及早行闭式引流。

四、心血管并发症

心血管并发症发生率约1%，国外则高达2.2%～18.9%。严重者为术后心肌梗死引起心搏骤停。主要表现心慌、气短、端坐呼吸、脉搏细弱、血压低、心律失常、充血性心力衰竭或急性肺水肿等症状。诊断主要依靠心脏X线及心电图检查，有时还可进行静脉压测定。治疗应与心内科医师共同商定合理治疗方案进行救治。①洋地黄类如毛花贰丙0.4mg静注，每6小时一次，二次后剂量减半为0.2mg静注，总量达1mg后，每日维持量0.2mg；②新斯的明0.5～1mg肌内注射或皮下注射，有支气管哮喘史者慎用；③甲氧明20mg加入5%葡萄糖液静滴；④奎尼丁0.2g每2小时一次。日总量不超过2g；⑤普鲁卡因酰胺1g加入 5% 葡萄糖液 100～200mL 静滴，适应于室性异位心律。与奎尼丁比较，对心肌收缩力降低较少；⑥普萘洛尔日量 30～120mg，分 3～4 次给药，如有严重心衰、心动过缓、房室传导阻滞、低血压、肺动脉高压或阻塞性肺气肿，以及不稳定的糖尿病则为相对禁忌。至于室性心律失常系一个严重的预兆。如系室性期前收缩，应给予利多卡因 50～100mg 30 秒内静注，而后以 1～4mg/min 的速度静脉点滴维持。如发生心肌梗死，常因发作急骤，抢救不及而致患者猝死。对于术前有心绞痛冠心病史的患者术后应该进行心脏监护，并给予血管扩张药物。

五、创伤性休克

此种并发症已少见。多发生于年老体弱，一般情况较差者。应用抗休克治疗，措施得当可以取得转危为安的疗效。

六、膈疝

术后膈疝发生率在 1% 以下。主要因术中在重建膈裂孔时通道过大，或膈肌、膈胃固定缝线撕脱，使腹内脏器进入胸腔，发生压迫，或肠胃梗阻，最常见的疝入脏器为结肠和脾脏。X 线检查可见胸腔有单个或多个大小不等之液平，随体位的改变而变化，钡灌肠或消化道造影可明确诊断。由于梗阻时间延长可能造成绞窄肠管血运受阻坏死，故一经确诊应即刻处理。如系术后早期尚未超过 10 天，此时粘连尚未形成，可以开腹将疝入胸腔之网膜肠管等还纳并修补疝口。如系晚期发生，术后已超过 2 周，则还是再次开左胸，在直视下分离已发生不同程度粘连的疝入肠管及其系膜，还纳并修补疝孔。要注意避免误伤肠壁并发肠瘘。少数病例由于疝孔大，疝入之肠管网膜等可以自由进退形成滑动疝，不造成肠梗阻，仅有偶发轻微左肩痛、上腹胀等症状。治疗应及时行手术修补裂孔。

七、胃扭转

必须手术纠正，用胃重建上消化道时，特别是做弓上或颈部吻合，胃已大部游离上提，仅幽门窦部尚有胃右及胃网膜右血管相连，胃底胃体之游动度大增。稍不小心会发生沿长轴 360° 的扭转，而从弓上或颈部观察，胃底的解剖关系好像无异常。为预防其发生，在开始吻合前应先检查胃的方位是否正常，方法很简单，即以手顺底胃体向幽门探查，如能顺利触摸到幽门，则可肯定没有胃扭转。不幸有扭转，在吻合完毕后放置十二指肠糖球时，也会因糖球无法顺利下推而被发现。此时应拆除吻合口，将胃顺好，再次吻合。如系术后早期发现，或者再次开胸处理如上。当扭转部位低时，也可开腹做空肠与扭转部上方胃短路吻合术。

八、远期并发症

1. 吻合口狭窄

吻合口狭窄发生率约在 1% 以下，狭窄程度可分为轻度（0.5~0.8cm，能进半流质）、中度（0.3~0.5cm，仅能进流质）及重度（0.3cm 以下，进流质亦困难或滴水不入）。治疗可采用狭窄扩张术，经反复扩张失败又不能维持营养者可采用外科治疗。一般从胃侧切开，切除狭窄再行吻合。

2. 反流性食管炎

由于胃酸从胃内向食管反流所致，引起吻合口水肿、炎症，甚至发生吻合口溃疡，是食管癌术后常见的并发症。主要表现为每于餐后躺体前屈或夜间卧床睡觉时有酸性液体或食物从胃食管反流至咽部或口腔，伴有胸骨后烧灼感或疼痛感、咽下困难等症状。一般采用保守治疗多可治愈。处理措施：食管癌术后患者饮食应取半卧位或坐位，可选用流食、半流食，宜少量多餐，吞咽动作要慢，更要忌烟酒以及辛辣等刺激性较强的食物；避免餐后即平卧，卧时床头抬高 20～30cm，裤带不宜束得过紧，避免引起腹压过高。

3. 功能性胸胃排空障碍

食管癌切除术后，常易出现胃运动失常，引起胸胃功能排空障碍而导致大量胃内容物潴留，这也是食管癌术后的并发症之一。处理措施：根据具体情况积极予以倒置胃管引流、胃管胃肠减压、空肠造瘘或胃液回输等治疗，并给予肠内、肠外营养支持和药物调理胃肠道功能等处理，改善恶心、呕吐症状，促进患者胸胃功能的恢复，提高生活质量。

4. 食管癌术后呼吸道感染

表现为咳嗽、胸闷、呼吸困难等症状，为食管癌术后最常见的并发症之一。

5. 严重腹泻

食管癌切除术后胃肠功能紊乱导致腹泻，目前临床多认为与迷走神经切断、胃泌素浓度增高有关。处理措施：应积极给予止泻药物，同时给予补液，以免患者发生脱水。

第九节　外科治疗影响效果的因素

影响食管癌术后转归的因素很多，根据文献报道及中国医学科学院肿瘤医院胸外科 3603 例组的分析，比较肯定的有关因素是 TNM 分期、淋巴结转移、食管癌外侵程度、切除性质、切缘有无残余癌等。影响远期生存主要有以下因素。

1. 国际 TNM 分期

可较全面地反映癌的浸润深度和广度，以及淋巴结转移的级别，是决定预后的主要依据。国内报道的 9107 例外科治疗结果，Ⅰ期、Ⅱ期、Ⅲ期、Ⅳ期的 5 年生存率分别为 90%，50%，35.8% 和 16.9%。

2. 淋巴结转移

局部淋巴结转移阴性者 5 年生存率为 39.3%；阳性者为 10%。贲门癌有无淋巴结转移 5 年生存率各为 8.3% 和 26.8%。

3. 浸润深度

细胞学普查发现的上皮内癌术后 5 年生存率达 100%，早期浸润癌可达 95% 以上。浸润癌（中晚期癌），分侵透肌层与未侵透肌层两组比较，前者 5 年生存率为 24.4%，后者为 40.4%。

4. 恶性度分级

按三级分类法，Ⅰ级 5 年生存率为 38%，Ⅱ级为 24%，Ⅲ级为 33%。大切片法分析癌前缘分级，按四级分类，Ⅰ级 5 年生存率为 55.2%，Ⅱ级为 43.3%，Ⅲ级为 11.1%，Ⅳ级为 5.9%，差异非常显著。

5. 切缘残余癌

中国医学科学院肿瘤医院资料显示仅浸润癌病例有影响，其 5 年生存率为 10.3%，如系原位癌其 5 年生存率可达 28.6%，接近全组的水平。其他一些因素文献报告结果好坏不一，未能达成定论。其一是肿瘤长度，中国医学科学院肿瘤医院外科 3603 例组中发现与预后有关。病变长度 < 3cm 时，5 年生存率为 56.6%，3～5cm 时为 31.0%，超过 5cm 时，5 年生存率仅有 27.5%。3603 例组资料还发现肿瘤的分化程度与预后有关，各类 5 年生存率高分化者为 37.9%，中分化的下降到 20.3%，低分化的仅为 15.8%。同一资料来源并未发现肿瘤的部位与预后有关。此点与文献中某些文章的发现相似。

6. 宿主抵抗性因素

癌的生长受宿主间质抵抗，甚至有人提出间质淋巴细胞浸润是免疫现象。从癌与宿主相关观点分析癌周淋巴样细胞反应（LCR）、癌的纤维性间质反应、尤其食管纤维膜有无增厚等发现，5 年生存率与 LCR 的强弱，有无纤维间质的胶原化"包围"，有无食管纤维膜增厚及有无癌侵犯显著相关，癌旁淋巴结的滤泡生发中心增生（GH）反应的有无及强度也与 5 年、10 年生存率有关。已有大量研究证实，癌的间质反应是宿主抗癌免疫的形态学表现，应予以充分重视。

7. 远期疗效的影响因素

关于早期食管癌和贲门癌切除后食管复发癌占首位，其次是第二器官癌，二者占死亡总数一半以上。说明早期浸润癌也可发生转移。

早期食管癌手术切除率 100%，5 年存活率达 90% 左右，而中晚期各家报告不一，5 年存活率均在 30% 以下。影响食管癌切除术后远期生存的重要因素为淋巴结有无转移、浸润深度、分期及切缘有无癌残留。食管癌 TNM 分期与 5 年存活率的关系（表 11–2）。

表 11–2　食管癌 TNM 分期与五年存活率

TNM 分期	切除例数	5 年存活数	5 年存活率（%）
Ⅰ	120	103	86
Ⅱa	840	504	60
Ⅱb	582	110	19
Ⅲ	348	63	18

（陶可胜　雷复华）

第十二章　食管癌的内镜治疗

第一节　食管癌癌前病变的内镜治疗

食管鳞癌和食管腺癌的癌前病变有所不同。我国是鳞癌的高发区之一，近年的研究表明，鳞状上皮的高度不典型增生（high-grade dysplasia，HGD）应视为鳞癌的癌前病变。近50年来，西方国家食管癌的组织学亚型转以腺癌为主，流行病学调查认为Barrett食管（Barrett esophagus，BE）是腺癌的癌前病变。针对癌前病变的治疗是治疗食管癌的超前策略，因其不仅减少了食管癌的后备群体，而且也使食管癌有望在极早期治愈。以往的治疗以食管切除为主，但手术损伤大，且病理的非癌结果易引起争议。目前，消化内镜技术飞速发展，日臻完善，内镜下治疗食管癌前病变有望成为主流。现就内镜下治疗食管癌前病变的方法及存在的问题介绍如下。

一、光动力疗法

光动力疗法（Photodynamic therapy，PDT）作用原理是：光敏剂被组织细胞（包括不典型增生的上皮细胞）摄取后，在特定波长强光的照射下，产生激发态反应性单态氧，对靶组织发挥直接的细胞毒作用，未被照射的组织不受影响。目前使用的光敏剂有5-氨基酮酸（5-aminolevulinic acid，ALA）、四羟基苯氯化物（mTHPC）、卟菲尔钠（porfimer sodium）和替莫泊芬（Temoporfin）。ALA本身无光动力效应，在体内经酶促反应生成具有强光敏效应的原卟啉Ⅸ而发挥作用。PDT可有效地清除伴高度或低度不典型增生的 Barrett 食管，实现病变区鳞状上皮的重覆。Ackroyd 等以 ALA 30mg/kg 口服，治疗 40 例伴低度不典型增生（low-grade dysplasia，LGD）的 BE，1 个月后所有的 LGD 病灶均被根除，随访 18～68 个月，除 1 例患者在治疗 3 年后于未治疗区出现癌变外，其余均无反复。Ortner 采用 ALA 治疗 14 例 BE，5 例经 2 次治疗后 Barrett 上皮完全被清除，其余 Barrett 上皮总长度最终缩减至（1.02±0.80）cm。作者认为，PDT 虽然可有效清除 BE，但并不能完全根除 Barrett 上皮，尚需联合其他的方法共同治疗。PDT 的主要并发症为胸骨后疼痛、全身皮肤光过敏和食管狭窄，术后疼痛和光敏反应与光敏剂的用量有关。食管狭窄发生率 34%，严重时需扩张治疗。目前一些新的光敏剂正进行实验研究或临床试验，包括某些原卟啉酯类，细菌叶绿素衍生物，二氢卟吩衍生物，酞菁衍生物等，为今后光动力治疗的发展开辟了新的空间。

二、氩离子凝固术

氩离子凝固术（APC）是指高频电流的电能通过氩离子束传递至组织，组织与电极不接触即可出现凝固效应。Pereira 等以功率 65～70W 的 APC 治疗 33 例 BE，14 例伴 LGD，1 例伴 HGD，平均治疗 1.96 次后，病变区黏膜全部转覆为鳞状上皮。随访 10.6 个月，仅有 1 例复发。近来有学者认为，高功率 APC 可减少治疗次数，而达到清除 BE 的目的。Pedrazzani C 等采用 90W APC 治疗，60% 患者只需治疗 1 次。针对鳞状上皮的不典型增生，APC 也不失为一种有效的治疗手段。吴昊天等选择病理检查证实为鳞状上皮不典型增生Ⅱ级、Ⅲ级的病例共 28 例，1.5% 碘溶液 10～20mL 喷洒染色，显示病灶轮廓，APC 功率40W，施以连续 APC 治疗。26 例病灶消失，色素内镜检查未见异常，病理为炎症。随访 1 年全组病例无癌变。APC 治疗的主要并发症为食管狭窄、胸骨后不适，与 APC 的功率有关。少数尚有发热、少量胸水、吞咽痛、出血及纵隔、皮下气肿等。

三、激光治疗

内镜激光治疗（Laser therapy）可用的激光器有钕：钇铝石榴红激光（neodymium：yttrium aluminum garnet，Nd：YAG 激光），Ar⁺（氩离子）激光和氩离子染料激光（argon dye laser）等。其中 Nd：YAG 激光应用最广。激光治疗伴不典型增生的 BE 安全有效，尤其是短段 BE。长段 BE 在治疗时，每厘米长度经 2 次以上治疗效果较好。由于 BE 的发生与胃食管反流有关，在激光治疗的同时，多联合其他抗反流措施，包括服用奥美拉唑、行 Nissen 胃底折叠术等。有研究认为，激光治疗联合抗反流手术或同时服用质子泵抑制剂（proton pump inhibitor，PPI），最终预防 BE 复发的效果相仿。Nd：YAG 激光治疗的并发症是食管狭窄、出血，发生率分别为 11.8% 和 5.9%。

四、多极电凝术

多极电凝术（Multipolar electrocoagulation，MPEC）治疗 BE 的一项多中心研究显示，58 例经 MPEC 和奥美拉唑 40mg，每天 2 次口服治疗后，随访 6 个月，85% 患者内镜下证实有鳞状上皮转覆，78% 内镜和组织学均证实有鳞状上皮逆转。表明大多数 BE 患者能够通过 MPEC 联合抑酸剂清除 Barrett 上皮。MPEC 治疗的并发症主要是出血、一过性的胸部不适、吞咽困难和食管狭窄等。

五、热探头

有关热探头（Heat probe）治疗 BE 的报道不多，疗效不确定。Michopoulos 等用热探头（5～10 焦耳脉冲）治疗 13 例 BE 患者，继以口服奥美拉唑 40mg/d。1～5 个疗程后，肉眼观察下所有患者的 Barrett 黏膜均被清除。1~3个月后取活检发现其中有 3 例残留柱状上皮。在 6~36 个月的随访中，1 例发展成低度不典型增生，2 例 BE 长度 >2.5cm 的患者停用奥美拉唑后复发。

六、内镜下黏膜切除术

内镜下黏膜切除术（Endoscopic mucosal resection，EMR）由日本内镜医师于 1987 年首先开始应用，由于方法简便，创伤性小，并发症少，疗效可靠，近 10 多年来得到快速发展。EMR 兼有诊断和治疗作用。食管上皮不典型增生是 EMR 的良好适应证。我国学者魏子白等采用序贯 EMR 治疗鳞状上皮不典型增生，取得良好效果。序贯 EMR，即首先对食管黏膜进行碘染，在不染区活检，证实为重度不典型增生的组织经 p53 蛋白检测阳性者，认为病变有恶性倾向，行 EMR。6 个月后复查胃镜，治疗总有效率为 60.7%。这对于预防食管鳞癌的发生、发展是一种有益的探索和尝试，但本研究随访时间较短，因此远期疗效不明确，有待于深入研究。

七、腹腔镜下经胃食管黏膜切除术

Frantzides CT 于 2004 年首次报道这项技术。2 例伴高度不典型增生的 BE 患者接受治疗，1 例 BE 长度为 0.5~1cm，1 例为 2cm。基本操作过程患者采取改良的取石位，类似胃底折叠术放置 5 个套管针（Trocars），游离食管下段和胃底，于食管胃结合部下 4cm 的胃前壁做水平切开，将 1∶10000 生理盐水 + 肾上腺素注射于齿状线黏膜下，采用特制钩状电烙器（Hook electrocautery）环周切除食管远端 3cm 的黏膜，胃切口用吻合器封闭，围绕 50Fr 的探条行 360° 胃底折叠术。切除黏膜活检未见癌变。2 例随访 10 个月均未复发。这种方法在治疗食管下段短节段 BE 的同时行胃底折叠术，达到抗胃食管反流的效果，为内镜下治疗 BE 打开了新的思路。

八、现有内镜治疗存在的问题

虽然内镜治疗食管癌癌前病变取得一定进展，但在具体操作中仍有不少问题或难点。常见的有以下几个方面。

1. 治疗方法的选择

各种治疗方法在本质上并无显著差别，有学者比较了 APC 与 MPEC、PDT 与 APC 的治疗效果，发现各种方法虽然在治疗次数、每次治疗持续时间、术后并发症和疗效维持时间上存在不同，但并无显著性差异，均能达到缩短 BE 长度和鳞状上皮重覆的目的。选择何种治疗方法更有效，一方面取决于患者的耐受情况，另一方面与操作者掌握的技能有密切关系。

2. 清除范围的界定

明确病变范围方能有效地进行治疗。目前有报道采用色素内镜（Lugol 液染色）、超声内镜及光学体层摄影（Optical coherence tomography，OCT）等方法确定清除范围，然后以印度墨汁（India ink）、APC 烧灼对病灶边缘进行标记。

3. 鳞状上皮下残留柱状上皮

不少文献报道，BE 在完全转覆为鳞状上皮后仍可在鳞状上皮下发现柱状上皮，范围占活检组织的 0.4%～8.0%，这种现象存在的意义目前还不明确，有待进一步研究。

4. BE 的协同治疗

BE 的发生与胃食管反流有关，因此在内镜下治疗 BE 的同时或后继多结合服用质子泵抑制剂（PPI）和（或）抗反流手术，有学者认为能更好地维持鳞状上皮被覆的时间，防止 BE 复发。选择何种手术方式、PPI 需服用多长时间目前仍在探讨中。目前内镜下治疗食管癌前病变以 BE 为多，我国是食管鳞癌的高发区，应努力探讨内镜下治疗鳞癌癌前病变的有效方法，以减少鳞癌的发病率。

第二节　早期食管癌的内镜治疗

近年来，由于内镜检查技术的提高以及电子内镜和色素内镜技术的应用，特别是上皮内癌及黏膜内癌的大量发现，对早期癌的生物学特性及内镜下特点有了新的认识。在此基础上对早期癌的治疗也提出了新的观点：手术并非是治疗早期癌的唯一手段。一些上皮内癌及黏膜内癌经内镜切除治疗亦可取得良好效果，因此对早期食管癌可首先考虑内镜治疗。

一、适应证

1. 早期癌病灶高分化型 <2cm，低分化型 <1.5cm。
2. 早期癌病例中的外科高危患者，包括高龄、体弱和合并重要脏器严重疾病者。
3. 拒绝开胸、开腹手术者。
4. 重度异型增生或中至重度异型增生而肉眼疑为恶性者。

二、术前准备及术后处理

1. 术前准备

①同常规内镜检查，术前肌内注射阿托品 0.5mg 和地西泮（安定）10mg。②根据病灶大小，选择合理的治疗方法及相应的配套器械，如双钳道治疗内镜、高频电灼仪、微波治疗仪、激光治疗仪以及有关药品等。③术前全面检查，排除肝、肺及锁骨上淋巴结转移。④术前尽可能进行超声内镜检查，以了解病灶浸润深度及淋巴结转移情况。⑤术前良好的黏膜染色对准确切除病灶十分重要。染色前先用抗泡剂清洗病灶表面的黏液和苔膜，再行染色。Lugol 液或甲苯胺蓝液复染法对食管早期癌以及重度异型增生灶都可显示清晰的轮廓，有利于准确切除。

2. 术后处理

术后禁食并输液 3～5 天，若病灶位于贲门或食管下端者，宜应用抗酸药和胃动力药，以减少胃液反流对病灶的侵蚀。术后 2～4 周创面溃疡可以愈合。术后 1 个、3 个、6 个月及每年进行内镜追踪观察。

三、内镜治疗方法

1. 内镜高频电圈套切除法

此为胃肠息肉常规采用的治疗方法，也适用于带蒂息肉样食管癌的治疗。活检证实后进镜找到息肉样癌灶，置圈套器于基底部行高频电切除。为防止出血，蒂部应残留 0.5cm。遇有粗蒂者，可增加电凝时间或于蒂部注射少量硬化剂（如 50% 鱼肝油酸钠）后再行切除更为安全。

2. 内镜剥离活检法切除术

为内镜下局部注射和息肉切除两者相结合的方法。将数毫升副肾上腺素盐水注射于病灶基底部，使病灶隆起，然后用高频电将病灶、灶周及其黏膜下组织一并切除。注射副肾上腺素盐水的目的是为了促使黏膜下肿胀，加大病灶与肌层间的距离，以保证切除时肌层不受损伤。一般认为，早期癌用内镜剥离活检法切除术与外科手术疗效相比，无显著差异。认为这种内镜治疗方法有实用价值。

3. 内镜双套息肉样切除术（内镜提切术）

应用双钳道内镜，先用活检钳提起病灶，后用圈套器套住病灶基部，然后电凝切除。

4. 局部高渗盐水及肾上腺素注射下内镜根治术

找到病灶，喷色素确定病灶范围，在病灶外周 0.5cm 做点状切口，标记拟切除范围。再于黏膜下注射高渗盐水与肾上腺素混合液（常选用 3.7% 氯化钠 10mL 或 10% 葡萄糖生理盐水 10mL 加 0.1% 肾上腺素 1mL），使局部肿胀隆起，再从内镜的另一钳道口伸出圈套器做电凝切除。此法即可防止术中出血，又能加大病灶与肌层间的距离，以保证手术的安全性。这种方法切除的组织块大而深，超过2cm的病灶也可采用此法做连续切除。

5. 带帽内镜切除术

带帽内镜切除术（EMRC）与食管静脉曲张内镜结扎的原理基本相似。具体操作为：在内镜前端装一与内镜口径相同的透明内镜套帽，长约1cm。黏膜切除前先注射肾上腺素生理盐水10mL于黏膜下，使病变隆起，通过负压吸引，将病变黏膜吸到镜端帽内，再用圈套器抓住病变黏膜，进行高频电切除。

6. 纵隔镜窥视下食管切除术

纵隔镜窥视下食管切除术（MMDE）是一项新开发的技术，德国学者Bumm曾用此技术治疗下段食管癌16例，未出现手术并发症及死亡病例。使用特制的纵隔镜，其尖端装有开辟解剖通道的扩张器及连接纤维光束的微型相机，能够观察纵隔内结构。手术从颈部左侧插镜深至纵隔，再行食管切除。国内尚无这方面的报道。

自20世纪80年代广泛应用色素内镜检查如碘染色以来，临床上发现了大批早期癌和癌前病例，使早期食管癌内镜治疗的研究迅速发展。由于内镜下可直接观察食管黏膜病灶的形态，使用食管黏膜碘染色，可确定病灶性质、部位、边界和范围，也能发现肉眼观察不到的病灶，较为明确的目标取活检，从而提高了活检标本病理检查阳性率，可获得明确的组织学诊断结果。黏膜肌层以上的病变即黏膜内癌和原位癌是内镜下黏膜切除的适应证，病灶最大直径应<3cm，手术操作应在全身镇静止痛麻醉和心肺监护下进行。可采用Inoue设计方法，即一透明帽装在内镜前端，圈套器通过活检孔插入内镜，在透明帽内张开并令其成圆圈形，当靶黏膜病灶吸入帽内时，收紧圈套器，通过高频电切除之。也可在黏膜下注入肾上腺素盐水，使黏膜层和黏膜下层分离，再行内镜下切除。并发症是小动脉出血和食管穿孔，一般保

守处理，效果满意，王国清报告136例早期食管癌行黏膜切除治疗，3年治愈率100%。

内镜治疗早期癌与手术根治的效果相似，而且内镜治疗又无须开胸、开腹，远较手术简单安全，因此内镜外科的早期癌治疗价值已受到重视。但内镜治疗早期癌应用范围有限，并非每例早期癌都能完全根除病灶，特别是术前难以判断浸润深度和是否有淋巴结转移者，对病灶深浸及有转移者则无能为力。尽管如此，对于上皮内癌、黏膜内癌及某些手术禁忌病例，此方法仍是一项有价值的治疗手段。如能严格掌握适应证，辅以超声内镜检查，并熟练掌握内镜治疗技术，必然会得到良好效果。

第三节　中晚期食管癌的内镜治疗

近年来，经内镜注射抗癌药物、内镜激光、微波、内镜下食管扩张术、内支架留置术等方法的广泛应用和不断更新，为中晚期食管癌患者的姑息治疗增添了新的手段，取得了一定疗效。尤其是色素内镜的开展，经内镜癌灶切除，内镜激光和癌灶局部注射抗癌药物使早期食管癌患者在内镜下治愈变为现实，因此内镜治疗已成为临床重要的治疗手段。但在决定采用内镜治疗前首先要对食管癌患者的病变特点作出判断，即需了解该肿瘤的分期（早、中、晚期）、肿瘤内镜下形态分型、大小、黏膜下浸润情况（是否环形浸润）食管管腔狭窄的程度（完全或不完全、是否成角）、内镜能否通过肿瘤所致狭窄部位等，以选择内镜下最佳治疗方法。

一、内镜局部注射抗癌药物

适用于不能手术切除的中、晚期食管癌，也可用于不宜手术或拒绝手术治疗的早期食管癌。日本学者报告，用微粒活性炭吸附MMC等抗癌药物在肿瘤局部注射，发现肿瘤局部及局部所属淋巴结内的抗癌药物浓度极高，且证实对癌细胞增生有较高的杀伤作用，并可阻碍癌细胞 DNA 复制和生物合成，抑制癌细胞分裂生长，因此，本法具有肿瘤局部药物浓度高，作用时间长，近期效果好、安全、全身不良反应小等优点，而且所注射的药物，可以通过淋巴引流对相应淋巴结起到治疗作用。

国内治疗中晚期食管癌多选用丝裂霉素（MMC）4～6mg（配制浓度低于 0.5/L）、氟尿嘧啶 250～500mg、博莱霉素 BLM 10mg（稀释成 10～20mL 悬液）、DDP 10～20mg 等对隆起型肿瘤可在瘤体中心基底部及边缘分多点浸润注射；对溃疡型癌肿则在溃疡边缘 2～3cm 处进针，每点注射 0.5～1.0mL，每周 1 次，6～8 次为 1 疗程，应注意溃疡型肿瘤只可注射于其隆起病灶处，切忌溃疡基底部注射。对早期食管癌在癌灶及周围分点黏膜下注射，每点注射量 0.5mL，总量每次 2.5mL 左右。国人报告用中药莪术提取物——榄香烯和苦参提取物——岩舒注射液经内镜于瘤体直接注射，深度为 0.3～0.5cm，肿瘤局部分点注射间距为 1cm，取得了显著的疗效。

因有报告在注射部位肿瘤可以液化产生溃疡，故使用本法时须注意，应避免发生深溃疡，出血，穿孔等并发症。肿瘤基底部注射时也应避免将药物注入正常黏膜内，在注射后常会引起注射部位的出血，特别是血供丰富的瘤体。有人在抗癌药物中加入副肾上腺素以达到减少出血的目的，又可提高化疗药局部浓度，最大程度地抑制细胞的异常增生，他们报道晚期食管癌 3 年生存率达 43.2%，但尚未见晚期肿瘤经注射治疗后根除的报告。吴艳环采用"消癌灵"在胃镜下局部注射治疗食管、贲门、胃癌 33 例。"消癌灵"药物组成：丝裂霉素、氟尿嘧啶、鸦胆子油、明矾，并加服中药党参、白术、生黄芪、莪术等。结果，完全缓解 1 例，部分缓解 29 例，有效率 94%，未出现其他并发症。内镜下局部注射抗癌药物因方法简单，操作方便，没有严重并发症，无全身化疗的副作用，有一定的近期疗效，而作为一种姑息治疗手段广泛应用于临床，也可与激光、微波、扩张治疗并用，以延长患者生命，减轻患者痛苦，改善生存期的生活质量。

二、内镜激光治疗

内镜激光治疗包括 Nd：YAG 激光和血卟啉激光。Nd：YAG 激光引起的组织学效应与激光产生的温度有关，当温度平均在 60℃时产生凝固效应；当温度达 100℃时则产生气化和切割作用，对无法手术或不愿手术的患者，单独使用 YAG 激光照射也起到缓解症状及姑息效果。血卟啉－激光光敏疗法则是根据血卟啉衍生物（HPD）与恶性肿瘤的亲和力比对正常组织强 10 倍，而且排泄缓慢。注射后 48h 给予激光照射，也有人采用注射血卟啉后 24h、48h、72h 连续 3 次照射，使肿瘤中高浓度 HPD 激发，光敏剂在激发后释放单态氧，产生"光动力效应"，能杀死 99.9% 的癌细胞，有报告本法有效率 76%。

Nd：YAG 治疗食管癌已取得相当成功的缓解效益。对局限在黏膜乃至黏膜下层食管癌，可能用激光治愈，但仍在探索中。Nd：YAG 激光引起的组织学效应与激光产生的温度有关。当温度平均在 60℃时产生凝固效应；当温度达 100℃时则产生汽化和切割作用。90% 晚期食管癌患者激光治疗后可获功能改善，从而增强营养，改善体质。60%～80% 患者可以吞咽固体食物，激光治疗首选病例的癌变长度应 <8cm，以中段息肉样癌疗效最佳。对较大的黏膜下层长形癌疗效较差。对颈段食管治疗困难大，缓解机会低，但对食管胃吻合术后复发患者容易用激光治疗缓解。功能改善一般可维持四周，故均需多次治疗，部分患者难以耐受。

食管癌放疗或术后复发、病灶长度在 5cm 以下者本法有效。此法对正常组织无不良反应，对放疗或化疗无效或手术禁忌者也有一定效果，重复治疗可以提高疗效。其缺点是对 HPD 过敏者忌用，治疗时应避免日光照射 30 天，以防止发生日光性皮炎。

激光治疗的并发症较少，时有出血、偶有穿孔和食管气管瘘发生，但只要适应证掌握恰当，严格遵守操作规则，穿孔等严重并发症可以避免。

三、光敏疗法

过去 10 年用光敏疗法（photodynamic therapy，PDT）治疗食管癌的经验说明以早期浅表病变疗效最佳，但对上段晚期病变远较激光更能有效地缓解吞咽困难。血卟啉–激光光敏疗法则是根据血卟啉衍生物（HPD）在癌组织浓集，通过激光照射激发摄取血卟啉的肿瘤组织产生单态氧而破坏肿瘤细胞。但整个治疗需在避光的室内进行，以防止发生日光性皮炎。静脉注射光福临（porfumer sodium）2mg/kg，3～5min 注射完，患者停留暗室40～50h 后再用低能量激光治疗。如患者可以耐受，可于静注光福临后 96～120h 之后重复用激光治疗一次。光福临静脉注射可重复 2～3 次，每次间隔 30 天以上。低能量激光治疗最多不能超过 6 次。

四、内镜微波治疗

微波加温达 42～44℃ 时，可抑制癌肿细胞的 DNA 和 RNA 合成癌细胞，故微波是通过高温使癌组织发生凝固、坏死，杀伤癌细胞，而对正常细胞无明显损害，其较激光、高频电更为安全，不致产生深层组织损伤，穿孔等并发症。有报告与放射治疗合用有协同增效作用，可提高疗效，减少放射剂量，减轻放疗反应。

五、内镜下无水酒精局部注射

适用于病变长度 <5cm，癌侵及黏膜、黏膜下层或浅表肌层，无淋巴结转移，未经放疗且拒绝手术者。注射位点 3～5 个，全病变均有酒精浸润，深度达全癌组织，使每个位点注射酒精0.4～0.8mL，每次总量不超过 4mL，尽量避开正常组织以减少

硬化范围和发生不必要狭窄。全疗程注射 3 次，每次间隔 2 周。注射后如无意外，8h 后即可进流质饮食，24h 后进半固体食物，3 天后恢复正常生活。这个疗法对早期食管癌患者有可能成为最有实惠的治疗方案之一。

六、内镜下食管扩张和内套管留置术

对食管癌引起的食管狭窄可通过内镜进行扩张，可较长时间缓解梗阻症状，使不宜手术治疗的食管癌患者可以在不做胃造瘘的情况下正常经口进食，提高患者的生存质量和存活时间，有效地缓解梗阻症状，延长生存期，是一种有效的姑息性治疗。

在内镜和 X 线密切配合下，经内镜活检通道直视下置入导丝，使之通过狭窄部，然后退出内镜，导丝仍保留原处，沿导丝送入扩张器（如锥形 Savary 探条扩张器），在 X 线监视下将扩张器逐号置入扩张狭窄部，也可使用气囊扩张器，80% 的患者经上述扩张后可缓解吞咽困难。如反复扩张治疗无效，或有癌肿所致的食管－支气管瘘，可在内镜下沿导丝置入硅胶支架或带膜金属支架，以解除狭窄部所导致的梗阻。支架种类较多，但是根据病变位置、病变长度、狭窄程度可以做出选择，如选择带膜（可压迫肿瘤组织、防止组织向支架内生长、堵塞瘘孔）、带倒刺（固定支架）、带防反流瓣或可定期取出等功能的支架。

食管扩张和内支架留置术的并发症有出血、穿孔、感染等，故操作应谨慎小心，用力应适度，以免并发症发生。总之，晚期食管癌所引起的食管狭窄、梗阻采用扩张后置入内支架，是一种较好且见效快的姑息治疗方法；目前支架置入方法分为在 X 线下置入法和非 X 线下置入法 2 种，前者又可分为内镜引导下置入支架或为 X 线下直接支架置入法；而非 X 线下操作要求内镜医师需有较高内镜水平，熟练的操作技巧，适应证应准确选择，则安全且简便。

七、内镜下电化学治疗

电化学疗法可使肿瘤局部产生电化学反应和组织结构的改变，破坏肿瘤的生存条件，使癌细胞发生多种病理反应，以达到杀伤肿瘤的作用。采用内镜电化学治疗食管癌，能使肿瘤组织迅速坏死，吻合口狭窄扩张，解除管腔内的机械性梗阻，患者经口进食，迅速改善患者一般状况，使失去手术时机的食管癌患者提高生存质量、延长生存时间。但这种方法毕竟是一种局部的、非根治性的治疗措施。当患者一般状况改善后，应辅以放疗、化疗等综合治疗措施。

八、胸腔镜在食管癌治疗中的应用

随着内镜器械改进和操作技术熟练，电视胸腔镜（VATS）手术适应证不断扩大，某些过去只能剖胸完成的手术已逐渐被胸腔镜手术所替代，手术的数量和种类在增加。胸腔镜手术尤其适用于中段食管癌切除和淋巴结清扫，近期效果好。选择胸腔镜手术，应着眼于肿瘤根治程度，注重长期生存效果。手术中经胸腔镜难以达到根治时应毫不犹豫地转开胸手术。胸腔镜手术只是全新的手术方法，不是新的术式，它要求改变传统剖胸直视手术观念，逐步适应监视器下用器械进行操作。手术医师应当熟练掌握胸部解剖和传统胸部手术技术以及具备处理术中并发症的能力，经过内镜手术操作训练后才可进行胸腔镜手术，并应掌握循序渐进的原则，以防止手术并发症的发生。

（张真真　陶可胜）

第十三章　食管癌的放射治疗

食管癌患者就诊时绝大多数为中晚期，很多无法手术治疗。放射治疗损伤小，受食管周围重要脏器和组织的限制较少，适用范围宽，不能手术者多数仍可进行放射治疗，而且很多情况下手术需配合术前或术后放疗，因此放射治疗是食管癌的主要治疗手段之一，约80%的食管癌患者需采用放射治疗。食管癌放射治疗按治疗目的可分为根治性放疗和姑息性放疗，根治性放疗是期望癌肿能得到根治，患者可能获得长期生存。姑息性放疗仅希望通过治疗能减轻患者痛苦，主要是缓解吞咽困难，并延长患者生存时间。按治疗方式可分为体外照射和腔内照射，按是否与手术配合可分为单纯放疗和综合治疗（术前或术后放疗）。

第一节　适应证与禁忌证

一、放射治疗适应证

1. 患者一般情况在中等以上。
2. 病变长度不超过 8cm 为宜。
3. 无锁骨上淋巴结转移，无声带麻痹，无远处转移。
4. 可进半流食或普食。
5. 无穿孔前征象，无显著胸背痛。
6. 应有细胞学或病理学诊断，特别是表浅型食管癌。

食管癌穿孔前征象包括：①尖刺突出：病变处尖刺状突出，小者如毛刺，大者如楔形；②龛影形成：为一较大溃疡；③憩室样变：形成与一般食管憩室相似，多发生在放疗后；④扭曲成角：食管壁失去正常走行，似长骨骨折后错位一样；⑤纵隔炎：纵隔阴影加宽，患者体温升高，脉搏加快，胸背痛。穿孔后预后很差，大部分患者于数月内死亡。

二、根治性放疗适应证

一般情况较好，病变 <7cm，无明显肿瘤外侵，食管无严重狭窄（能进半流质）。X 光片上无明显穿孔征象（大的溃疡龛影或尖刺），无声带麻痹与锁骨上淋巴结转移等。

三、姑息性放疗适应证

一般情况尚可，仍能进半流质或流质饮食，X 光片未显示穿孔。

四、放射治疗禁忌证

一般情况很差或恶病质者；食管完全梗阻者；食管穿孔或已形成瘘管者；已有远处转移者。

患者采用根治性放疗或姑息性放疗，主要由肿瘤分期、患者体质状况等因素决定。而且二者的关系是相对的，常根据治疗中病情的演变而调整。某些禁忌证也是相对的，如食管气管瘘患者在行胃造瘘或修补术病情稳定后，应争取给予姑息性放射治疗，个别仍有治愈的机会。

第二节　放射治疗技术

一、体外放疗

放射源的选择主要采用 ^{60}Go-γ 射线或 4～10MeV 高能 X 射线，对于体厚者可采用更高能量 X 射线照射。照射范围和照射野的布置：放射治疗的照射靶区必须包括肿瘤原发灶、周围可能存在的亚临床病灶和区域淋巴结，并使整个靶区得到高剂量均匀照射，同时必须保护周围重要脏器和组织，避免严重并发症发生。食管癌照射野的长度一般在 X 线片病变两端上下各放3cm，如 X 线片上病变显示不清者可适当把照射野放长一些。照射野的宽度通常为 5~6cm，包括食管病变及其外侵部位和邻近食管旁的淋巴结。

食管癌照射野的布置主要有以下 3 种：①前后二野垂直照射法，其优点是准确可靠，但脊髓受量与食管剂量相同，主要用于术前放疗或姑息放疗，而不作根治性放疗用，因为高剂量照射发生放射性脊髓炎的可能性较大。②三野照射，即前一垂直野，后背两斜野照射。斜野角度大于 50°时，脊髓处于 50%~55% 剂量曲线范围内，在根治剂量 60~70Gy 放疗时，脊髓剂量在其耐受量 40Gy 以下，肺组织受量和被照射的体积均在允许范围内。该布野方式目前被认为是最合理的，广泛应用于胸中下段食管癌的放射治疗。③二前斜野，主要用于颈段和胸腔入口水平的食管癌。左右两个斜野，其夹角为 100°~120°，应用 15°或 30°楔形板，厚端向头、尖端向足，以补偿因身体轮廓上高下低而导致的剂量不均匀，使照射野上下剂量均匀，该法使脊髓量控制在60% 等剂量曲线之内，而不超过其耐受剂量 40Gy。照射野的设置均应通过模拟定位机定位和治疗计划系统计算，以保证肿瘤得到高剂量照射，而脊髓等周围重要器官所受剂量在耐受范围内。

食管癌放射治疗的最佳剂量目前的意见仍不一致，但多数学者认为食管鳞癌常规分割照射的根治剂量以（60~70）Gy/（6~7）周为宜，过高剂量照射并不能提高疗效，而并发症的发生则明显增加。姑息治疗剂量为 50Gy/（4~5）周。完全杀灭亚临床病灶常规分割照射也至少需要 50Gy。对于姑息治疗除非已有远处转移或局部病变过于广泛或有穿孔征兆等，只要患者能够耐受，也应尽量给予高剂量照射，以较好控制局部病灶，最大限度地缓解食管梗阻症状，延长患者生存期，并能使部分患者获得治愈机会。

二、腔内放疗

食管癌原发灶未控制或局部复发是放疗失败的主要原因，可能是由于放射剂量不足所致，而进一步提高外照射剂量将导致心脏、肺脏及脊髓等严重并发症发生，因此发展了腔内放疗技术，以期提高食管病灶局部剂量。腔内放疗采用的放射源主要为^{192}Ir，另外还有^{60}Co、^{137}Cs 等。当前腔内放疗均采用后装技术，即先将导管经鼻腔、口咽插入食管并通过病变区域，然后根据预先测定好的食管病变位置，将放射源经导管内腔插入到治疗区，进行腔内照射。腔内照射的特点是表面剂量很高，随着深度增加，剂量急剧下降。食管腔外剂量很低，对周围组织损伤小是其优点，但对于中晚期食管癌，单靠或主要采用腔内治疗是不合适的。

腔内放疗的主要适应证为：①早期食管癌，病变表浅者。②作为外照射的补量。③外照射后局部复发，不能再做外照射者。

腔内放疗早期病变表浅的食管癌效果良好，中国医学科学院肿瘤医院报道单纯腔内放疗早期食管癌，3 年生存率达 48%（13/27）；Hashikawa 等报道 6 例早期病变表浅患者，腔内放疗18～24Gy 1 个月后内镜复查，6 例患者肿瘤全部消失。随访 7 个月后仅 1 例复发，余 5 例随访 16 个月均未见复发。中晚期食管癌体外照射配合腔内放疗疗效也有提高，一项随机分组研究报道，单纯体外照射 70Gy/7 周与体外照射 50Gy/15 周配合腔内放疗（18～20）Gy/（3～4）次比较，结果综合组 1 年，2 年，3 年生存率分别为 83%，45% 和 34%，单纯外照射组分别为 67%，30% 和 19%，显示综合组疗效优于单纯外照射组。但综合组放射性食管炎发生率高、反应重，放射性溃疡发生多。目前食管癌腔内放疗与体外照射配合的很多问题仍处于研究探索中，如病例的选择、配合的时机、剂量等仍难确定。有作者提议，根治量外照射 60～70Gy 后，X 光片上病变有残留者腔内放疗（10～15）Gy/（1～2）周，每次 5Gy，剂量参考点取放射源外 1cm 处，大致相当于黏膜下 0.5cm。为了研究剂量与疗效的关系，Sur 将患者分为 3 组分别接受不同的照射剂量：A 组 12Gy 分 2 次分割；B 组 16Gy 分 2 次分割；C 组 18Gy 分 3 次分割。结果如下（表 13-1）。

表 13-1　腔内近距离放疗疗效

	A 组	B 组	C 组
病例数	36	68	66
吞咽困难消失达 300d 的例数	10	41	40
纤维收缩性梗阻的例数	5/35	15/60	23/55

第三节　影响放射治疗疗效的因素

　　食管癌放射治疗病例大多为估计无法手术切除、有手术禁忌证或拒绝手术的患者，由于绝大多数为中晚期患者，故疗效差。5 年生存率一般为 5%～9%，但病例选择得当 5 年生存率也可达到 16%～20%，<3cm 的早期食管癌放射治疗与手术疗效相当。

　　影响食管癌疗效的因素除远处脏器和淋巴结转移外，主要有食管癌原发灶的部位、病变长度、有无肿瘤外侵和放射剂量等。多数文献报道，上 1/3 段食管癌放疗效果优于下 2/3 段食管癌。如上海医科大学肿瘤医院报道，颈段和上胸段食管癌放疗的 5 年生存率分别为 24.4% 和 23.7%，中胸段和下胸段食管癌分别为 13.7% 和 5.9%。食管癌外侵者疗效明显下降。持续性胸背痛为食管癌外侵的重要征兆，已无胸背痛者生存率明显高于有持续性胸背痛者。上海医科大学肿瘤医院报道，无胸背痛者 5 年生存率为 19.1%，有持续性胸背痛者为 11.2%。食管癌病灶越长、疗效越差，四川省肿瘤医院报道食管癌病变长度与外侵呈正相关。放射剂量也是影响疗效的重要因素。食管癌放射治疗最佳剂量至今意见仍不一致，但一般认为根治性放疗剂量以 60～70Gy 为好，不宜盲目追加照射剂量。因为继续提高照射剂量，并不能增加病灶局部控制率，相反，会增加周围正常组织放射损伤。

第四节　放射反应和并发症

食管癌放射治疗最常见的并发症为放射性食管炎，所有患者均有不同程度表现。由于放射技术的改进，近年来已很少发生放射性肺炎和放射性脊髓炎。其他严重并发症主要为食管穿孔、食管气管瘘和出血。放疗第 1～2 周，由于食管黏膜水肿，可出现暂时性吞咽困难加重，以后随着肿瘤退缩，吞咽困难逐渐缓解。放疗 3～4 周后可出现吞咽或进食疼痛和胸骨后隐痛等放射性食管炎症状，一般不需治疗，可自行缓解，少数患者可用黏膜保护剂和消炎药物。持续性胸骨后剧痛、体温升高和脉搏加快，为食管穿孔先兆。呛咳特别是饮水后呛咳是食管气管瘘的典型表现。出现以上情况应及时口服碘油或稀钡透视摄片，一旦证实穿孔立即停止放疗，并采取相应治疗措施，通常包括禁食、行胃造瘘术和积极补液支持治疗等。

以往认为食管穿孔是放射治疗的绝对禁忌证，目前有所改变，在经过治疗患者病情稳定后可进行放射治疗。放疗中食管穿孔、瘘管形成和大出血，大多为肿瘤外侵放疗后退缩所致，而非超量放射损伤。对明显外侵，特别是有深溃疡的食管癌，每日放疗剂量应适当减低，以防肿瘤退缩过快而发生食管穿孔和出血。

第五节　放射与食管腔内加温的综合治疗

加温合并放射治疗肿瘤的依据是 S 期细胞对放射抗拒，对加温较敏感，加温能使其对放射线的敏感性增加。再者，肿瘤内对放射抗拒的乏氧细胞对加温敏感。加温还可使放射造成的肿瘤细胞亚致死性损伤和潜在致死性损伤的修复得以抑制。

侯秉森等报道，热疗、化疗、放射三联治疗食管癌 5 年生存率达 28.2%，而单纯放疗为 20%。这说明放疗、化疗合并热疗可提高食管癌的局部控制率。而加温与放射合并也可以得到协同作用。王建华等报道，食管腔内加温合并体外照射可提高食管癌的局部控制率。近期疗效表明，加温合并体外照射组的 CR 率高于单纯体外照射组，而且有统计学意义。加温合并体外照射组的长期生存率超过单纯体外照射组，其 1 年、3 年统计学处理有意义，其 5 年生存率 23.7%，高于单纯放疗的 16.7%（表 13-2）。在病变长度≤5cm 组中，加温体外照射组优于单纯体外照射组，其 1 年、3 年生存率有统计学意义。两组的 5 年生存率分别是 34% 和 18%。因标本偏小，致统计学处理意义不大（$P > 0.05$）（表 13-3）。而肿瘤 >5cm 组 1~5 年存活率无显著差别。

表 13-2 加温体外照射组与单纯体外照射组 5 年生存情况

组别	例数	1 年		2 年		3 年		4 年		5 年	
		例数	%	例数	%	例数	%	例数	%	例数	%
加温体外照射	59	48	81.2	32	45.2	25	42.4	18	30.5	14	23.7
单纯体外照射	66	39	59.0	22	33.3	16	24.2	15	22.7	11	16.7
P 值		<0.05		<0.05		<0.05		<0.05		<0.05	

表 13-3 ≤5cm 组体外照射与单纯体外照射 5 年生存情况

组别	例数	1 年		2 年		3 年		4 年		5 年	
		例数	%	例数	%	例数	%	例数	%	例数	%
加温体外照射	38	34	89	25	66	20	53	16	42	13	34
单纯体外照射	44	28	64	16	36	10	23	10	23	8	18
P 值		<0.05		<0.05		<0.05		>0.05		>0.05	

在热疗合并放疗时，肿瘤的加温要有足够的热剂量，随着温度提高，肿瘤的局部控制率也将随之增加。在整个治疗过程中，加温次数多少，与局部控制率无明显的相关关系。一般认为，每周加温一次即可。局部控制率的高低，关键在于每次的加温质量，即温度的高低。为了提高加温质量，每个辐射器在体模内测得热剂量分布之后，不要轻易改动，而且要定期校正，确保加温质量。

第六节　放射与手术的综合治疗

中晚期食管癌的治疗效果均不理想，局部复发是导致治疗失败的主要原因。手术后的局部复发，多数是癌瘤外侵部分，术前放疗能起到较好治疗作用。放疗后的局部复发，多数是原瘤体的残存癌，放疗后手术切除则是最彻底的治疗手段。因此，手术与放疗的合理结合可能是提高食管癌治疗效果的有效方法。

术前放疗主要用于中晚期食管癌患者，特别是外侵明显的临床Ⅲ期患者。其优点主要为：①术前放疗使肿瘤缩小，外侵减少，提高手术切除率。②淋巴结转移率降低。③5 年生存率有不同程度的提高。目前资料表明，术前放疗并不增加手术困难，也不增加术后并发症，如术后感染、吻合口瘘等发生。放射技术一般采用前后二野垂直照射，照射野包括全纵隔和胃左动脉区，剂量（40~50）Gy/（4~5）周，休息 2~4 周后手术。

术后放疗主要用于以下 3 种情况：①预防性术后放疗，对于中晚期术后"高危"局部复发和区域淋巴结转移的患者，采用术后蔽疗可能有助于提高治愈率。照射范围应包括原来肿瘤瘤床、吻合口及整个纵隔，照射剂量（50~60）Gy/（5~6）周。②术后残存癌的术后放疗，术后肿瘤残存的常见部位有气管膜部、心包、主动脉壁、椎前筋膜和吻合口，以及胸内及胃左动脉淋巴区残存的淋巴结。最好于术中在残存肿瘤周围和"高危"区域留置银夹标记。照射范围以癌残存的病变区域为主，适当扩大，必要时包括周围淋巴引流区。照射剂量应争取给予根治量。根据不同病变部位采用前后野垂直照射或斜野照射。③根治术后复发或淋巴结转移，常见部位有原瘤床附近的局部复发、吻合口复发，纵隔内或锁骨上淋巴结转移。该类患者多数病情较晚，治愈机会少，主要为姑息治疗。照射范围以局部病变为主，照射剂量 50~60Gy，多采用前后野垂直照射，为避开脊髓可采用斜野照射。

由表 13-4 不难看出手术前的放疗、化疗联合治疗与单独的手术治疗相比，三年生存率均有不同程度的提高，尤其是对于食管腺癌的患者。

表 13-4　术前放疗、化疗联合治疗的疗效

作者	病例数	化疗方案	放疗方案	三年生存率	单纯手术的三年生存率
Leprise	104	顺铂第 1d、第 21d；氟尿嘧啶第 2~5d，第 22~25d	20Gy 分 10 次分割	19.2	13.8

续表

作者	病例数	化疗方案	放疗方案	三年生存率	单纯手术的三年生存率
Apinop	69	顺铂第 1d、第 2d；氟尿嘧啶第 1 ~8d	40Gy	26	21
Walsh	113	顺铂第 1d；氟尿嘧啶第 1 ~ 5d，第35 ~ 39d	40Gy 分 15 次分割	32	6
Bosset	297	顺铂	18.5Gy 分 5 次分割；2 周后重复	39	37
Nygaard	103	顺铂第 1d、第 5d；博莱霉素第 1d	35Gy 分 20 次分割	17	10
Urba	100	顺铂第 1 ~ 5d，第17 ~ 21d；氟尿嘧啶第 1 ~ 21d；长春新碱第 1 ~4d，17d，20d	45Gy 分 30 次分割	32	16
Launois	77	顺铂和氟尿嘧啶	20Gy	—	—

第七节　放疗不良反应及处理

放疗是食管癌治疗的主要方法之一，但是放疗在杀灭癌细胞的同时也有一些不良反应，下面将食管癌放疗不良反应及其处理办法介绍如下。

1. 疲劳

放疗期间，人体耗费大量能量来进行自我康复。疾病带来的压力，每天往返治疗以及放射对正常细胞的影响都会导致疲劳。大多数食管癌患者在放疗进行几个星期后都会感到疲倦，而且随着放疗的持续进行会更感疲劳。放疗结束后，虚弱和疲劳也会随之逐渐消失。放疗期间，食管癌患者应少做一些事。如果你感到疲劳，那么在空闲时就要少活动、多休息。晚上早睡觉，白天有可能也要休息。

2. 皮肤

食管癌患者放疗后，皮肤常会变得干燥。患者应把这些症状告诉医生，医生会提出建议来消除不适。放疗结束几周后，多数皮肤反应会消除。患者应小心对待自己的皮肤，以下是一些建议：①使用冷水和温和的肥皂；让水流过接受放疗的皮肤，不要摩擦。②在接受治疗的部位衣服不要穿得太紧。③不要摩擦、抓搔敏感部位。④不要把烫的或冷的东西，如热毛巾或冰袋放在接受放疗的皮肤上，除非是医生建议这样做的。⑤在接受治疗和治疗结束几周内，不要在接受放疗的部位上擦药粉、护肤霜、香水、除臭剂、药膏、洗液和家用药物，除非经过医生许可（许多皮肤产品会在皮肤上留下一层，这样可能妨碍放疗或康复）。⑥放疗时和放疗结束后一年之内，不要让接受放疗的部位暴露在阳光下。如果你想在太阳下多待几分钟，就要穿上有保护作用的衣服（如宽边的帽子和长袖衬衣）以及使用防晒油。

3. 血液

放疗几乎不会降低白细胞数或血小板数。这些血细胞帮助人体抵抗感染和预防出血。如果食管癌患者的血液检查显示放疗降低了白细胞数或血小板数，治疗会暂缓一周，以便增加患者的血细胞数量。

4. 饮食

食管癌放疗的不良反应还包括饮食和消化问题。在治疗过程中，多摄入蛋白质和热量也很重要。医生发现，胃口很好的患者可以更好地对付癌症及其不良反应。以下是帮助食管癌患者解决饮食问题的指南和方法：①如果你咀嚼和吞咽食物时感到痛，建议进食粉状或液体食物。这些食物都可以在商店买到，而且口味也很多。它们可以与其他食物搭配食用。②以下的建议有助于食欲不振时提高食欲，并尽可能地多吃：少食多餐；不喝酒，喝酒会加重放疗不良反应；可服用一些有健脾开胃作用的中药。③如果只能吃很少量的食物，可通过以下方法来提高摄入的能量：食物中加入黄油或人造黄油；喝牛奶代替喝水；饭间喝一些牛奶等；蔬菜上加一些调料或奶油。

总的来说，食管癌放疗不可避免地会对人体正常细胞造成伤害，建议在放疗的同时，服用一些有抗肿瘤及扶正作用的中药，一方面可增强疗效，另一方面能够减轻食管癌放疗的不良反应，提高人体免疫力。

第八节　提高放射治疗疗效的有关展望

很长时间以来人们对如何提高食管癌放射治疗效果进行了大量研究，包括试用各类乏氧细胞放射增敏剂配合放疗，采用中子、负 π 介子等重离子照射等。目前较有实际意义的途径主要有以下 3 种。

1. 探索更好的剂量、时间、分割方式。如上海医科大学肿瘤医院和河北省肿瘤医院最近分别报道，采用后程加速超分割法，患者局部控制率和生存率均明显提高，提示后程加速超分割可能是一种较好的分割方式。

2. 采用三维适形放疗技术，提高靶区定位准确性、改善剂量分布，减少周围组织器官损伤，有助于提高疗效。

3. 探索有效的综合治疗方案。采用放射治疗与手术、化疗的合理配合是提高食管癌疗效的手段之一。

（陶可胜　王桂霞）

第十四章　食管癌的化学治疗

过去认为食管癌对化疗不敏感，化疗仅用于无法手术和放疗的患者，且大多采用单一药物，由于病变广泛，患者全身情况差，并发症多，因而疗效一般较差。自从 20 世纪 80 年代以来，顺铂广泛应用于食管的化疗，尤其是多种药物联合应用，使食管癌化疗的疗效明显提高，缓解期延长，部分病例可获得完全缓解，这给食管癌的化疗带来了新的生机和希望，目前化疗不仅用于治疗晚期食管癌，而且作为新辅助化疗（neoadjuvant chemo-therapy，即化疗先用）的一个组成部分，可以明显增加晚期食管癌患者的手术切除率，延长患者的生存期。

第一节　适应证和禁忌证

一、食管癌化疗的适应证

1. 不宜手术或放疗的各期食管癌患者。
2. 手术或放疗后的巩固治疗及手术或放疗后复发的食管癌患者。
3. 大剂量放疗后局部病灶未能控制者。
4. 预计生存时间约 8 周，心、肝、肾、骨髓功能正常，能进半流质饮食者。
5. 所有未切除干净的食管癌术后患者（切缘阳性）。
6. 手术后病理检查肿瘤浸润超过食管外膜者。

二、食管癌化疗的禁忌证

1. 老年体衰或恶病质患者。

2. 心、肝、肾功能严重障碍，有感染发热、食管癌出血或食管穿孔者。

3. 骨髓功能低下，白细胞低于 $3.0 \times 10^9/L$，血小板低于 $50 \times 10^9/L$，严重贫血或有出血倾向者。

第二节　疗效判定标准

晚期食管癌进展快，疗效评估十分困难，仅根据症状缓解来评估疗效是不够的，因除了化疗可以缓解症状外，其他如抗生素、脱水、针灸以及心理治疗等也可以短期缓解症状。1984 年，Kelsen 提出了食管癌化疗疗效评估标准：①完全缓解：食管钡餐见肿瘤完全退缩，内镜检查未见肿瘤，细胞学转阴。如为术前化疗，手术标本应无肿瘤残留，无淋巴结转移，无远处转移。②部分缓解：肿瘤退缩 >50% 而 <100%，内镜或手术见有肉眼或显微镜下肿瘤残留。③轻度缓解：肿瘤退缩 <50%。

第三节　单一药物化疗

20 世纪 60 年代和 70 年代食管癌的化疗以单一药物为主，对象为中晚期的食管癌患者，最常用的药物有博莱霉素（BLM）、丝裂霉素（MMC）、多柔比星（阿霉素）、甲氨蝶呤（MTX）、长春地辛（长春花碱酰胺）、氟尿嘧啶（5-Fu）、洛莫司汀（环己亚硝脲）、依托泊苷（鬼臼乙叉苷）、米托胍腙（丙咪腙）等，有效率各家报道不一，但大都在 20% 以下。20 世纪 80 年代顺铂（DDP）应用于食管癌的治疗，有效率超过 20%。1985 年，Miller 报道应用 DDP 治疗 15 例食管癌，有效率高达

73%。食管癌的化疗新药亦不断有报道。Conroy 报告用失碳长春碱（Vinoribin，Navelbin）治疗已转移的食管鳞状上皮癌，有效率为25%；Ajani 等用紫杉醇治疗 42 例食管癌患者，13 例获部分缓解，有效率为 31%，其中 30 例腺癌者中 10 例有效（33%），12 例鳞状细胞癌中 3 例有效（25%）。不同作者报道单一药物治疗食管癌的效果见表 14-1。

表 14-1　单一药物对食管癌的治疗效果

文献来源	药物	病例数	有效率（%）
Kelsen	VDS	74	36.5
	MMC	56	26.8
	DDP	73	22.0
	ADM	38	18.4
	MeGAG	23	17.0
	CCNU	19	16.0
	BLM	80	15.0
	5-Fu	29	14.0
	MTX	26	12.0
	VP-16	30	6.7
Ajani	5-Fu	35	38.0
	MTX	70	36.0
	MMC	33	33.0
	VDS	84	26.0
	DDP	231	24.0
	MeGAG	64	23.0

续表

文献来源	药物	病例数	有效率（%）
	ADM	38	18.4
	CCNU	19	15.8
	卡铂	30	6.7
	紫杉醇	39	31.0
Forastiere	MMC	58	26.0
	DDP	113	24.0
	MeGAG	45	20.0
	VDS	35	17.0
	BLM	80	15.0
	ADM	33	15.0
	5-Fu	26	15.0
	MTX	26	12.0
	卡铂	59	5.0

第四节　联合化疗

单一药物化疗缓解期较短，常多药联合应用。联合化疗多数采用以顺铂（DDP）和博莱霉素（BLM）为主的联合化疗方案，与单一药物化疗比较，其有效率明显提高，缓解期延长，但其不良反应亦明显增加。接受化疗的患者，其 Karnofsky 指数不能少于 50 分，重症患者不宜应用。联合化疗不仅适用于治疗晚期食管癌，也用于手术或放疗的综合治疗。下面介绍文献报道的几种主要化疗方案。

1. DDP-VDS-BLM 方案

顺铂（DDP）：3mg/kg，第 1 天，静脉注射。

　　长春地辛（VDS）：$3mg/m^2$，第 1、第 8、第 15、第 22 天，静脉注射。

　　博莱霉素（BLM）：$10mg/m^2$，第 3~6 天，静脉注射。

　　第 29 天重复疗程，第 2 疗程后顺铂（DDP）隔 6 周 1 次，VDS 隔 2 周 1 次，不再用博莱霉素（BLM）维持。

2. DDP–BLM 方案

　　顺铂（DDP）：$3mg/kg$，第 1 天，静脉注射。

　　博莱霉素（BLM）：$10mg/m^2$，第 3~6 天，静脉注射。

　　第 29 天开始第 2 疗程，隔 6~8 周第 3 疗程。

3. DDP–BLM–MTX 方案

　　顺铂（DDP）：$50mg/m^2$，第 4 天，静脉注射。

　　博莱霉素（BLM）：$10mg/m^2$，第 1、第 8、第 15 天，静脉注射。

　　甲氨蝶呤（MTX）：$40mg/m^2$，第 1、第 14 天，静脉注射。

　　每隔 3 周重复疗程。

4. DDP–BLM–VP-16 方案

　　顺铂（DDP）：$80mg/m^2$，第 1 天，静脉注射。

　　博莱霉素（BLM）：$10mg/m^2$，第 3 天，静脉注射；或第 3~5 天，24h 连续滴注。

　　依托泊苷（VP-16）：$100mg/m^2$，第 1、第 3、第 5 天，静脉注射。

5. DDP–BLM–VCR–5-Fu 方案

　　顺铂（DDP）：$50mg/m^2$，第 1 天，静脉注射。

　　博莱霉素（BLM）：$10mg$，第 1~3 天，每 8 小时 1 次，静脉注射。

　　长春新碱（VCR）：$1.4mg/m^2$，第 1 天，静脉注射。

　　氟尿嘧啶（5-Fu）：$500mg/m^2$，第 1~5 天，静脉注射。

6. DDP–ADM–5-Fu 方案

　　顺铂（DDP）：$75mg/m^2$，第 1 天，静脉注射。

　　ADM：$30mg/m^2$，第 1 天，静脉注射。

氟尿嘧啶（5-Fu）：600mg/m²，第1、第8天，静脉注射。

7. DDP-5-Fu 方案

顺铂（DDP）：100mg/m²，第1天，静脉注射。

氟尿嘧啶（5-Fu）：1000mg/m²，第1~5天，静脉注射。

8. DDP-VDS-MeGAG 方案

顺铂（DDP）：120mg/m²，第1天，静脉注射。

长春地辛（VDS）：3mg/m²，每周1次，连用4周，静脉注射。

米托胍腙（丙咪腙）：500mg/m²，第1天，静脉注射。

9. BLM-ADM 方案

博莱霉素（BLM）：15mg/m²，第1、第4天，静脉注射。

ADM：40mg/m²，第2、第3天，静脉注射。

每隔3周重复疗程。

10. DDP-VCR-PYM 方案

顺铂（DDP）：20mg/m²，第1~5天，静脉注射，3~4周后重复。

长春新碱（VCR）：2mg/m²，每周3次，连用7周（上午8~9时用），静脉注射。

平阳霉素（PYM）：10mg/m²，每周3次，连用7周，肌内注射（应用VCR的同天下午3~4时）。

11. DDP-MMC-PYM 方案

顺铂（DDP）：20mg/m²，第1~5天，3周后重复，静脉注射。

丝裂霉素（MMC）：6mg/m²，每周1次，共7周。

平阳霉素（PYM）：6mg/m²，每周3次，共7周，肌内注射。

12. DDP-5-Fu-BLM 方案

顺铂（DDP）：30mg/m²，第1、第8天，静脉注射。

氟尿嘧啶（5-Fu）：1000mg/m²，第1~5天，静脉注射。

博莱霉素（BLM）：10mg/m²，每周2次，静脉注射。

顺铂（DDP）和氟尿嘧啶（5-Fu）每3周重复1次，根据患者情况可用9~12周，博莱霉素（BLM）亦可用9~12周。

13. DDP-CF-5-Fu 方案

顺铂（DDP）：$40mg/m^2$，连用3天，静脉注射。

四氢叶酸（CF）：$30mg/m^2$，连用5天，静脉注射。

氟尿嘧啶（5-Fu）：$1000m/m^2$，连用5天，静脉注射。

每3周为1疗程。

有效的化疗单药包括顺铂、卡铂、氟尿嘧啶、博莱霉素、紫杉醇、甲氨蝶呤、丝裂霉素、长春瑞滨和阿霉素。有效率为15%~30%，疗效持续时间一般较短暂。除紫杉醇外，其他药物对两种组织学类型的食管上皮性癌疗效相似。最有效的药物是顺铂、紫杉醇和氟尿嘧啶。初次化疗者有效率较高，联合化疗优于单药化疗。化疗对一些局部晚期肿瘤患者有短暂的减轻作用，常与放疗联合应用更有效。单独化疗在术前治疗的作用正在观察中。一项随机试验是把可切除两种组织学类型食管癌患者随机分组，接受5-FU/顺铂术前化疗或单独手术，初步结果显示接受术前化疗的患者没有任何生存优势。最近的一项临床试验是把802名手术可切除的食管癌患者随机分配接受2周期的术前化疗［5-FU（$1000mg/m^2$/天持续4天）+顺铂（$80mg/m^2$，d1）21天重复］然后手术组和单独手术的对照组。但这项试验中有接近10%的患者接受了计划外的术前化疗（在中国入组的患者没被计算在内）。在平均2年的随访时间内，术前化疗组有3.5个月的生存优势（16.8个月 vs 13.3个月），试验组的中位生存期比预期的短，还需要进一步随访来证实这一生存优势。因此，如果不是开展临床试验，不推荐开展术前化疗，术后也不推荐辅助化疗。

治疗转移性食管癌的联合化疗方案在不断演进，与腺癌相比，鳞癌看起来对放疗、放化疗、化疗更为敏感；然而，两种组织学类型的肿瘤远期效果没有差异。5-FU/顺铂的联合方案被广泛接受，它是食管癌患者最常用、研究最多的方案，对这个联合方案报告的有效率波动在 20%~50% 。紫杉醇联合 5-FU/顺铂对鳞癌和腺癌都显示了疗效。另外，CPT-11 联合顺铂也有效，尤其是对食管鳞癌。近来一项 II 期试验（35 例）发现紫杉醇联合卡铂对晚期食管癌的有效率一般（43%），但有 3~4 级的白细胞减少却达到了 52% 。美国西南肿瘤研究组开展了一项用吉西他滨和顺铂治疗转移性食管癌的 II 期临床试验，中位生存时间为 7.3 个月。另一项用同一方案治疗 42 例晚期食管癌的 II 期试验，可评价患者的有效率为 45% 。一项用紫杉特尔、顺铂和依立替康的 II 期试验报告有效率达到 63%（10/16）。虽然联合化疗的有效率较高，但也伴随着较大的毒性。

第五节　化疗的不良反应及处理

采用化学疗法治疗食管癌是一种比较常见的方法，化疗主要是通过药物将癌细胞杀死，从而实现治疗效果，但是这种治疗办法因无法单独识别癌细胞而会同时将正常细胞杀死。所以就会给患者带来不同情况的不良反应，主要就是有以下几点。

1. 骨髓抑制

几乎可见于各种化学治疗药物，但绝大多数骨髓抑制均可在停用化疗药物后一段时间恢复正常。

2. 胃肠道反应

DDP（顺铂）及丝裂霉素等药物常引起此类不良反应，目前可应用贝那替嗪、枢复宁等药物减轻或控制这一不良反应。

3. 脱发

以阿霉素、VP-16 等药物多见，一般停止化学治疗后，头发可再生。

4. 局部刺激

化疗药物静脉注射时会有局部刺激，如外漏会在局部产生严重刺激，甚至组织坏死。

5. 过敏反应

如平阳霉素有时可引起过敏反应，表现为寒战、高热、休克等。

6. 神经系统反应

长春新碱易引起外周神经变性，主要表现为肢体远端麻木。顺铂可引起耳鸣、听力减退等。

7. 呼吸系统反应

甲氨蝶呤常引起过敏性肺炎等。

8. 心脏反应

以阿霉素最常见，可引起心肌退行性变和间质水肿，故心功能不良者应慎用。

9. 泌尿系统反应

部分化疗药物引起出血性膀胱炎，肾功损害。

10. 肝脏损害

部分化疗药物可损害肝功能，造成肝功能异常，进一步使血内药物半衰期延长，从而加重化疗药物的不良反应，故化疗前应化验肝功。

虽然化疗药物可引起上述不良反应，但只需在化学治疗过程中适当控制剂量，密切观察病性变化，大多数是可以避免发生的。化疗在治疗食管癌的同时不能靶向识别癌细胞，对人体正常细胞也有损害，因此建议患者在化疗的同时配合中医药治疗，中医在化疗期间以调理脾胃，滋阴益气，健脾养血为主，能明显减轻化疗所产生的不良反应，增强患者免疫力，提高化疗的效果，改善患者的生活质量。

第六节 提高化疗效果应注意的问题

1. 要联合用药

单一药物作用机制单一，容易产生耐药性，联合用药则明显提高了化疗效果。

2. 用药剂量要充足

首次治疗用药必须足量，既能提高疗效，又减少了耐药性产生的机会。

3. 要注意个体化化疗

根据患者病理活检或手术切除标本进行癌细胞药物敏感试验，选择对癌细胞最敏感的抗癌药物，组成对每个患者的个体化化疗方案。

4. 加强肿瘤局部控制治疗

目前食管癌的化学治疗尚很难达到根治的效果，因此，在化疗时可进行放射治疗，以加强肿瘤的局部控制作用。

5. 巩固和维持治疗

化疗后即使取得完全缓解，也很难把疗效长时间维持下去，故应有计划地进行巩固和维持治疗，对提高食管癌的远期疗效非常重要。

6. 序贯性及同步化化学治疗

根据细胞动力学原理，按肿瘤细胞增生的快慢及增生细胞与暂时处于非增生期细胞的比率，采用针对不同时相敏感的化疗药物。巩固和维持治疗。化疗后即使取得完全缓解，也很难把疗效长时间维持下去，故应有计划地进行巩固和维持治疗，对提高食管癌的远期疗效非常重要。

7. 保持乐观、合理饮食和锻炼

在化疗过程中，患者应保持乐观向上的精神状态，保持良好的睡眠、充沛的精神、健康的食欲和合理的营养，可以多吃含有较多维生素的新鲜水果、蔬菜，多饮水，保持适当的机体锻炼，这些对维持化学治疗中机体内环境的平衡都是有益的。

（王桂霞 许红玲）

第十五章　食管癌的生物治疗

除了传统的外科治疗、放射治疗和化学治疗外，随着现代免疫学理论和生物技术飞速发展，以肿瘤免疫治疗为核心的生物治疗日益受到重视。生物治疗（biotherapy），是指将生物制剂和（或）活性细胞引入患者体内，以调节机体的生物反应使之有利于宿主直接杀伤、抑制肿瘤细胞，达到治疗的目的。

第一节　免疫治疗

一、干扰素

干扰素（interferon，IFN）是第一个用于癌症治疗的细胞因子，其抗肿瘤的效应是多方面的。它可以延长细胞周期，影响癌基因表达和肿瘤分化，活化并增强宿主免疫系统中 Tc，NK，单核/巨噬细胞的细胞毒作用，影响肿瘤血供，降低细胞膜通透性，并可能具有细胞毒作用；但是许多临床研究发现，单独应用 IFN 对实体瘤的疗效欠佳，有人统计，IFN 仅对部分食管癌有效。也有许多研究表明，IFN 与 5-FU 有协同作用。Wadler 等对 21 例食管癌患者进行如下治疗：5-FU $750mg/m^2$，每周连续用 5 天；α-2a-IFN，每周一、三、五各一次，皮下注射，反应率为 25%（5 例），其中有 10% 完全缓解（2 例）。Kelson 等用类似方法治疗食管癌，反应率为 27%。美国学者用 5-Fu、甲酰四氢叶酸、α-2a-IFN、顺铂治疗 11 例食管癌，部分反应率也是 27%（3 例）。IFN 与 5-Fu 协同抗癌的真正机制尚不十分清楚，似乎

增加 α-2a-IFN 的剂量并不能改善反应率；体外实验表明，IFN 可以通过激活胸腺嘧啶核苷酸磷酸化酶而增加 5-Fu 代谢产物——FdUMP 的水平；在 5-Fu 之前给重组 α-2a-IFN 时二者的协同作用更佳，也提示重组 α-2a-IFN 也许可以增强 5-Fu 的作用。

二、LAK/IL-2 和 TIL/IL-2

白介素-2（IL-2）激活的淋巴因子激活的杀伤细胞（LAK）和肿瘤浸润淋巴细胞（TIL）进行肿瘤的过继免疫治疗已初步取得可喜的临床效果。IL-2 在人体抗肿瘤免疫反应调节中处于中心地位，它抗癌的 2 个最适剂量水平：低剂量（<100U/天）和高剂量（>10 000U/天）。高剂量时可在体内诱生 LAK 细胞，而转输 LAK 细胞过继免疫治疗（adoptive immunotherapy，AIT）中，也需合用 IL-2 才能维持其活性并诱生内源性 LAK 细胞。LAK 可以溶解多种细胞，是一种广谱抗肿瘤淋巴细胞，其作用与 NK 细胞和细胞毒性 T 细胞（CTL）的不同在于它可以直接浸润肿瘤团块并紧密黏附于肿瘤细胞，使肿瘤细胞变性坏死。术后免疫力降低的食管癌患者经转输 LAK 细胞治疗，免疫学参数恢复良好，提示 AIT 是食管癌术后一种有效的辅助治疗措施。Ueda 等以 LAK 细胞行全身性 AIT 并合用 IL-2 对食管癌肝转移瘤有效，而对其他消化道肿瘤的肝转移无效。

1986 年，人们发现从实体瘤组织中分离到的 TIL 在体外经 IL-2 激活后可大量扩增并对肿瘤具有杀伤活性。其体外抗肿瘤效果优于 LAK 细胞 50～100 倍，并仅需较少量 IL-2 就可发挥抗肿瘤效应，目前已较系统地应用于临床。用 TIL 对食管癌术后胸膜转移进行过继免疫治疗，治疗后恶性胸水消失。IL-2 可在体外诱导抗肿瘤细胞群（LAK，TIL，巨噬细胞等）的大量扩增，激活并强化免疫活性细胞对肿瘤细胞的杀伤力，使过继免疫治疗可以应用于临床。

三、*MAGE-1* 和 *MAGE-3* 基因产物

MAGE-1 是 HLA-A1 区上的肿瘤抗原基因；*MAGE-3* 是 HLA-A1 和 A2 区上的肿瘤抗原基因。它们的表达产物可以被 CTL 识别，而 CTL 是肿瘤过继免疫治疗中的主要效应细胞之一。Toh 等研究了 65 例原发食管癌组织，11 例食管癌淋巴结组织和5 例正常食管组织，结果发现 12 例原发食管癌和 5 例转移淋巴结有 *MAGE-1* 的表达，而 5 例正常食管组织无一表达。其中 4 例转移淋巴结有 *MAGE-1* 表达者，它们的原发癌中却没有 *MAGE-1* 的表达。Inoue 等用 RT-PCR 法研究了 42 例食管癌外科切除标本和 12 例人食管癌细胞系 *MAGE* 的表达，结果也显示正常的食管组织无 *MAGE-1* 表达，而癌组织中 *MAGE-1* 表达率为 60%。因为肿瘤组织有 *MAGE-1* 的表达，而正常组织除了睾丸和胎盘外均无表达，有 *MAGE-1* 基因表达的肿瘤就成为免疫治疗潜在的靶组织。因此，用 *MAGE-1* 基因产物进行特异性免疫治疗成为治疗食管癌的一种新方法。

MAGE-3 的表达各家报道不一。Tanaka 等通过对体外培养细胞系的研究认为 *MAGE-3*/HLA-A24 肽可以诱导 HLA-A24 正常宿主外周血单核细胞（PNMCs）的特异性 CTL，因而可能成为一种新的肿瘤免疫治疗方法。但在 Toh 等的研究中仅不到 10% 的原发食管癌有 *MAGE-3* 的表达，而转移淋巴结中则没有发现 *MAGE-3* 的表达。Inoue 等研究的 42 例食管组织中 57% 有 *MAGE-3* 的表达，然而 *MEGA-3* 表达产物在实际应用中并没有提高食管癌的 5 年存活率。

四、其他

除此之外，还有许多生物学应答调节剂（biological response modifier，BRM）用以参与食管癌的生物治疗。例如，CEA 和 SART-1259 抗原在大部分食管癌中有表达，作为免疫治疗的靶抗

原，可以被特异性抗体或免疫活性细胞识别。云芝多糖（polysacchride krestin，PSK）已被试用于临床，日本学者将 PSK 与放化疗联合应用；与主动免疫肿瘤疫苗 – 卡介苗（BCG）合用于 278 个胸段食管癌患者，发现存活期显著延长。

第二节　基因治疗

所谓肿瘤的基因治疗（gene therapy）是指在 DNA（RNA）水平上对肿瘤的控制和治疗。基因治疗是将有功能的基因导入细胞去纠正代谢异常基因或产生新功能基因的治疗技术。肿瘤是细胞遗传物质突变或缺失所致，基因治疗的理想途径就是导入基因纠正异常，包括转入细胞周期基因、抑癌基因、自杀基因、抑制癌基因的活性等。基因治疗仍处于实验室阶段，相信未来可能成为肿瘤治疗的重要手段。

和所有肿瘤一样，食管癌也被视作是一种与基因有关的疾病。许多研究表明，脂质体介导的基因转移技术用于将重组基因转入细胞和组织取得明显效果。Schmid 等利用这一技术将 Las–I 受体基因转移到鼠的食管，在暴露于 DNA–脂质体的上皮细胞中发现了该基因的表达。他们认为鼠和其他啮齿动物的角蛋白化食管上皮具有阻止基因转移的性质。而相反，人类的食管黏膜是非角蛋白化的鳞状上皮层，这一特性可能使脂质体介导基因转移的效率更高。因此，脂质体介导的基因转移技术有可能成为食管癌基因治疗的一个可行性方法。

任力强等用维 A 酸体外使食管癌细胞发生终末分化，分离得到 *RA538* 基因，将其 cDNA 转移到食管癌细胞，可抑制细胞增生，引起细胞脱落和死亡，提示 *RA538* 在肿瘤治疗中有潜在的应用价值。*p16* 是一种抑癌基因，在肿瘤细胞中往往是缺失或突变的。彭琼等发现转染了 *p16* cDNA 的食管癌细胞生长缓慢，克隆数量明显少于对照组，克隆体积也小，于是认为野生型 *p16* 的恢复将可能成为临床基因治疗的新靶点。

目前对食管癌基因治疗的研究尚处于理论和试验阶段，各国研究者都在致力于寻找更多有价值的目的基因和更有效的方法，观察基因治疗的安全性和不良反应，建立食管癌的转基因动物模型，等等，以期使基因治疗真正成为食管癌的有效临床治疗方法之一。

生物治疗，从本质上讲是生理性的，它旨在调动机体的抗癌能力，理论上讲是一种比较理想的肿瘤治疗方法。但就目前而言，食管癌的生物治疗尚处于实验研究和临床试验阶段，尤其是基因治疗还处于起始阶段。因此，生物治疗还只是抗食管癌的一种辅助方法。但是随着病因生物学和基因工程技术的提高，食管癌的生物治疗将成为未来研究的一个主要方向，它将使得食管癌的内科治疗目的从姑息发展为根治成为可能。

（陶可胜　王桂霞）

第十六章 食管癌的中医治疗

第一节 中医认识

传统医学对食管癌的认识追溯到 2000 多年前的医学典籍《黄帝内经》，以后医家也指出"过饮滚酒，多成膈证""年高者有之"。西方医籍记载最早在公元 2 世纪。1745 年食管恶性梗阻患者的症状被详细做了描述。传统医学对食管癌的治疗积有丰富的经验，除药物疗法外，还有针灸、气功、药膳等疗法。这些方法，疗效稳定，不良反应少，在缓解症状，提高生活质量等方面都有较大的优势。食管癌在传统医学中称谓不一。在中国传统医学中，中医学称之为"噎膈""反胃""关格""征积"等，蒙医学称之为"食管纳里病"。

一、病因

食管癌的发病因素，祖国医学认为与七情郁结，脾胃受伤；气滞血瘀，痰湿凝结；饮食不洁，生活不节；气血亏损，脾肾虚弱；先天禀赋，父母遗传有关。其病因不外与下列 3 种原因有关。

1. 饮食所伤

长期嗜饮烈酒，经常爱食酸辣腐臭、辛香燥热之品。《医碥·反胃噎膈》："酒客多噎膈，饮热酒者尤多。"

2. 精神因素

情志不遂，忧思伤脾，脾胃受伤，运化不健，津液不能输布而内聚成痰。恚怒伤肝，肝郁气滞、气郁日久可致血行不畅而成瘀，痰瘀互结，阻于食管而发为本病。《内经·通评虚实论》："膈塞闭绝，上下不通，则暴忧之病也。"

3. 正气内虚

气血亏虚作为内因与食管癌发病有关，朱丹溪说："噎膈反胃各虽不同，病出一体，多由气血虚弱而成。"现代医学尚未证实食管癌的真正发病原因。但可能与热食、饮料、烟、酒各种调味品有一定关系，有的学者认为与亚硝胺关系密切，故对于含有较多的硝酸盐、亚硝酸盐食物，必须少食、慎食，如酸菜、萝卜干、豆酱，发霉的肉类、鱼露、麦面、米类等。

二、病机

中医学对食管癌的认识源远流长，自公元前 2 世纪成书的《黄帝内经》首次记载本病之后，历代医家从不同侧面对本病的认识和治法做了进一步的探索和补充，形成了一套较为完整的辨证体系。综合历代医家的认识，都认为本病的发生多因忧思郁怒，情志不遂，七情郁结；或嗜酒无度，恣食辛香燥热等物，损伤脾胃，造成气滞食凝，积聚成块；或高年衰老，正气志虚，正不胜邪，瘤邪乘虚侵入而成。正中《景岳全书·噎膈》所言："噎膈一证，必以忧愁思虑，积劳积郁，或酒色过度，损伤而成。"清朝医家徐灵胎在评《临证指南医案·噎膈》时指出："噎膈之证，必有瘀血、顽痰、逆气，阻隔胃气。"其病理机制，不外以下 5 个方面。

1. 气滞

情志失调，忧思郁怒，或饱食不节、寒热不适，引起气机郁滞，气不布津，津液聚而为痰、痰气交阻食管而成。

2. 血瘀

情志失调，气机郁滞，引起血行不畅，气滞血瘀，痰湿不化，痰凝交结，积聚而成。

3. 痰凝

情志郁怒，饮食不节，损伤脾胃，水湿不化，聚湿为痰，或嗜酒无度，喜好肥甘，酿成痰浊，痰凝信管，结成肿块。

4. 热毒

酒色过度，七情所伤，误服辛燥药，俱令津血亏虚，相火渐炽，日久成毒、灼伤食管而成。

5. 正虚

先天禀赋不足，或气血虚，高年衰老，阴阳不和，水火失调，正不胜邪，瘤邪乘虚侵入而成。

第二节　辨证治疗

中医认为食管癌属本虚标实证。治疗初期重在治标，宜理气、化痰、行瘀、消积为主，但均应加入滋阴养血润燥之品。后期重在治本，宜滋阴养血，温补脾肾疗法，但亦需结合开郁理气，化痰行瘀之法。然食管癌乃积渐而成，多见阴伤，故治疗不可过用辛散香燥之药，但也不可过用滋腻之品，皆因胃喜润而恶燥，喜清淡而恶黏腻，其气以和降为顺之故。过于辛燥或过于滋腻，易伤胃中津气，胃气一伤，渚药罔投，势必不救，这是治疗中必须注意的。

1. 痰气交阻证

主证：吞咽梗阻，胸膈痞满，情绪舒畅时可稍减轻，口干咽燥，舌质偏红，苔薄腻，脉弦细而滑。

治法：理气降逆，燥湿化痰。

方药：旋覆代赭汤加减。旋覆花10g（包煎），代赭石15～30g，人参10g，法半夏10g，生姜5g，大枣30g，炙甘草3g。气虚加黄芪30g、黄精10g；血虚加当归、首乌各10g；阴虚加沙参、麦冬各15g；阳虚去法半夏，加熟附片10g，桂枝5g；胸痛加延胡索10g、山楂10g，谷芽、麦芽各20g；大便溏泄去代赭石加白术 15g，茯苓，扁豆各 30g，气郁胸闷加郁金 12g，全瓜蒌 15g，厚朴 10g。

分析：方中旋覆花消痰下气；代赭石重镇降逆；法半夏、生姜化痰降逆，散结止呕；人参、炙甘草、大枣扶脾益胃；全方降气、消痰、和胃。对食管癌患者出现的胸痞呕恶，嗳气呃逆，腹胀便溏等症状的缓解甚为有效。

2. 痰瘀互结证

主证：吞咽困难，甚则水饮难下，胸背疼痛，固定不移，泛吐黏痰，大便坚硬，或吐下如赤豆，形体消瘦，肌肤甲错，舌有瘀斑或带青紫，脉细涩。

治法：化痰软坚，活血化瘀。

方药：启膈散合桃红饮加减。沙参 15g，茯苓 15g，丹参 15g，川贝 10g，郁金 12g，砂仁壳 6g（后下），荷叶蒂 10g，杵头糠 10g，桃仁 10g，红花 6g，川芎 10g，当归 10g，威灵仙 15g。瘀血甚者加三七、赤芍、蜣螂虫；泛吐黏痰者加海藻、昆布、黄药子；服药即吐，难于咽下者，可先服玉枢丹，再服煎药。

分析：方中丹参、郁金、砂仁壳、桃仁、红花、当归、川芎活血化瘀，利气开郁，沙参生津润燥；川贝、茯苓、威灵仙渗湿化痰散结；荷叶蒂、杵头糠化湿和胃降逆。全方化痰软坚，活血化瘀，甚切痰瘀互结之病机。

3. 热毒伤阴证

主证：吞咽梗涩较重，吞咽困难，胸骨后灼痛，口干咽燥，心烦不寐，或潮热盗汗，溲赤便秘，舌红少津或紫绛或裂纹，舌苔薄黄或少苔，或光剥，脉弦细数。

治法：养阴清热，解毒散瘀。

方药：沙参麦冬汤加减。沙参 10g，玉竹 10g，麦冬 10g，生扁豆 5g，天花粉 10g，冬桑叶 5g，生甘草 3g。热毒者加银花、山豆根、蜂房、紫草根；咽燥口干者加生地、丹参、玄参；潮热盗汗者加银柴胡、地骨皮、知母；肠中燥屎，大便不通者加大黄、何首乌。中病即止，以免再伤津液。抗癌加白花蛇舌草、半枝莲、石见穿等。

分析：方中沙参、麦冬、玉竹、天花粉为清热，滋养肺胃之阴，生津润燥；生扁豆、生甘草益气培中，甘缓和胃；冬桑叶清宣燥热。全方滋养合用，清热养阴，生津润燥。但养阴清热有余，解毒散瘀之力缺乏，故应用本方时，务必加用清热解毒、化瘀散结之药，方能收效。

4. 气血两虚证

主证：长期梗阻严重，水饮不下，形体消瘦，面白气短，语声低微，头晕心悸，肢倦体乏，舌质淡苔白，脉细弱无力。

治法：益气补血，养心健脾。

方药：八珍汤加减。人参6g，白术10g，茯苓10g，炙甘草3g，熟地10g，当归10g，白芍10g，川芎6g。梗阻严重者加生半夏、生南星、急性子等；纳呆腹胀者加鸡内金、焦楂曲、枳壳；便溏腹泻者加炒苍术，淮山药、口干咽燥者加沙参、麦冬；放疗后白细胞减少者加黄芪、枸杞子、鸡血藤；恶心呕吐者加炒竹茹、代赭石、制半夏。

分析：本方人参大补元气，补益脾肺，白术健脾化湿，茯苓健脾渗湿，甘草甘平益气和中，四药合用既补气又健脾，以资气血生化之源。熟地补肾滋阴养血，当归补血活血，川芎行气活血，白芍养血和营，柔肝止痛，四药合用补血活血。全方共奏补气养血之功，若加用解毒散结之药如白花蛇舌草、夏枯草、天葵子等，则效果更佳。

5. 气虚阳微证

主证：长期饮食不下，面色㿠白，精神疲惫，形寒气短，泛吐清涎，面浮胫肿，腹胀便溏，舌质淡胖，苔薄白滑，脉细弱或沉细。

治法：益气健脾，温补肾阳。

方药：补气运脾汤合右归丸加减。人参6g，白术10g，茯苓

10g，炙甘草 3g，黄芪 10g，陈皮 10g，砂仁 5g（后下），半夏曲 10g，生姜 6g，大枣 20g，熟地 10g，山药 15g，山茱萸 10g，枸杞子 10g，杜仲 12g，肉桂 3g（后下），熟附片 6g。呕吐者加旋覆花、代赭石、炒竹茹；便溏腹胀者加炒苍术、炒枳壳、木香；疼痛加延胡索、乳香、没药。

分析：补气运脾汤中，人参、白术、茯苓、炙甘草为四君子汤组成，益气健脾，加黄芪、大枣，加强益气补中升阳之功。陈皮、半夏、砂仁、生姜行气和胃降逆。

右归丸以熟地、山药、山茱萸、枸杞子、当归补肾填精，滋阴养血，肉桂、附子、鹿角胶、杜仲、菟丝子等温补肾阳，为阴中求阳之法，既温补肾阳又填精养血。两方合用，共奏温补脾肾之功。病至气虚阳微，一般宜行进温脾益气之剂，以救后天生化之源，待能稍进饮食或药物之时，再以暖脾益肾之方，或两方合用，或两方交替服用，徐徐图之。

第三节　中成药治疗

1. 冬凌草制剂

冬凌草片，每次口服 4 片，每天 3 次，2～3 个月为一疗程。或冬凌草糖浆，每次口服 30mL，每日 3 次，2～3 个月为一疗程。

2. 斑蝥素片

每次 0.25～0.50mg，每日口服 3 次，240mg 为一疗程。

3. 消癌平注射液

100mL，加入 5% 葡萄糖注射液中静脉滴注，每日 1 次，3500～4500mL 为一疗程。

4. 华蟾素针剂

每次 4mL，每日 2 次，肌内注射，1～2 个月为一疗程；10～20mL 加入 5% 葡萄糖注射液 100mL 静脉滴注，每日 1 次，30 天为一疗程。

5. 平消胶囊

每次口服 4 ~ 8 粒，每日 3 次。

6. 古稀胶囊

每次口服 2 ~ 4 粒，每日 3 次。

第四节　单方验方

治疗食管癌的单方验方，我国民间已积累了许多，在食管癌的治疗方面具有一定参考价值。

1. 冬凌草 50 ~ 90g，沸水冲泡，加白糖，每天 1 次口服，2 ~ 3 个月为一疗程。

2. 斑蝥 1 只，鸡蛋 1 只。先将斑蝥塞进鸡蛋内，蒸煮半小时，取出鸡蛋中斑蝥服食，每日 1 只。

3. 斑蝥 2g，蜈蚣 1 条，大枣（去核）12g，山豆根炭 125g，广木香 9g，白糖 75g。共为细粉，炼蜜为丸，每丸重 9g，每次服 1 丸，每日 3 次。

4. 硇砂 10g，月石 30g，朴硝 20g，青黛 20g，冰片 5g，木香 1g。共研细末，每次服 3g，每日 2 次。功能：软坚散结，适用于食管癌梗阻严重者。

5. 开关散：牛黄 2g，麝香 2g，海南沉香 10g，礞石 10g，硇砂 10g，火硝 30g，月石 40g，冰片 10g。共研细粉，装瓶密封。每次 1.5g 含服，每日 5 ~ 10 次。

6. 治膈散：山慈菇 200g，硼砂 80g，硇砂 20g，三七 20g，冰片 30g，沉香 50g。共研细粉，每次 10g，每日 4 次，10 天为一疗程，后改为每次服 10g，每日 2 次，以巩固疗效。

7. 消炎解痉液：0.25% 普鲁卡因 200mL，硫酸庆大霉素 32 万 U，麻黄素针 60mg，山莨菪碱针 10mg，地塞米松针 10 ~ 15mg 或泼尼松 80mg 研细面。上药共混匀，每次徐徐咽下 3 ~ 5mL，每日 10 次。

第五节　针灸治疗

1. 穴位：①组：廉泉、鸠尾、巨阙；②组：上脘、中脘、下脘；③组：玉堂、膻中、中庭；④组：璇玑、华盖、紫宫；⑤建里、胃上（双）；⑥组：不容（双）、承满（双）；⑦组：梁门（双）、关门（双）、太乙（双）、滑肉门（双）。方法：提插手法，不留针。用26号2寸毫针。体弱者小提插，10～20次，刺激时间10～20s；体强者，大提插，30～40次，时间30～40s；一般用中提插，20～30次，时间20～30s。每次针1组，依次轮流使用，每周3次，15次为一疗程，休息2周，继续治疗。

2. 穴位：①组：膈俞、膈关、内关、胃俞；②组：天突、足三里、中脘、公孙。配穴：痰多便秘者，加丰隆、大肠俞、天枢。胸痛引背者，加心俞及胸背部阿是穴。痞塞噫气者，加大陵。方法：两组主穴间日交替运用一次，休息3天，再间日交替运用一次，共3次（即15天）为一疗程。中下段食管癌或贲门癌可使用第1组选方；中上段食管癌可使用第2组选方。均用平补平泻手法，捻转行针20～30min，同时让患者配合吞咽动作或饮水30～50mL。

3. 穴位：天突、膻中、足三里。方法：针刺、留针30min。

以上所述3种针刺治疗食管癌，对解除食管癌梗阻效果显著，可作为食管癌治疗的辅助疗法。

4. 穴位照射疗法

穴位：膻中、巨厥、膈俞、中脘、足三里。

方法：随症加减穴位取穴。用激光血卟啉机波长6280A以齐通红、环辛四烯为泵浦染料激光器之染料源，红光输出功率为200mW，脉冲频率为20次/秒，光纤距皮肤1cm，光斑1cm^2，功率密度为254.77nV/cm^2。每穴照射5min，每周照射1次，

6 次为一疗程。

此法能改善食管癌患者的哽噎症状，机制尚不清楚。激光穴位照射治疗食管癌，是古老的针刺疗法与现代高科技相结合的一种新的治疗方法，也是一条值得探索的治疗食管癌的方法。

第六节　中药外治法

1. 蟾酥膏

由蟾酥、生川乌、七叶一枝花、红花、莪术、冰片等 20 种中药制成，外观如橡皮膏，镇痛有效率可达 92.5% 。

2. 金仙膏

《理瀹骈文》方是由苍术、白术、川乌、生半夏、生大黄、生五灵脂、生延胡索、枳实、当归、黄芩、巴亚仁、莪术、三棱、连翘、防风、芫花等百余种中药制成的药膏，按病情分次摊膏纸上，外敷病处或选穴外贴。可用于噎膈、反胃等多种病症。

3. 复方荆芥液

荆芥、川乌各 20g，川芎、荜茇各 30g，马钱子 15g。研成细末，浸泡于 75% 酒精 400mL 内密闭 7 日，滤渣取液再放入冰片粉 15g 备用。用棉球蘸药液涂抹痛处，每日 1 次或数次，用药后一般 10～20min 可收到止痛效果。

第七节　其他中医疗法

一、按摩疗法

用"三焦分治"手法：在上焦（天突—鸠尾）用按法；至鸠尾处，一手按穴位，另一手向下行（中焦，鸠尾—神阙）用摩法，手法不急不缓，摩至神阙处，复换为揉法，缓缓下行（下焦，神阙—曲骨），每按摩一次，约进行 20 遍。有疏通经络，消瘀导滞，畅行气血，补益脏腑的功能。

二、推拿疗法

早在 1959 年，黑龙江省就有人采用推拿疗法治疗 2 例食管癌，使其症状缓解。自此以后，各地已先后将推拿疗法作为一种辅助治疗的手段运用于食管癌。一般认为推拿背部腧穴可以减轻胸背部的癌性疼痛；揉按合谷、足三里、涌泉可以扶正固本，启膈降逆。

三、气功疗法

气功锻炼能防治肿瘤，是因为气功能活跃气血，协调脏腑，增强正气，安宁心神，疏通经络、强健筋骨。在明代《丹台玉案》中就有气功导引治疗食管癌的记叙。

1. 练功要领

①松静自然；②意气合一；③动静结合；④上虚下实；⑤循序渐进。

2. 常用功法

①松静功；②郭林新气功；③内劲一指禅。

四、内镜下局部注射中药疗法

药物：复方五倍子注射液 4mL，丝裂霉素 2mg，两药混匀。

方法：内镜直视下用 NM-IK 内镜注射针将药物经活钳孔分 4～5 点注射到肿块部位，每点注射 0.5～1mL。每周 1 次，共 4 次。

分析：复方五倍子注射液中五倍子降火化痰，诃子敛肺利咽生津，明矾收敛止血祛风痰。现代医学认为复方五倍子液局部注射能协同蛋白质凝固，血管栓塞，配合丝裂霉素，能使肿瘤细胞坏死。

（张　伟　宋光美）

第十七章　食管癌的食物与药膳疗法

第一节　食管癌患者的饮食

食管癌是常见的恶性肿瘤之一，占我国恶性肿瘤发病死亡的第4位。发病因素与自然环境、居民生活习惯、遗传因素、食物机械刺激有关，主要因素有：亚硝胺类化合物、发霉变质食物、微量元素（钼、锌等）缺乏、营养不良、喜热及粗糙饮食、吸烟、嗜酒等。早期食管癌无明显症状，易被忽略，常有吞咽食物时出现胸骨后不同程度隐痛，烧灼感或不适，食物摩擦感、停滞或哽噎感，时隐时现。中期出现典型症状吞咽困难，开始时吃硬食发噎，如米饭、馒头，需水方能咽下。继而出现持续或进行性加重的吞咽困难，由软食到半流质，最后只能进水直至滴水难入，还伴有发热、消瘦。晚期出现恶病质，全身衰竭。药膳与食物疗法在食管癌的预防、治疗、预后中起着重要的作用。

一、饮食防治

食管癌的饮食治疗重在预防。注意防止粮食发霉，秋季收粮要快收快晒，加强保管，注意吃新鲜的食物（如鲜肉类、鲜蔬菜及水果），补充缺少的营养，改变传统不良的饮食习惯。要用漂白粉处理饮水，使水中亚硝酸盐含量减低，经常服用维生素C以减少胃内亚硝胺的形成。另外给蔬菜施肥时，要避免亚硝酸盐的积聚，可施钼肥。对有食管上皮细胞中度或重度增生者应给予维生素 B_2，纠正维生素 A 缺乏。禁止吸烟，尽量不饮酒。讲究卫生，特别是每天刷牙漱口，注意口腔卫生。食管癌以进食障碍为突出特点，而且进行性加重。因此，在早期即应积极加强营养，多吃新鲜蔬菜和水果，荤菜、粗细粮食多品种合理搭配，从食物中补充维生素 A、维生素 C、维生素 E、维生素 B_2、胡萝卜素和微量元素硒、糖、脂肪等，使患者维持和增强抗病力，为治疗（化疗、放疗、手术等）创造条件，并储备一定的营养物质，防止出现恶病质，要尽量做到早检查、早诊断、早治疗。

二、补充营养

食管癌与其他肿瘤不同，不是食欲差，而是吞咽困难、不能进食，造成机体的消耗，所以应尽量多吃一些能进入食管的饮食，如半流食和全流，注重半流食和全流的质量，不要限制热量，要做到营养丰富，饭菜细软，容易消化和吸收，必要时可做匀浆膳、要素膳及混合奶等饮食。匀浆饮食是将正常人的饮食去刺和去骨后，用高速组织捣碎机搅成糊状，所含的营养成分与正常饮食相似，但在体外已粉碎，极易消化和吸收，可避免长期单一的饮食，并可预防便秘。匀浆膳食的热能和营养要求可根据病情和个人的饮食习惯自行配制多种配方，可选择米饭、粥、面条、馒头、鸡蛋、鱼、虾、鸡肉、瘦肉、猪肝、白菜、胡萝卜、油菜、白萝卜、冬瓜、土豆，以及适量的牛奶、豆浆、豆腐、豆干等食品。匀浆膳的配制方法：将鸡肉、瘦肉、鱼、虾、蔬菜等清洗干净，去骨、去皮、去刺，切成小块煮熟或炒熟，馒头去掉外皮，鸡蛋煮熟去壳分成块，将每餐所需要的食物全部混合，加适量水一起捣碎搅匀（可用医用组织捣碎机或食品捣碎机捣碎），待全部搅成无颗粒糊状再加食盐 $1 \sim 2g$/餐即可。或者把菜炒熟后与碎馒头混合在一起，再用组织捣碎机捣碎，然后口服或管饲，要鼓励多进食。

三、术后饮食

手术后要禁食水，根据医嘱可以饮水时，可以喝少量的水，防止吻合口瘘，一般要在 3 天后进食。半流质阶段可稍长一些，不要急于过渡到普食。手术后的食管不同于正常食管，更应注意饮食卫生，避免食用刺激性食物及调料，食物不宜过热、过硬等。少量多餐。

四、放疗时饮食

放疗时易引起口咽干燥、胸骨后灼痛等热灼阴伤的症状，故宜选用营养丰富，清软滋润，容易咽下的食物，如梨汁、蔗汁、牛奶、蛋羹、藕粉、银耳、苦瓜、油菜、木耳、紫菜、丝瓜、西瓜、绿茶、绿豆等。

食管癌患者在接受放射治疗时若出现阴液灼伤，热毒亢毒征象，可及时给予甘寒之饮食作辅助性治疗。常用食品有西瓜、生梨、荸荠、鲜藕、金银花露等。

五、化疗时饮食

化疗主要是针对骨髓造血及消化系统的损害，宜食健脾和胃、补骨生髓之品，如山药、薏苡仁、山楂、蜂王浆、柑橘、猴头菇、芫荽、番茄、萝卜、鸡脯、黑木耳、鸡肉、牛肉等，另加补骨生髓、益气养血的食物，如动物骨髓、鹅血、苹果、红枣、甲鱼、胎盘、核桃、赤小豆、菠菜等。

化疗患者，当骨髓受到抑制，白细胞和血小板计数下降时，可食甘温补脾养血之品，如扁豆、山药、红枣、桂圆肉、阿胶、鹿角胶、冬虫夏草炖老鸭等。以促进骨髓功能恢复，改善造血功能或预防因白细胞降低、血小板减少而产生的各种并发症。

六、食管癌晚期饮食

如恶病质出现，应多补充蛋白质，如牛奶、鸡蛋、鹅肉、鹅血、瘦猪肉及各种新鲜果菜。食管癌哽噎症状严重时，应给予浓缩的富含优质蛋白、糖类、脂类、无机盐及维生素成分的流质饮食，以减少对癌组织的刺激。可在营养师配合下，配制各种混合奶等适合于本病患者摄食的饮食。当食管梗阻或出现食管气管瘘而不能进食时，则应采取静脉高营养或胃造瘘手术等方法，来维持机体对营养的需求。

第二节 食管癌患者的药膳

1. 陈夏苡仁粥

用料：陈皮 5g，法半夏 12g，薏苡仁 60g，粳米 60g。

制作：①将法半夏洗净，用布袋装好；陈皮洗净，将粳米洗净备用。②将薏苡仁洗净，与药袋、陈皮、粳米一齐放入锅内，加清水适量，文火（即慢火）煮成稀粥，去药袋，调味即可。随意食用。

功效：祛湿化痰，理气止呕。

适应范围：食管癌属于痰湿内阻者，症见吞咽困难，进食梗阻感，胸闷，嗳气频频，呕吐痰涎，舌苔白腻，舌质淡胖，脉滑。

注意事项：①使用本方以吞咽梗阻感，胸闷，呕吐痰涎，舌苔白腻，脉滑属于痰湿内阻者为重点。本方药性偏温，凡为食管癌放疗后见口干咽燥，五心烦热，舌红，苔黄，脉细数属于阴虚内热者，非本方所宜。②临床上胃癌属于胃气上逆，痰湿内阻之呕吐或嗳气者，亦可用本方。

2. 芦根洋参柿霜粥

用料：芦根（鲜品）100g，西洋参 10g，粳米 50g，柿霜 30g。

制作：①将鲜芦根切成细段，加清水适量煎半小时，去渣，取汁备用。②将西洋参切细片，粳米洗净；用芦根水煮洋参、粳米成胶黏稀粥，溶入柿霜。随意饮用。

功效：清胃止呕，益气祛痰。

适应范围：食管癌属于阴津亏损者；或放疗后阴津亏虚者，症见形体消瘦，口燥咽干，心烦多梦，痰涎黏稠色黄，大便干燥，尿黄；舌质红，苔少，脉细数。

注意事项：①使用本方以口干咽燥，心烦多梦，进食梗涩难下、便秘、尿黄，舌红苔少，脉细数属于阴亏热结者为要点。本方偏于甘凉，对于晚期患者症见面色泛白，形寒肢冷，口吐清涎，舌淡暗，脉沉细属于气衰阳微者，则非本方所宜。②如无西洋参，可用生晒参10克代用。

3. 淮杞炖鳖

用料：鳖500g，淮山药30g，枸杞子15g，大枣5枚，生姜3片。

制作：①将淮山药洗净，先浸半小时；枸杞子、大枣（去核）洗净。②用热水把鳖烫死，使其排尿，切开，去肠杂，洗净，斩块。③把全部用料一齐放入炖盅内，加开水适量，盐少许，文火隔水炖2h。随意食用。

功效：健脾益气，滋阴补肾。

适应范围：食管癌及各种癌症手术后，放疗或化疗后，身体亏虚者，症见形体消瘦，面色萎黄，头晕目眩，体倦乏力，纳差；舌质淡，苔薄白，脉细。

注意事项：①使用本方以形体消瘦，面色萎黄，头晕目眩，体倦乏力，纳差，舌淡，脉细属于阴血不足者为要点。②如有外感发热者，忌用本方。③咳嗽痰黄，口苦咽干，便秘尿黄，舌红苔黄腻，脉滑数属于湿热内盛者忌用本方。

4. 冬虫夏草炖鸭肉

用料：鸭肉150g，冬虫夏草10g，大枣5枚，生姜15g。

制作：①将冬虫夏草、生姜、大枣洗净；鸭肉洗净，斩块备用。②把全部用料一齐放入炖盅内，加开水适量，文火隔水炖2h，调味即可。随意饮汤食肉。

功效：补肾填精，健脾养胃。

适应范围：食管癌属于虚损者，症见形瘦体弱，食欲不振，遗精失眠，咳嗽气促，痰中带血，声低气怯，体倦乏力；舌质淡，脉细等。

注意事项：①使用本方以虚损症为主，尤以食管癌及其他癌症见形瘦体弱，食欲不振，体倦乏力，舌质淡，脉细为要点。②本方以滋补为主，凡外感发热，痰湿壅盛者不宜饮用本汤。

5. 砂仁鱼鳔猪肉羹

用料：砂仁10g，鱼鳔50g，猪瘦肉150g。

制作：①将砂仁打碎，纱布包裹备用；鱼鳔浸软切成细丝；猪瘦肉剁成肉酱。②先用清水适量文火炖鱼鳔至大部分溶化，再放入砂仁、肉酱煮半小时，去砂仁。和盐调味服用。

功效：健脾和胃。

适应范围：用于食管癌属于脾胃虚寒而症见形体消瘦，食欲不振，腹胀，体倦乏力，舌质淡胖，苔白润，脉沉细。对于胃癌、肝癌、肺癌、乳腺癌症属脾胃虚寒型者，可用本方。

注意事项：①使用本方以面色萎黄，体倦纳差；舌淡，脉沉细属于脾胃虚寒者为要点。②如有咽干口苦，便秘尿黄，苔黄腻，脉数之湿热内阻，则非本方所宜。③如无砂仁，可用白蔻仁10g代之，用法如砂仁。

6. 人参黄芪炖生鱼

用料：生鱼一条（约250g），人参10g，黄芪30g，大枣5枚。

制作：①将人参洗净，切片；生鱼去鳞、鳃、肠杂，洗净；黄芪、大枣洗净。②把全部用料一齐放入炖盅内，加开水适量，隔水炖2h，去黄芪，捞起生鱼，调味即可。饮汤食肉。

功效：益气养血，补虚生肌。

适应范围：食管癌及各种癌症手术后气血两虚，术后创口难以愈合者，症见面色黄萎无华，形体消瘦，神疲懒言，纳呆气怯；舌淡，脉细弱。

注意事项：①使用本方以癌症手术后创口难以愈合，面色萎黄，声低气怯，舌质淡，脉细弱属于气虚者为要点。②若癌症属湿热者不宜饮用本汤。③服本方忌食萝卜以免其降低人参功效。

7. 三七桃仁猪瘦肉汤

用料：三七 10g，桃仁 15g，猪瘦肉 50g。

制作：①将三七洗净，切片；桃仁、猪瘦肉洗净。②将全部用料一齐放入炖盅内，加适量开水，文火隔水炖 2h，食盐调味。随意饮用。

功效：活血祛瘀，通络止痛。

适应范围：食管癌属于气滞血瘀者，症见进食梗阻感，胸痛固定，肌肤甲错；舌质暗红或边有瘀点瘀斑，脉细涩。对于肺癌、肝癌、乳腺癌、肾癌、鼻咽癌、胰腺癌、胃癌、膀胱癌、大肠癌等见有上症属于气滞血瘀者，皆可用本方。

注意事项：①使用本方以癌症属于气滞血瘀为主者，症见疼痛固定，肌肤甲错，舌有瘀点或瘀斑，脉细涩为主证。②若癌症患者化疗或放疗后，血小板减少明显者，则非本方所宜。

8. 薏苡仁淮山龟肉汤

用料：乌龟一只（约 200g），薏苡仁 50g，淮山药 30g，生姜 3 片。

制作：①将乌龟杀死或煮死，去肠杂，洗净，斩块备用；将薏苡仁、淮山药、生姜洗净。②把全部用料一起放入瓦锅内，加清水适量，武火（即猛火）煮沸后，文火煮 2h，调味即可。随意饮用。

功效：健脾祛湿。

适应范围：食管癌属于脾虚痰湿阻滞者，症见神疲乏力，纳差，痰涎壅塞，胸闷不舒；舌淡胖，边有齿印，苦白腻，脉濡滑。

注意事项：①使用本方以癌症属于脾虚痰湿型，以神疲乏力、面色萎黄，纳差；或下肢浮肿，舌淡胖，边有齿印，脉濡滑为要点。凡为腰膝酸软，五更泄泻，舌淡白，脉沉细属于肾阳虚寒者，则非本方所宜。②若无乌龟，可用活鳖200g代之。

9. 薏米菱角瘦肉汤

用料：薏米12g、菱角12g、田七3g、诃子9g，瘦肉适量。

制作：菱角去壳，诃子、田七捣碎，上述诸药与瘦肉置煲中，加水煲至瘦肉烂，隔天食一次。

功效：薏仁含有丰富蛋白质、麦麸质、脂肪油和淀粉等，配诃子、田七活血生新，菱角本身又有抗癌作用。

适应范围：此汤适用于食管癌治疗期间作为辅助饮食。

10. 五汁参乳膏

用料：龙眼肉30g，鲜芦根60g，甘蔗、雪梨各60g榨汁，生姜15g榨汁，人参30g，牛奶300mL，蜜糖适量。

制作：把人参、芦根、龙眼肉加水400mL，煮至50～80mL，置瓦罐，然后加入诸汁，隔水炖成胶状，调入蜜糖少许炼膏，吞服（不拘时间）。

功效：清胃润燥，补气养阴。本药膳处方，脱胎于《冷庐医话》秘方噎膈膏，原方为人乳、牛乳、芦根汁、人参汁、梨汁、龙眼肉汁、甘蔗汁各等分，姜汁少计，蜜糖适量。善治血枯便燥，反胃噎膈。人参甘微苦微温，能益气健脾；梨汁甘微酸而凉，能生津燥化痰；芦根甘寒，能清热止呕；龙眼肉甘温，能益脾补血；甘蔗味甘性寒，能生津养胃；生姜辛温，能止呕祛痰，治噎膈反胃；蜜糖甘平，能解毒补中。

适应范围：本药膳适用于晚期各型食管癌的辅佐治疗。

第三节　食管癌患者的饮食调养方

1. 茉莉花糖水

茉莉花 3 ~ 5g，白砂糖适量。茉莉花、白砂糖加清水一碗半，煎至一碗，去渣饮用。或茉莉花沸水冲泡加适量白糖频频饮用。本品有理气、舒肝、解郁的功效，适用于肝气郁滞型的食管癌患者。

2. 葱煮柚皮

新鲜柚皮 1 个、葱 2 棵、花生油、盐适量。取新鲜柚皮放炭火上，将柚皮外层黄棕色表层烧焦刮去，放清水中浸泡 1 天，使其苦味析出，然后切块加水煮，将熟时把葱切碎加入油盐调味，日 2 次服。本品有解郁消积，下气化痰的功效，适用于肝气郁滞型的食管癌患者。

3. 夏枯草代代花膏

夏枯草 100g、代代花 20g、蜂蜜 200g。将夏枯草水煎去渣，文火熬至药汁将浓时把代代花研细撒入和匀，加蜂蜜煮沸即可。每用 1 ~ 2 匙，开水冲服。本品有清肝火，散郁结的功效，适用于肝郁化火的食管癌患者服用。

4. 五汁饮

藕汁、甘蔗汁、芦根汁、牛乳、羊乳各半杯。将上五汁混匀，加生姜 3 片共汤煮沸，随时徐徐饮服。本品有养阴生津润燥的功效，对热毒伤阴型的食管癌患者适用。

5. 芦根沙参柿霜粥

芦根 100g、北沙参 30g、柿霜 10g、粳米 50g。用清水煮芦根 20min 后，去芦根加入粳米、北沙参煮粥，粥将成加入柿霜及白糖，可做早餐或主食。本品有清热生津养阴功效，适用于热毒伤阴型食管癌患者服用。

6. 无花果梨汁糊

无花果 50g、生梨 1 只、山慈菇粉 50g。将无花果加水煮 30min 去渣，加入生梨汁、山慈菇粉、白糖，调匀呈糊状，随时服食。本品有清热养阴消肿的作用，适用于热毒伤阴型的食管癌患者食用。

7. 豆根桃仁糖

山豆根 60g、桃仁 45g、山楂 30g、生姜汁 2 汤匙、丁香粉 5g、红糖 250g、食油适量。将山豆根、桃仁、山楂加水煎 2 遍，去渣浓缩，加入红糖，以文火熬稠，加入生姜汁、丁香粉、调匀，再熬至拉丝而不黏手时停火，将糖倒在表面涂过食用油的大搪瓷盘中，待稍冷，用刀将糖切割成 50 块。不拘时含服，连用 15~20 天。本品有活血化瘀，理气解毒功效，适用于气滞血瘀型的食管癌患者。

8. 鸦胆子藕粉

鸦胆子仁 60g、桃仁 120g、水蛭 60g、生赭石 240g、藕粉、白蜜各适量。先将桃仁、水蛭、生赭石研细末，再加入鸦胆子仁捣烂，盛容器中备用。每次取 10g，搅入藕粉中冲开，加蜂蜜调味后服食。每日 2~3 次。连服 10~15 天。本品有活血解毒，降逆止呕的作用。适用于气滞血瘀型的食管癌患者服用。

9. 黄药子酒

黄药子 300g、虻虫 30g、全蝎 30g、蜈蚣 30g、白酒（40°）1500g。将诸药浸入白酒中，密封，埋在地下，7 日之后即可服。每次服 10~30mL。每日 3 次。连服 3~4 周。本品有化瘀解毒，消肿散结的功效，可用于治疗气滞血瘀型的食管癌患者。用于体质较盛者，体虚者勿用。

10. 干姜陈皮散

干姜 20g、陈皮 40g、红糖 50g。将干姜、陈皮研末，红糖加水溶化至沸，加入药末，同熬 5min 出锅。晾干后制成散剂，每次服 10g，一日 3 次，温开水送服。本品有健脾燥湿化痰的功效，适用于脾虚痰湿型食管癌患者。

11. 金橘莲子粥

金橘 20g、石莲子肉 60g 研粉，白糖适量。将金橘加水煮 10min 后，再加入莲肉粉、白糖，不断搅拌成稠糊状即成。本品有化痰理气健脾功效，适用于脾虚痰湿型的食管癌患者服食。

12. 香橼山药糊

香橼皮 15g、法半夏 15g、山药粉 50g。用适量清水煎香橼皮、法半夏 20min，取水煎液 300mL，加入山药粉调成稠糊状，加糖服食。本品理气化痰，健脾补中，适用于脾虚痰湿型的食管癌患者食用。

13. 人参鱼胶糯米粥

人参 10g（切碎）、鱼胶 30g、瘦猪肉 50g、糯米 50g。将鱼胶用清水浸泡一天后切细丝，加瘦肉末、人参切片与糯米共煮粥，早餐食服。本品有补中益气，养血补肾的功效，适用于气血两虚型的食管癌患者。

14. 胡桃小米粥

胡桃肉 25g、小米 50g、黑芝麻 5g。将胡桃仁捣碎，和小米一起煮烂，加入炒香的黑芝麻盐，即可食用。本品温肾益气，养血健脾，适用于脾肾阴虚，气血不足的食管癌患者。

15. 猴菇汤

猴头菇蕈 30g、海带丝 20g、熟地 15g、当归 12g、桃仁 9g、红花 6g、高汤及油盐各适量。用温水发猴头蕈，削去底部木质部分，切成厚片备用。先将归、地、桃、红四味药煎汤去渣，再入猴头及发猴头水、海带丝和高汤同煮至熟，加入调料后即可食用。每日 1 剂，分 2 次服，连服 20～30 天为一个疗程。本品有补气养阴，养血活血作用，适用于气血两虚的食管癌患者服食。

第四节　食管癌中药食疗方

1. 半夏附子饮

配方：半夏 30g、附子 5g、栀子 15g、白糖 20g。

功效：除烦止呕。食管癌患者饮用尤佳。

制作：①将半夏、附子、栀子洗净，附子放入瓦锅内先煮30min。②将半夏、附子、栀子同放瓦锅内，加清水适量，置武火上烧沸，再用文火煎煮 30min，过滤，去渣，留汁液，加入白糖搅匀即成。

食法：每日 3 次，每次饮用 150mL。

2. 板蓝根饮

配方：板蓝根 15g、猫爪草 15g、硇砂 0.6g、威灵仙 10g、制南星 6g、人工牛黄 1g、白糖 30g。

功效：清热解毒，化结抗癌。食管癌患者饮用有疗效。

制作：①将以上药物洗净，同放瓦锅内，加清水适量。②将瓦锅置武火上烧沸，再用文火煎煮 25min，滤去渣，留汁液，加入白糖搅匀即成。

食法：每日 3 次，每次饮用 100mL。

3. 大蒜鲫鱼汤

配方：大蒜 30g、鲫鱼 300g、绍酒 8g、姜 4g、盐 3g、味精 3g。

功效：化瘀血，消癌肿。食管癌患者食用疗效。

制作：①将鲫鱼宰杀后，去鳞、鳃、肠杂；大蒜去皮、切片，姜切片。②将鲫鱼、大蒜、姜、绍酒同放炖锅内，加清水适量，置武火上浇沸，再用文火煮 30min，加入盐、味精即成。

食法：每日 1 次，每次吃鱼、大蒜共 100g，喝汤。可佐餐，也可单食。

4. 韭菜牛奶

配方：韭菜500g、牛奶250g、白糖30g。

功效：养胃，消肿，止呕。食管癌患者食用，对呕吐、恶心等有疗效。

制作：①将韭菜洗净，切碎，用纱布绞出汁液，与牛奶混合均匀。②将韭菜汁和牛奶混合液放入锅内，置中火上烧沸，加入白糖即成。

食法：每日1次，早晨饮用。

5. 诃子菱角饮

配方：诃子（藏青果）15g、菱角 15g、苡仁 30g、白糖20g。

功效：祛湿，利水，消痞，散结。食管癌患者饮用尤佳。

制作：①将诃子、菱角洗净，一切两半；苡仁淘洗干净。②将菱角、诃子、苡仁放入锅内，加清水适量，置武火上烧沸，再用文火煮35min，加入白糖即成。

食法：每日3次，每次饮100mL。

6. 蒲葵子饮

配方：蒲葵子50g、大枣6枚、白糖20g。

功效：补气血，消癌肿。食管癌患者食用疗效尤佳。

制作：①将蒲葵子、大枣洗净去核。②将蒲葵子、大枣放入瓦锅内，加清水适量，置武火上烧沸，再用文火煎煮25min，过滤去渣，在汁液内加入白糖，搅匀即成。

食法：每日3次，每次饮100mL。

（刘　丽　张　伟　宋光美）

第十八章　食管癌的综合治疗

临床治疗食管癌的方法较多，如手术、放疗、化疗、生物、中医、内镜等治疗，但无论哪种治疗方法都有其一定的局限性，单用一种方法治疗往往得不到令人满意的疗效。近年来，国内外许多学者对食管癌采取了合理而有计划的综合治疗，疗效总的来说较为满意，提高了治疗后无病生存期和远期生存率。

第一节　放疗与手术联合治疗

中晚期食管癌的治疗效果均不理想，局部复发是导致治疗失败的主要原因。手术后的局部复发，多数是癌瘤外侵部分，术前放疗能起到较好治疗作用。放疗后的局部复发，多数是原瘤体的残存癌，放疗后手术切除则是最彻底的治疗手段。因此手术与放疗的合理结合可能是提高食管癌治疗效果的有效方法。

一、术前放疗

术前给予适当剂量的放疗，目的是要使瘤体缩小，外侵的瘤组织退变软化，与相邻器官的癌性粘连转变为纤维性粘连而便于手术切除。对于术前检查病变位置较高、瘤体较大、外侵较多、估计手术切除困难的患者均可行术前放疗。至于放疗剂量，目前认为以 30 ~ 40Gy 为好，剂量太小达不到缩小瘤体目的；剂量太大，则纵隔纤维化较重，增加手术难度，同时也会因放射损伤增加术后发生并发症的机会；放疗后以间隔 2 ~ 3 周手术为好，间隔期太短，照射野仍充血水肿，影响手术操作；间隔期过长，则失去术前放疗作用。

术前放疗主要用于中晚期食管癌患者，特别是外侵明显的临床Ⅲ期患者。其优点主要为：①术前放疗使肿瘤缩小，外侵减少，提高手术切除率。②淋巴结转移率降低。③5年生存率有不同程度提高。目前资料表明术前放疗并不增加手术困难，也不增加术后并发症，如术后感染、吻合口瘘等的发生。放射技术一般采用前后二野垂直照射，照射野包括全纵隔和胃左动脉区，剂量（40~50）Gy/（4~5）周，休息2~4周后手术。

二、术后放疗

食管癌术后放疗的目的主要是消灭术后残存或可能残存的瘤组织。对术中发现癌组织已侵及邻近器官而不能做彻底切除或术中发现食管旁纵隔有淋巴结行清扫可能不彻底者应行术后放疗。一般认为术后放疗可提高局控，但在改善远期生存率上无意义，术后放疗不宜作为根治性食管鳞癌的辅助治疗手段。

术后放疗主要用于以下3种情况：①"预防性术后放疗"，对于中晚期术后"高危"局部复发和区域淋巴结转移的患者，采用术后蔽疗可能有助于提高治愈率。照射范围应包括原来肿瘤瘤床、吻合口及整个纵隔，照射剂量（50~60）Gy/（5~6）周。②术后残存癌的术后放疗，术后肿瘤残存的常见部位有气管膜部、心包、主动脉壁、椎前筋膜和吻合口，以及胸内及胃左动脉淋巴区残存的淋巴结。最好于术中在残存肿瘤周围和"高危"区域留置银夹标记。照射范围以癌残存的病变区域为主，适当扩大，必要时包括周围淋巴引流区。照射剂量应争取给予根治量。根据不同病变部位采用前后野垂直照射或斜野照射。③根治术后复发或淋巴结转移，常见部位有原瘤床附近的局部复发、吻合口复发、纵隔内或锁骨上淋巴结转移。该类患者多数病情较晚，治愈机会少，主要为姑息治疗。照射范围以局部病变为主，照射剂量50~60Gy，多采用前后野垂直照射，为避开脊髓可采用斜野照射。

第二节　化疗与手术联合治疗

20 世纪 60 年代和 70 年代食管癌化疗以单药为主，常用的药物有博莱霉素（BLM）、丝裂霉素（MMC）、氟尿嘧啶（5-FU）、阿霉素（ADM）、甲氨蝶呤（MTX）、鬼臼乙叉苷（VP-16）等，有效率在 15% 左右，无完全缓解的报道。因为潜在的肺毒性，国外 BLM 已不用于食管癌的联合化疗；MMC 也因为累积性骨髓毒性，已很少用于食管癌的联合化疗，更多的是用 5-FU 代替。20 世纪 80 年代，顺铂（DDP）开始用于治疗食管癌，共有 7 个报道单药 DDP 治疗食管癌。6 个报道单药顺铂 50～120mg/m²，每 3～4 周为一周期治疗食管癌，总有效率 21%。另一个报道顺铂 120mg/m²，每 2 周重复（d1、d15）治疗 15 例术前化疗患者，有效率 73%。植物碱类药去甲长春碱（NVB），作用于微管，抑制微管装备。据 EORTC 报道，用于初次化疗的食管癌患者，有效率 20%；与 DDP 联合，有效率 32%。低于 5% 有效率的化疗药有异环磷酰胺（IFO）、卡铂。Ⅱ期临床研究显示卡铂与长春碱治疗 16 例食管癌，无 1 例缓解。因此，在食管癌的化疗中不推荐以卡铂代替 DDP。食管癌最常用的联合化疗方案是 DDP 和 5-FU 的联合，有效率 25%～35%。只有 1 篇报道随机对比 DDP 与 DDP 同连续静滴 5-FU 联合，为Ⅱ期临床研究，共 92 例，单药顺铂组有效率 18%，DDP + 5-FU 组有效率 36%，两组生存无显著差异；但 DDP + 5-FU 组毒性更大，化疗毒性相关死亡率 16%，而单药顺铂组无治疗相关死亡。另有Ⅲ期临床报道随机对比 DDP + 5-FU（CF），FAMTX（ADM + MTX + 5-FU）和 ELF（VP-16 + CF + 5-FU）治疗食管癌 - 胃癌，有效率 10%～20%，中位生存少于 8 个月。因此有人提出加用 5-FU 并不增加 DDP 疗效。

紫杉类药作用的靶点是微管，抑制微管解聚。Ajani 等首先报道，单药紫杉醇（PTX）250mg/m²，每3周1次，连续24小时静滴，治疗晚期食管癌50例，有效率32%，中位缓解期17周。含PTX的联合化疗治疗食管癌取得了进一步令人鼓舞的疗效。Vander Gaast等报道，PTX 100～160mg/m²与DDP 60mg/m²联合的Ⅰ期临床治疗晚期食管癌，双周为1周期，共31例，有效率55%，耐受性好。Ilson等报道PTX 175mg/m²，3小时静滴d1联合DDP 20mg/m²，d1～5及5-FU 1g/m²，d1～5连续静滴，21天为1周期，治疗61例食管癌，有效率48%，中位缓解期5.7个月，中位生存期10.8个月，但不良反应重，46%患者需减量化疗。中国医学科学院肿瘤医院治疗30例晚期食管癌患者，PTX 175mg/m²，d1和DDP 40mg/m²，d2、d3，21天为1周期，有效率为57.1%，其中完全缓解5例（17.9%），部分缓解11例（39.3%）。可见三药联合的疗效不高于二药联合——PTX + DDP，增加5-FU只增加毒性。CPT-11是拓扑异构酶Ⅱ的抑制剂。最近用在食管和胃癌的治疗中都取得了较好的疗效。2个Ⅱ期临床研究分别显示单药CPT-11每周方案（每周125mg/m²）治疗食管癌和食管－胃癌，有效率15%。另有2个Ⅱ期临床研究评价CPT-11每周方案和CF、5-FU联合的效果，共113例患者，有效率22%。CPT-11和DDP联合的疗效更好。Ilson等报道，CPT-11 65mg/m²联合DDP 30mg/m²治疗晚期食管癌，每周1次化疗，连4周休2周，有效率57%。Govindan等报道，CPT-11 160mg/m²联合泰索帝60mg/m²，3周为1周期，治疗初治晚期或复发的食管癌，有效率30%。不良反应包括71%患者出现4度骨髓抑制，43%患者出现中性粒细胞减少性发热。因此，CPT-11联合泰索帝治疗食管癌有效，但最佳剂量还需继续探索。健择（GEM）是新的抗代谢药，阿糖胞苷的衍生物。Kroep等报道，GEM 800mg/m²，d2、d9、d16，联合DDP 50mg/m²，d1、d8，28天为1周期，治疗初治晚期食管癌36例，有效率41%，有2例完全缓解，中位生存时间9.8个月。显示GEM

联合 DDP 治疗食管癌可能有好疗效。

一、术前化疗

对于预防和治疗肿瘤全身转移，化疗是目前唯一确切有效的方法。近年来，化疗已逐步成为食管癌综合治疗的重要组成部分。食管癌术前化疗的目的，首先是控制食管原发灶，使肿瘤体积缩小，临床期别降低，以利于手术切除，其次是提高对微小转移灶的控制，以减少术后复发和播散。

二、术后化疗

术后辅助性化疗又称保驾化疗，是指食管癌经根治性切除术后，为了进一步消灭体内可能存在的微小转移灶而加用的化疗。化疗时机，因从理论上讲，术后一些残存处于休止期的瘤细胞会因减瘤而大量进入增生期，使瘤体倍增时间大为缩短；同时因术后患者血液处于高凝态，机体免疫力低下，此段时间也会是癌发生转移的有利时机，故目前认为越早越好，一般要求在术后 2 周内进行，最迟不超 4 周。

第三节　放疗与化疗联合治疗

放疗和化疗同期应用：某些化疗药物，如顺铂、氟尿嘧啶、博莱霉素、丝裂霉素等，对食管癌放疗有一定的增敏作用。在临床上，放疗和化疗同期应用，目的是想利用这些化疗药的放射增敏达到提高放疗对局部病灶的控制力；另一方面，作为具有细胞毒性的化疗药物，其本身也对局部病灶或全身可能存在的播散病灶有杀灭作用；故临床将二者同期应用，应有疗效互补，效应相加之功效。在提高局部控制和降低远处转移方面同期放化疗优于序贯放化疗；不良反应方面同期放化疗重于序贯放化疗或单独放疗和化疗。

一、放疗后化疗

放疗后化疗的目的是为了全面清扫全身潜在的隐匿病灶，同时也寄期望能通过化疗杀灭原发病灶中因乏氧等因素抗放射而残存的肿瘤细胞。

二、化疗后放疗

化疗后放疗的目的是用放射来消灭那些对化疗不敏感而残留的肿瘤细胞，以期更好地提高局部控制率和远期生存率。

第四节　放化疗与手术联合治疗

放疗、手术、化疗三者联用，这是目前治疗中晚期食管癌的流行走向。放、手、化三者相结合治疗，目的是为了更彻底地治疗食管癌，以求得更好的局部控制率、无病生存期和远期生存率。目前研究较多的是在术前应用放、化疗治疗。多数报道认为术前放、化疗可降低分期级别，提高手术切除率和 5 年生存率。

Forastiere 用 DDP/VBL/5-Fu 方案治疗 43 例晚期食管癌患者，其中 5-Fu 持续小剂量静脉滴注 21 天 $[300mg/(m^2 \cdot d)]$，DDP 和 VBL 各用 10 天，以达到最佳放射敏感性，同时给予 45Gy 的放射线照射 3 周，结果显示，43 例中，95% 再行手术治疗，肿瘤手术切除率为 84%，中位存活期为 29 个月，2 年和 5 年生存率分别为 57% 和 34%，而 Orringe 报道，100 例单行手术治疗的食管癌患者，其中位生存期为 12 个月，2 年和 5 年生存率分别为 32% 和 17%，明显不如前者理想。Forastiere 近来报道，术前采用 DDP/5-Fu 及放射治疗 50 例食管癌患者（33 例腺癌，16 例鳞癌，1 例未分化癌），手术率为 94%，肿瘤切除率为 90%，40% 的患者获得完全缓解，中位生存期为 31 个月，2 年生存率为 58%，长期随访正在进行之中。

随机分组研究亦表明，化疗、放疗和手术治疗三者联用的综合治疗效果明显高于单用一种治疗方法治疗效果。100 例食管癌患者（腺癌 75 例，鳞癌 25 例）随机分为 2 组，第 1 组单用手术治疗，第 2 组先化疗和放疗，然后再手术治疗，结果显示，两组的病理缓解率为 28%，中位生存期为 12 个月，但随访 5.6 年，综合治疗组的远期生存率则明显高于单纯手术组，提示综合治疗对提高晚期食管癌患者的生存期具有明显的作用。

第五节　中西医结合疗法

中西医在治疗肿瘤方面各有优势，如何将两者更好地结合，将是我们今后研究的方向。中医治疗与西医治疗密不可分，当今西医治疗中许多抗癌药物都是从中药中提取的。实验研究表明，二者在抑制 DNA 合成、抑制肿瘤血管形成、诱导细胞分化、调节机体免疫功能等方面，其药物的抗癌机制都是相通的、一致的。临床实践也证实，中西医结合治疗食管癌较之单纯西医治疗，在提高临床疗效、生活质量及治愈率等方面，均有明显提高。因此，只有中西医紧密地融为一体，相辅相成，才能达到更加令人满意的疗效。中医治疗食管癌有自己的特色，它遵循辨证与辨病相结合、扶正与祛邪相结合的原则，并注重"整体观念"及"审证求因，审因论治"的观点，从而达到阴阳平衡治疗疾病的目的。随着时代的前进，中医药也应随之发展、完善自己，不断地探索新的方法，研究新的思路，以求更大的突破。中医药将为更多的西方人了解与接受，中医药在食管癌的治疗上将会有更大的应用空间，取得更大的效果，为食管癌患者带来更大的益处。

第六节　手术与中医药联合治疗

一、术前应用中药

术前应用扶正中药可改善患者的一般状况，有利于手术的顺利进行，如四君子汤、八珍汤、十全大补汤、保元汤、六味地黄汤等，再结合中医辨证加减，将提高手术切除率。有学者研究发现，消化道肿瘤患者术前用黄芪注射液，能增强末梢血中白细胞总数及 T 淋巴细胞的活性，可增强患者抗感染能力和细胞免疫能力。

二、活血中药和手术结合

上海医科大学华山医院林建华等，在题为"应用丹参改善食管、贲门癌手术后甲皱微循环与血液流变性"的论文中指出：如果在手术时并用丹参，可改善术后仍然存在的甲皱微循环及血黏度异常。经随机分组对比观察，发现加丹参组的血液流变性、全血还原黏度均有明显改善，与对照组相比，差异十分显著（$P < 0.01$）。他们认为恶性肿瘤患者多有"血瘀证"，当患者的血液处于高凝状态时，血液中的有形成分便容易在癌灶和癌细胞周围聚集，从而导致癌灶增长、癌细胞转移。所以只要采取适当措施（如丹参与手术并施）遏制血小板的异常凝集、改善微循环功能，就可以增强手术效果，在一定程度上预防癌变复发，提高生存率。另外，林氏还注意到使用丹参注射液（24g/d）并未增加手术后的出血机会，因此认为肿瘤手术并用丹参是有积极意义的，也是安全的。山东中医学大学附属医院的齐元富与上海中医药大学的钱伯文教授在《肿瘤血瘀证及活血化瘀治疗的现代研究进展》中，亦指出活血化瘀药物配合应用的必要性。

三、中医药治疗术后虚弱证

术后患者多表现为气血双亏或气阴两伤，脾胃不和。用补益气血、健脾益肾中药可使机体免疫力得到恢复，改善症状。气血双亏者以补气养血为主，气阴两伤者以补气养阴为主，脾胃不和者以舒肝健脾和胃为主，常用方剂以八珍汤、六味地黄汤、逍遥散为主加减，根据我们现在的理论及实践认识，应以温阳益气的食管癌主方为主，随症加减，贯穿治疗的始终，一般2年左右。

四、中医药治疗术后并发症

这是中西医结合治疗的又一热点。这方面的研究从20世纪80年代起进展较快，目前已形成两大特点：一是采用中医药治疗的并发症正在增多，二是治疗并发症的方法正在增多。以食管癌术后出现吻合口瘘的治疗为例。1991年，潘立群在《江苏中医》上发表了题为"食管癌术后颈部吻合口瘘的中医外治疗法"的文章，报道了根据不同病情，予以提毒祛腐、解毒填塞、发敛填塞等外治法使患者恢复经口饮食的经过，所治5例吻合口瘘，均在3周左右愈合。耿朝义在《中西医结合杂志》上发表了"白及糊剂内服20日，每日3次，每次10克，使2例均获痊愈"的经验。这些均说明了只要以科学的态度和方法继承发扬前人的医学遗产，就可以在食管癌术后并发症的治疗上取得突破性进展。目前，采用中医药治疗的术后并发症除了吻合口瘘，还有腹泻、反流性食管炎，呼吸道感染等。

1. 严重腹泻

食管癌切除术后肠功能紊乱而再现严重腹泻者，其发生率各家报道不一，低者9%，高者可达54%。按传统观点，多认为本症与迷走神经切断、胃泌素浓度增高有关。近年来有人提出系伪膜性肠炎所致，主张口服丙谷胺200~400mg，每日3次，但治疗效果并不理想。河北磁县人民医院张兴锐等以自拟方治疗此种腹泻30 例，疗效甚佳，用药2 天痊愈者10 人，3 天痊愈者15 人，5 天以上痊愈者5 人。处方：防风9 ~ 15g，白芍12 ~ 20g，炒白术9 ~ 12g，陈皮6 ~ 9g，葛根15 ~ 30g，炒车前子10 ~ 20g（包），炙甘草6 ~ 9g。水煎可分数次温服，每日1 剂。伴气虚脉弱甚者加黄芪、太子参；伴里寒肢凉、舌淡脉缓加干姜、肉桂；伴内热口干苦、大便臭秽、脉数有力者加黄连；腹痛、腹胀甚者加当归、木香；脱水、电解质失调严重者配合静脉输液。另据报道，术后腹泻者治以西洋参、黄连、生甘草各5g，煨葛根、黄芩、白头翁、秦皮、煨木香、扁豆衣各10g，水煎服，日1 剂，效果亦佳。

2. 反流性食管炎

因于热者治宜泄肝和胃，苦辛通降，可选用化肝煎、左金丸之类；因于寒者治宜疏肝和胃，运脾燥湿，可选用四逆散、胃苓汤、吴茱萸汤一类加减。

3. 功能性胸胃排空障碍

多属于"饮停于胃"之呕吐范畴，可选用小半夏汤或承气类方。

4. 手术后呼吸道感染

表现为咳嗽，治疗宜分证型择药施治。属于痰湿蕴肺者，治以宣肺化痰止咳，用杏苏散加减；属于阴虚肺燥者，治以养阴润肺止咳，用半夏厚朴汤加味；属于腑气上逆者，治以通腑宣肺止咳，用宣白承气汤化裁；属于肺络损伤者，治以行瘀止咳，用花蕊石散加味。

第七节　放疗与中医药联合治疗

中医学认为放射线损伤属于毒热伤阴，耗损正气，气血失调，脾胃不运，治疗时宜扶正培本，补法当先，佐以凉血滋阴、清热解毒药物，如以归脾丸、六味地黄汤、十全大补汤等加减调理。如出现白细胞下降或（和）血小板下降时，应多予补气健脾、滋补肝肾的中药，配合凉血药物，常用的药物有黄芪、党参、黄精、鸡血藤、枸杞子、菟丝子、紫河车、当归、虎杖、山萸肉、女贞子、茜草根、丹皮、白及等。

放射治疗后热盛津伤络阻者，症见皮肤潮红、瘙痒、渗液破溃，胸痛干咳，吞咽疼痛，进食梗阻加重，纳呆，口干舌燥，小便短赤，大便干结，舌暗红，苔黄，脉细数。治宜清热解毒，益气养阴，药如黄芪、北沙参、石斛、女贞子等。

第八节　化疗与中医药联合治疗

化学治疗后脾肾亏虚、胃失和降者，症见疲倦乏力，脘痞恶心欲吐，便溏或腹泻，纳呆，舌淡，苔薄，脉细。治宜健脾补肾，和胃调中。药如黄芪、党参、女贞子、枸杞子等。

某些中药对化疗可起增效及减毒作用，从而提高疗效，减轻不良反应的发生。有关中医药对肿瘤化疗的增效、减毒作用，有人认为，用中医药对化疗增效，多采用能改善微循环，增加血流量的活血化瘀药物配合化学治疗的方法。对化疗药物不良反应通过补气养血、健脾和胃、滋养肝肾来达到扶正固本的目的。常用补气药：潞党参、太子参、红人参、生黄芪、沙参、西洋参、生地、丹参、全当归、熟地、鸡血藤、阿胶、三七粉等。

防治化疗不良反应的基本方：黄芪、党参、白术、茯苓、半夏、陈皮、鸡内金、焦六曲、女贞子、枸杞子、菟丝子等。

于尔辛认为，中药对化疗的增效作用可降低化疗剂量而同样有效，包括原先对化疗不敏感的肿瘤，应用中药后转为有效。潘明继认为，化疗与放疗一样都有攻伐的作用，往往会出现攻邪伤正的局面，同时服中药，能起到调理脾胃，保护骨髓，促进造血，维护心、肝、肾功能及内分泌器官少受伤害及增强免疫功能的作用。中日友好医院中医肿瘤科，把245例肿瘤患者分成化疗加中药组 125 例和单纯化疗组 120 例。结果：化疗加中药组患者一般状况、化疗不良反应减轻程度、免疫指标均优于单纯化疗组。

第九节　其他联合治疗

研究发现，化疗与热疗联合应用，化疗与免疫治疗配合，电化疗与放疗或化疗联合应用以及微波治疗，对于食管癌都取得了较好的疗效。

近年来生物反应调节剂与抗肿瘤药物联合应用的报道逐渐增多，实验证明，白细胞介素 2（IL-2）与 5-FU 联合，增强 NK 细胞的活性，CTX 可特异性地抑制 TS 细胞，促进 LAK 在肿瘤区集聚，VP-6、DDP 与 IL-2 合用有协同抗肿瘤作用。

（宋光美　张　伟　刘　丽）

第十九章 食管癌的其他治疗方法

第一节 食管癌的介入治疗

食管癌介入治疗主要适用于中晚期食管癌，不宜手术或不愿手术；或全身情况较差，不适于放疗者；或需要与放、化疗联合提高治疗效果，短期内快速解除吞咽困难者；伴有食管－气管瘘，需要尽快封闭瘘口，控制感染，改善生活质量。

一、食管癌介入治疗的适应证

1. 晚期食管癌狭窄无法进行手术治疗者。
2. 多次扩张后效果差的良性食管狭窄。
3. 食管癌术后瘢痕狭窄或食管癌术后复发。

二、食管癌的介入治疗的禁忌证

1. 患者严重心、肺疾病不能承受治疗或不能合作者。
2. 高位食管狭窄无法安装支架者。
3. 狭窄段进长且狭窄程度严重，导丝无法通过狭窄段者也作为相对禁忌证。

三、食管癌的介入治疗方式

1. 食管狭窄的支架成形术

是对各种原因造成的食管狭窄进行扩张后放置支架的技术。临床上主要用于食管癌、食管瘢痕性狭窄、放疗后狭窄、食管癌术后吻合口狭窄、贲门失弛缓症、食管气管瘘、食管外压性狭窄等。一般在透视监视下，首先将导丝经口腔送入食管，通过狭窄部进入胃内，然后沿导线送入球囊导管对狭窄部位进行扩张后放置金属内支架。食管狭窄的支架成形术侵袭性小，是提高患者生活质量，延长寿命的好方法。在支架留置以前，所有的患者都失去吞咽功能，支架留置以后，患者摄食能力都有了很大提高，生活质量有了改善，从不能进食、进水到能进流食、半流食、软食，部分患者能进普食。联合放、化疗时，能保障患者治疗期间食管持续通畅，不中断进食，有效改善患者生活质量，赢得更多的治疗机会和生存时间。

近年来由于国产金属支架的研制成功，使得费用大大降低，加快了食管支架在我国临床的应用。内支架采用钛镍记忆合金做成，因记忆合金具有保持温度反应特性，加上支架网状编织结构特点，使支架置入容易，进入食管后，体温作用下弹性恢复良好，支架力加强，自行扩张固定，食管支架解决了患者临时进食问题，为其他治疗创造了条件。但它仅仅是一种姑息性的治疗手段，因它对癌细胞没有杀伤作用，癌组织会很快再从网孔长出挤入腔内或从支架两端长出，引起再梗阻。因此，必须配合积极有效的放疗及化疗。

2. 选择性动脉灌注化疗

近年来由于放射介入学的发展，食管癌动脉灌注化疗受到重视。因选择性动脉插管灌注化疗药物可使肿瘤局部药物浓度比静脉内用药增加数倍，疗效较高，不良反应小，已成为抗肿瘤治疗的重要方法之一。

3. 选择性动脉栓塞

用于食管癌伴出血，或者出现肝转移者，可以快速止血、控制肝脏转移灶进展。

4. 电化学介入疗法

电化学介入疗法是通过一根很柔软的电极导入肿瘤组织，直接杀灭肿瘤细胞，使肿瘤迅速缩小、食管迅速通畅，治疗后即可顺利吃饭。放置粒子支架可使肿瘤细胞完全失去繁殖能力，对正常组织没有伤害，同时撑开食管腔，使食物顺利通过。大大延长存活时间，减少痛苦，提高食管癌患者生活质量。

第二节 食管癌的光动力学疗法

光动力学疗法（PDT）又称光敏疗法，是利用光敏剂对肿瘤组织特殊的亲和力，经激光或普通光源照射肿瘤组织后产生生物化学反应，即光敏效应，杀灭肿瘤细胞。PDT 的临床试验，最早始于 1972 年 Roswell Park Memorial 纪念研究所，1973—1979 年报道治疗皮肤转移癌和原发癌的治疗效果。1980 年以来，有许多光敏疗法治疗多种肿瘤研究的报道。在光敏剂中以 photofin 的研究最多，目前在继续研制新型光敏剂，食管癌的光动力治疗临床使用安全，它在治疗食管恶性肿瘤中的作用正在发生变化，对早期病变疗效好，对晚期患者只有姑息性疗效。

第三节 食管癌的温热疗法

人类的体温 37℃是正常的，身体好的人体温是在这个温度附近。浴池的温度是 40℃微热，45℃以上大热，从前作为物理疗法，进行温湿布敷、热气浴、超短疗波、微波疗法、超声波疗法等温热疗法。作为一时性或局部性，有时加热到 50℃，但对于癌的治疗效果一般认为以 42～43℃为好。

作为温热疗法，有全身加热和局部加热法 2 种。全身加热法是在进行全身麻醉后从患者的股动脉把血液导出体外，用热交换器将血液加热后送回到股静脉的方法。有时使用泵辅助血液循环，称"体外循环法"。对于转移到全身的癌，并用化学疗法，将体温升到 41～42℃，保持 1～2h 之久。局部加温法是将微波和高频涂药器，把癌局部进行温烤的装置法。对皮肤癌及表浅凸出的癌、食管癌、直肠和子宫等管腔脏器的癌肿采用局部加温并用放射线疗法。加温到 42 ~ 43℃，一次加温 1h，可收到某种程度的疗效。改进涂药器可以实现深部加温，但是癌的温热疗法还遗留有尚未解决的问题。

温热疗法的不良反应：因为人体以水为主，蛋白质是重要的成分，所以如果使用温热疗法使全身达到 60℃ 以上持续 30min 后，那么蛋白凝固，人体就像烫熟的鸡蛋那样凝固，严重者，会导致死亡。即使是 45℃ 也会蓄热（又称郁热），可能有部分超过 60℃ 的部位，呈低热烧伤状态，这是危险的。当然，器械上设有安全装置，就不会出现郁热那样的情况，所以不必担心。

癌细胞具有耐热性差的特性，如果利用对正常的细胞不被杀死，而对癌细胞则可烫死的温度带，是否能用来治疗癌，自古以来就有这种想法。热疗法作为治疗食管癌的一种新方法有着它的优越性，相信随着人们对食管癌的研究不断深入，越来越多的疗法将会运用到食管癌的治疗中。

（王桂霞　陶可胜）

第二十章　食管癌的护理

第一节　食管癌围手术期护理

一、术前护理

1. 全面评估患者的心理状况

正确引导和及时纠正不良的心理反应。食管癌患者随着进食困难的进行性加重、体重的日益减轻，其心理反应也日益加重。加强与患者和家属的沟通，仔细了解患者及家属对疾病和手术的认知程度，了解患者的心理状况。根据患者的具体情况，实施耐心的心理疏导。手术前1天，由本台手术的巡回和器械护士对患者进行术前访视，主动介绍自己及麻醉师，解答患者提出的各种手术中的问题，减轻患者对麻醉和手术意外及疼痛的担心。对一些心理反应较重甚至影响到日常生活者，应与医生保持信息沟通，及时有效地将不良的心理反应尽可能减轻到最低，使患者以积极的心态配合手术及治疗。

2. 认真履行插管告知义务

任何侵入性的插管操作都会或多或少地给患者造成痛苦，如果提前告知患者此种操作的必要性、方法、可能引起的不适及有效的配合方法等，患者通常能主动配合，可大大减轻插管的不适。值得注意的是，切忌将插管引起的不适症状夸大或强调说明，尤其是对女性、老年人及易受暗示者。通常于手术前1~2天，由经管护士和医生向患者告知；插管时由操作护士解释说明，取得配合后，在进行过程中边操作边指导；结束操作后，要关心患者，观察有无不适。在履行告知义务时，要求医务人员语气委婉，要有耐心、细心和爱心。

3. 做好充分的生理准备

目的是使患者在最佳状态下接受手术，安全度过手术治疗的全过程。

（1）呼吸道准备：对吸烟者，从入院开始就严格劝其戒烟；指导并训练患者腹式深呼吸和有效排痰法（先轻咳数次，使痰液松动，再深吸气后用力咳嗽将痰液咳出）。呼吸道的充分准备有利于术后减轻伤口疼痛，主动排痰可增加肺部通气量、改善缺氧、预防术后肺炎。

（2）消化道准备：应遵医嘱严格进行。①食管癌可导致不同程度的梗阻和炎症，术前1周给予患者分次口服抗生素溶液，以起到局部消炎抗感染的作用；②术前3天改流质饮食，术前1天禁食；③对禁食后有滞留或反流者，术前1天晚予以生理盐水100mL加抗生素经鼻胃管冲洗食管及胃，可减轻局部充血水肿，减少术中污染，防止吻合口瘘；④结肠代食管手术患者，术前3~5天口服抗生素，如甲硝唑、庆大霉素或新霉素等；术前2天进食无渣流质食，术前晚行清洁灌肠或全肠道灌洗后禁饮禁食；⑤手术日晨常规置胃管，通过梗阻部位时不能强行进入，以免穿破食管。可置于梗阻部位上端，待术中直视下再置于胃中。

（3）排尿练习：术后患者卧床，由于不习惯床上排便或麻醉的作用，可能出现排尿不畅，因此在手术前3天让患者有意识地在床上排便，预防术后可能出现的排便困难。

（4）血氧饱和度测定：即使手术前常规做过血气分析和肺功能测定，在术前1天也要做1次血氧饱和度的测定，认真记录，以便于术后对比和监护。

（5）保持良好的口腔卫生：患者进食后漱口，早、晚2次刷牙，有口腔疾患的患者积极治疗，防止术后禁食时细菌在口腔内滋生繁殖，引起吻合口感染而导致吻合口瘘。

（6）做好术前各种检查工作：术前要对患者做以下检查：血常规、尿常规、肝功能、肾功能、肺功能、电解质、血糖、出凝血时间和心电图等，如有异常及时处理。

（7）加强患者营养，增强体质：大多数患者都存在吞咽困难症状和不同程度的营养不良体征，因此，术前要嘱咐患者补充营养，适当增加高蛋白、高热量和高维生素饮食，术前 3 天改为半流质饮食。

（8）做好术前准备工作：术前 12h 禁食，6h 禁水，术前 30min 肌内注射苯巴比妥钠 0.1g 和阿托品 0.5mg。

二、术中护理

1. 关心爱护进入手术间的手术患者

缩短早晨开会及交接班时间，患者一旦接进手术间后，身边不离人，由本台手术护士主动热情接诊，再次主动介绍自己及麻醉师，用和蔼可亲和通俗易懂的语言与患者真诚交流，了解患者的心理状况，对心理反应强烈的患者要及时进行心理疏导，让患者充分感受到被尊重和爱护，消除紧张恐惧，积极配合手术治疗。

2. 麻醉前护理

患者入手术室后，立即在上肢建立静脉通路，给予补液；认真检查手术器械或术中用品是否准备齐全；接多功能生命体征监护仪详细观察与记录血压、心率和血氧饱和度数据，每 5 分钟记录 1 次；协助麻醉医师认真检查、并核对全麻用药和用品是否准备齐全与有误；检查麻醉机电源和气源是否插好，以及麻醉机各管道是否安装正确，有无漏气现象。

3. 麻醉和手术中护理

麻醉开始时，帮助麻醉医师静脉注射各种麻醉药物，并进行气管内插管，妥善固定气管导管，连接呼吸机行控制呼吸；术中保持输液通畅，严密观察生命体征变化，详细记录心率、血压及血氧饱和度监测数据；当血压下降较基础血压低 10% 时可适当加快输液速度，血压下降较基础血压低 20% 时应加快输液速度，必要时给予输血或使用升压药。

4. 严格执行胸腔闭式引流护理常规

正确连接水封瓶的玻璃管，胸腔引流管连接于长玻璃管，下端插至水平面下 3～4cm，长玻璃管的水柱可随呼吸上下波动 4～6cm，若水柱不动，提示引流管不通畅或肺已完全复张。短玻璃管下口远离水平面，使瓶内空间与大气相通。如将长短玻璃管接反，可导致张力性气胸等严重后果。在手术室一旦接通胸引流管，护士则按要求在引流瓶上贴上标记，注明日期、时间、生理盐水量，防止引流管扭曲、受压，保持引流通畅，与病房护士认真交接。

三、术后护理

食管癌手术患者在成功地进行手术后，其护理对患者的康复和整个病程的恢复起着重要作用。

1. 密切观察生命体征

并对异常变化做出及时、科学的判断，T、P、R、BP 每 30min 测 1 次，平稳后可 1～2h 测 1 次，及时记录。食管癌术后患者易发生呼吸困难、缺氧，并发肺不张、肺炎，甚至呼吸衰竭。行食管、胃胸部吻合术后，胃拉入胸腔，使肺受压，肺扩张受限；行颈、胸、腹三切口术后患者，术后切口疼痛明显，常因虚弱致咳嗽无力。如果患者出现烦躁不安、血压下降、脉搏增快、尿少等血容量不足的表现，且术后 3h 内胸腔闭式引流量为 100mL/h，呈鲜红色并有血凝块，应考虑有活动性出血；若引流液中有食物残渣，提示有食管吻合口瘘；若引流量多，由清亮渐转浑浊，则提示有乳糜胸；若术后 6～12h 内从胃管内引流出大量鲜血，应考虑吻合口瘘，上述变化应及时报告医师，协助处理，并认真记录。

2. 严格交接食管癌术后患者的各种管道

食管癌术后患者常常管道很多，尤其是接胃管的负压引流装置必须正确及时安装，防止出现吻合口瘘等严重的并发症。各班交接患者时，对患者身上的每条管道仔细交接，严密观察各引流管是否通畅，有无阻塞、扭曲、受压，观察引流液的量、性状、气味并准确记录。经常挤压胃管、胸腔闭式引流管，防止管腔阻塞。

3. 严格进行全面的饮食护理，取得患者的配合

术后禁饮禁食期间，吻合口处于充血水肿期，嘱患者不可下咽唾液，以免感染造成食管吻合口瘘；术后 3～4 天待肛门排气、胃肠引流量减少后，拔除胃管；停止胃肠减压 24h 后若无不适，可开始进食，先试饮少量水，术后 5～6 天可给予全量清流食，每 2h 给 100mL，每日 6 次，术后 3 周后患者若无特殊不适可进普食，防止进食过多、过快，避免进食生、冷、硬食物。食管胃吻合术后患者，可能有胸闷、进食后呼吸困难，应告知患者是由于胃已拉入胸腔，肺受压暂不能适应所致，此症状经 1～2 个月后可缓解。食管癌、贲门癌切除术后，可发生胃液反流至食管，患者可有反酸、呕吐等症状，平卧时加重，应嘱患者饭后 2h 内勿平卧，睡眠时将枕头垫高。

四、术后吻合口瘘的护理

1. 术后密切观察，尽早发现吻合口瘘的发生

对食管癌术后患者，特别是可能发生颈部吻合口瘘的患者，术后应给予密切观察。观察的侧重点为体温、情绪和颈部伤口。检查颈部伤口可见局部红肿、压痛、皮下气肿，这提示发生了颈部吻合口瘘。此时应尽快采取措施，切开伤口引流。伤口延迟愈合的原因考虑为吻合口瘘发生后，局部分泌物增多而未能及时引流，引起组织张力增高，血液循环障碍，感染加重。这一结果表明，术后密切观察，早期发现吻合口瘘的发生并及时处理，是保证伤口尽快愈合的前提。

2. 颈部伤口护理

颈部伤口必须充分引流，及时冲洗，更换敷料，保持伤口清洁。辅以红外线局部照射，促进血液循环，伤口均顺利愈合。

3. 营养护理

（1）空肠喂养：吻合瘘的患者无法经口腔进食，应均行空肠造瘘术，进行空肠喂养。与完全胃肠外营养（TPN）相比，采用空肠喂养价格较低廉，更符合生理需要，实验室监测项目较少，导管有较大灵活性，不易堵塞，且并发症较少。每日滴入总量 2500~3000mL，营养液经加温后滴入造瘘管，开始时速度宜慢，约 300mL/h，逐渐加快至 500mL/h。采用空肠喂养后，每周需复查 2 次电解质、肝肾功能，根据具体变化做出相应调整。部分患者出现了不同程度的腹胀、腹泻等症状，经过对症处理后缓解。

（2）空肠造瘘管的护理：造瘘管给予确实固定，严防滑脱。定期消毒造瘘管管口和外壁。冲洗造瘘管管腔，防止堵塞。空肠喂养完毕后，将管口妥善包扎，防止污染。腹部皮肤接触造瘘管处给予氧化锌糊剂涂擦，防止皮肤破损。

第二节　食管癌术后疼痛的处理和护理

食管癌的术式多为经左或右外侧胸切口，切口大，需切断或切除肋骨，胸壁肌肉损伤严重，术后恢复慢，痛苦大，充分控制疼痛是术后患者护理的重要方面之一。

一、术后患者疼痛产生的相关因素分析

1. 手术创伤

术后疼痛的客观因素是手术创伤，它是术后疼痛的直接原

因。在手术创伤这一伤害性刺激作用下，首先导致组织内释放某些致痛物质，如缓激肽、5-羟色胺、蛋白水解酶等，作用于游离神经末梢，然后产生痛觉传入冲动，进入中枢神经系统引起痛觉。

2. 心理因素

食管癌开胸术后疼痛、烦躁、思想顾虑、对疾病本身的忧虑、对手术恐惧，害怕成瘾造成延缓伤口愈合及术后恢复减慢，是患者拒绝用止痛药的一个原因。

3. 个人因素

（1）文化程度：由于文化教育的差异，部分患者因对医院陌生环境的恐惧或语言交流障碍，而缺乏适当描述疼痛的能力。

（2）性别及个体差异：女性疼痛敏感度比男性高，故女性对疼痛表达和要求止痛的意愿更强，老年人对止痛药敏感，作用效果更为明显。

二、疼痛的生理影响

护士常规地检测术后患者的生命体征，但对术后疼痛评估缺乏足够的重视，忽略了从生理、行为、功能等方面的观察，此时患者易引起生理上如呼吸、循环、内分泌等功能紊乱，长期卧床易引起一系列并发症，如肺炎、肺不张、延缓胃肠道蠕动等。

三、处理与护理

1. 心理护理

加强心理护理和有关食管癌术前术后的健康宣教，以减轻患者对疾病及预后的忧虑，增强战胜疾病的信心，向患者讲解止痛的重要性，消除对疼痛的恐惧、焦虑，及时报告疼痛，及时止痛以利于早期活动，减少术后并发症。在临床上，当患者被告知麻醉止痛药引起延缓切口愈合发生率极小，止痛后能利于早日康复时，患者都愿意接受麻醉止痛药。同时要创造良好舒适的治疗环境，如播放轻松的音乐可以缓解患者的紧张心理，并主动热情听取患者的主诉和要求，减轻对患者的刺激，以协同药物作用，提高止痛效果。

2. 药物止痛

①阿片类制剂是食管癌术后镇痛的传统首选药，适用于中、重度疼痛，常用的有吗啡、哌替啶。一般常用哌替啶 50mg 肌内注射，依据该药的半衰期，应为每 4~6h 用药 1 次，要取得良好的镇痛效果，必须每 2~3h 用药 1 次，在术后第 1 天 95% 以上患者得到了用药，缺点是呼吸抑制的程度与剂量呈正相关。②患者自控镇痛（简称 PCA）：PCA 通过静脉的输液管持续注射一定剂量的药物，适应于既往无镇痛药过敏史，对 PCA 理解、能合作，并能自己按压启动键者。采用埃可福一次性镇痛泵，药物配制采用芬太尼 100μg + 氟哌利多 10mg + 曲马朵 300μg，溶于 100mL 生理盐水，患者感觉疼痛或需要活动之间可以通过微量泵主动向体内注射既定量的药物，初设时根据患者年龄将背景量（每小时持续输入剂量）调为 1.5~2mL，PCA 量（按压启动键后注入剂量）调为 1mL/次，镇痛时间 10~15min（但锁定时间间隔内，无论按多少次启动键均不能生效，目的在于防止用药过量），每小时限制剂量为 10mL，使用中根据患者情况调整各项参数。其优点为血药浓度稳定，镇痛效果确切，安全可靠，不良反应小，降低了并发症的发生率，可改善夜间睡眠质量，有利于术后充分配合护理。但其达到镇痛效果所需剂量的个体差异很大，根据病情调整镇痛泵很重要。护士在 PCA 治疗中应严密观察患者神志、呼吸、血压、心率及镇痛效果等，并注意有无恶心、呕吐、尿潴留等不良反应，同时做好记录。

3. 有效排痰减缓伤口疼痛

护士用双手保护性地轻轻按住伤口，在深吸气末做有效的咳嗽，定时到患者床边协助坐起，轻叩背部，帮助患者做有效咳嗽，如咳嗽频繁，要给患者胸部绷上胸带，可以适当地约束伤口，不至于伤口频繁地震动，咳嗽排痰是预防术后并发症的一种有效措施。

总之，随着社会的进步，医学的发展，对食管癌疼痛的病理、生理机制进一步明确，护士应加强基础理论的学习和临床技能的训练，成为术后疼痛护理的重要角色。

第三节　食管癌术后家庭护理

绝大部分食管癌手术患者，经过住院治疗，拆线后一般情况好转，就可以出院。但因患者在住院期间，经过了大手术的创伤，失血较多，体质虚弱，抵抗力下降，所以回家后继续休养、护理是很重要的，否则可能影响术后恢复，甚至引起其他病变。对食管癌手术后患者护理要点如下。

1. 经食管癌手术出院后，应随时注意患者的呼吸变化、有无气急或呼吸困难；如果出现嘴唇青紫，是缺氧的表现，应及时送医院检查。

2. 注意患者脉搏、心跳的情况。心跳过快时，患者感觉胸闷、心慌或烦躁不安，可根据医嘱服药。如有心跳加快，而且下肢出现浮肿或尿少，应去医院进一步检查。

3. 鼓励患者咳嗽排痰尤为重要。劝说患者不要因怕痛不敢咳嗽而将痰咽下。有痰时用手按压伤口部位把痰咳出，并应做深呼吸运动有利肺部扩张，防止肺部并发症。

4. 注意饮食调理，增加营养。吃高蛋白、高维生素易消化的食物，如牛奶、鸡蛋、瘦肉、鱼类、蔬菜、水果等。对经过食管、胃手术的患者，饭菜做得细软些，进食时不要大口吞咽，要细嚼慢咽，以免造成消化不良。每次不能吃得过饱，宜少量多餐，开始可进流质，然后进食半流质，逐渐到吃软饭。口服大片的片剂药物要研碎后服用，以免吞咽困难。

5. 注意锻炼身体。患者不需终日卧床，但不能操之过急，要循序渐进。每天上、下午均应起床活动 2 ~ 3h，可做深呼吸运动、短途散步，逐渐可以练气功、做广播操等，适当的活动可促进血液循环、增强体质，有利于早日康复。

6. 吸烟的患者应戒烟。因吸烟刺激气管可增加分泌物、使气管发炎，还可导致肺炎甚而肺癌。

7. 密切观察病情变化，如发现吞咽困难加重或有胸骨后痛等现象，应立即去医院检查。

第四节　食管癌放疗的护理

放射治疗是食管癌治疗中常用的局部治疗方法之一，在各期食管癌的治疗中发挥着不同的作用。但由于随着外照射剂量的增加会出现不同程度的食管、气管反应以及一些并发症，患者无法耐受而中断治疗，从而影响预后。护理人员应做好患者的护理工作，减轻或减少放疗不良反应及并发症，从而提高患者的生活质量。

一、放疗前护理

1. 由于食管癌患者普遍对疾病具有恐惧、担忧心理，护士应协助医生使患者对疾病有一个客观的认识，增强对疾病斗争的信心，了解放疗中可能出现的反应，解除思想顾虑，通过健康宣教使患者在治疗前充分作好精神准备。

2. 给予高营养饮食，进行力所能及的活动，保证充足的睡眠，使患者有一个良好的生活秩序，为放疗作好身体准备。

3. 给患者及家属介绍放疗的实施过程和可能发生的反应，对治疗剂量作相应的解释，告之总剂量达到的重要性，使患者对放疗中可能出现的反应有足够的心理准备。

二、放疗中护理

1. 食管反应

随着放疗剂量的递增，会出现一些不同程度的食管反应，食管黏膜水肿可加重咽下困难、咽下痛或胸骨后痛。要安慰患者消除其紧张、焦虑情绪，告之减轻放疗反应的注意事项，遵医嘱给予相应的对症治疗。

2. 气管反应

在照射量达到一定程度时，还会出现一些气管反应，会产生咳嗽，多为干咳，痰少，要安慰患者并遵医嘱给予对症治疗。

3. 皮肤护理

照射野皮肤避免摩擦、刺激和搓揉，避免阳光照射和冷风吹。出现皮肤的不良反应时不可随意使用皮肤软膏，应遵医嘱使用。保持照射野皮肤干燥。尽量穿宽松内衣，严禁涂改或擦掉照射野标识。

4. 骨髓损伤

当白细胞低于 $4 \times 10^9/L$ 时，患者易出现全身乏力、感染、出血等。应安慰患者，消除其恐慌情绪，遵医嘱给予升高白细胞药物，并给予高蛋白饮食，补充新鲜蔬菜和水果，保证良好的睡眠，以恢复体力。白细胞达到正常水平时，方可继续治疗。

5. 饮食指导

充足的营养是良好身体状况的前提，随着放疗剂量的递增，患者的食欲下降，甚至恶心、呕吐，营养状况下降。应给予高蛋白、高能量、高维生素软质或流质饮食，少量多餐以保证放疗的顺利进行。食欲下降明显时，遵医嘱给予药物治疗。

三、放疗后护理

由于放疗后照射区皮肤反应有一个缓慢的恢复过程，应嘱患者避免各种刺激，注意保温。放疗后全身抵抗力下降，应嘱患者补充全面营养，争取充足睡眠，避免过度劳累，以保证体力的全面恢复并嘱其定期复诊。

第五节　食管癌化疗的护理

一、一般护理

食管癌一般以软食、半流食、流质饮食为主，患者入院时应根据病情调整饮食，以少量多餐为原则，应提供舒适、温馨的就餐环境，提供充足的就餐时间，因为食管癌患者的食管弹性差，扩张受限，黏膜水肿或溃烂，过快会引起症状加重而影响进餐质量。

二、饮食护理

多吃维生素含量高的新鲜水果和蔬菜，这类食物不但可以增加抵抗力，还可以增加食欲，不要限制热量，做到饭菜细软，容易消化和吸收。化疗主要针对骨髓造血及消化系统损害，宜食健脾和胃、补骨生髓、益气养血的食物如红枣、甲鱼等。嘱患者化疗期间大量饮水，以减轻药物对消化道黏膜的刺激并有利于毒素排泄。

三、不良反应护理

为了减少化疗时出现恶心、呕吐等不适，应在接受化疗前2h内避免进食，可含服具有止吐健脾作用的食物，如生姜等。起床和运动前后建议吃较干的食物，避免同时摄食冷热食物，否则易刺激而引起呕吐，另外，避免与已经发生恶心、呕吐的患者同室，禁用烟酒及辛辣、刺激性食物。

四、化疗时要注意口腔卫生

应做好健康宣教，嘱患者保持口腔清洁，先用生理盐水清洁口腔，去除口腔内分泌物，饭后、睡前 30min 再使用药物含漱液漱口，药液保留在口腔内 5～10min 再吐出，已经发生口腔溃疡的患者含漱的次数要增加，1～2h 一次。

食物是癌症患者康复的物质基础，重视患者的饮食，提供合理而充足的营养，就能增强机体的抵抗力，提高患者对治疗的耐受力，保证治疗计划顺利完成，促进健康。

第六节　食管癌放化疗的护理

一、心理护理

晚期食管癌患者除了恶性肿瘤患者普遍存在的心理问题外，由于其进食困难支持法不及时致放化疗不良反应出现早，且放化疗疗程较长、病情缓解慢，因而易产生疑虑、恐惧心理甚至悲观情绪而丧失治疗信心。针对这种情况，应加强与患者的沟通，了解其心理状况以便建立良好的护患关系；帮助患者对其所患疾病的了解及对放化疗的认识，详细解释同步放、化疗的疗效、注意事项及毒性反应，增加对治疗过程中可能出现的不良反应的了解与心理准备；调动患者的积极因素，增强其治疗信心，保持乐观、稳定的情绪和良好的精神状态，鼓励患者主动配合治疗；通过心理护理，减轻了患者的心理负担，为临床治疗的顺利完成带来便利。

二、饮食护理

食管癌患者由于进食困难常伴有营养不良、低蛋白血症，甚至贫血。而放、化疗又可以引起胃肠道反应，轻者恶心、呕吐、食欲减退，重者可引起脱水、电解质紊乱甚至影响放、化疗的继续进行。因此，在治疗期间，调整患者的饮食，制定合理的饮食计划，保证在放化疗期间维持必要的能量、热量，从而减轻放化疗的反应，有利于组织的修复，保证治疗的顺利进行。具体护理措施如下：①根据不同程度的梗阻情况给予不同性状的食物。轻度梗阻者可给予少渣少纤维饮食；中度梗阻者给予半流饮食；重度梗阻者给予流质饮食。②保持饮食平衡。饮食应富有营养，给予高蛋白、高维生素、高热量、低脂肪饮食。③避免进食对食管黏膜有化学性刺激的食物，如酸性、过咸、辛辣的食物及烟酒等，以防加重放射性食管黏膜反应。④减少食管黏膜的物理损伤或食物梗阻。禁食粗纤维、硬质、油炸类食物，防止骨头、鱼刺等损伤食管黏膜，宜进软食、半流或流质，吞咽困难症状缓解后仍以软食、半流为主。⑤食物温度以 40～42℃为宜，以免烫伤食管黏膜。⑥对放化疗引起的胃肠道反应如恶心、呕吐等应及时予以治疗。⑦保持口腔清洁和食管润滑。⑧对少数梗阻严重、进食流质亦困难的患者建议予以鼻饲管或胃造瘘支持营养。

三、骨髓抑制的护理

放、化疗同步治疗致骨髓抑制亦相应加重，以 WBC 下降最为明显，容易导致患者感染，因此必须积极配合医生治疗，加强护理。①病室每日定时开窗通风，保持空气清新；严格无菌操作，减少陪护和探视，防止交叉感染；注意个人卫生，加强营养，提高自身抵抗能力；②按医嘱给予鲨肝醇、利血生或益血生胶囊等升白细胞药口服，Ⅱ～Ⅲ度或以上者给予粒细胞集落刺激因子（G-CSF）如非格司亭等皮下注射。

四、放射性食管黏膜炎的护理

放射性食管炎是食管癌患者放、化疗过程中的主要不良反应之一。早期主要为放疗致食管黏膜受损，后期主要为炎性细胞浸润至食管肌层引起收缩样疼痛。化疗也可加重放射性食管炎。临床主要表现为胸骨后烧灼感、吞咽疼痛，以进食时明显，从而导致患者不敢进食。其发生率较高，因此做好其护理对于改善患者的营养状况，提高生存质量尤为重要。①加强饮食护理，具体措施同上。②口腔护理：用软毛牙刷及双氟牙膏刷牙，淡盐水漱口，每日数次，避免口腔不洁，细菌随吞咽下侵食管黏膜，引起或加重食管黏膜炎症。③黏膜表面麻醉剂的应用：Ⅱ～Ⅲ度黏膜炎患者，由于吞咽疼痛较剧，导致患者惧怕进食，可于每次进餐前给予口服 10mL 黏膜表面麻醉剂（1% 普鲁卡因 100mL、庆大霉素 32 万 U、地塞米松 5mg、维生素 B_{12} 10mg 摇匀），既可缓解吞咽疼痛，又能达到促进食管黏膜恢复和防止感染的作用。④静脉用药：静脉输注抗生素、能量及适当少量的激素，可有效防治感染，维持水电解质平衡，提高患者生活质量。

五、放射性皮炎护理

治疗期间保持床铺平整、清洁、干燥、无渣屑。内衣穿宽松、柔软的纯棉织品。Ⅰ度放射性皮炎有烧灼和刺痒感，可用手掌轻轻拍打，用 1% 冰片滑石粉涂患处，也可涂 0.2% 薄荷淀粉或羊毛脂止痒，忌用凡士林软膏或湿敷，严禁用手搔抓，防止抓破皮肤造成感染。Ⅱ度以上放射性皮炎采用暴露疗法，涂冰片蛋清、金因钛或比亚芬乳膏（放射性损伤防护剂），必要时暂停放疗。

六、放射性肺炎的护理

放射性肺炎分急性放射性肺炎和慢性放射性肺纤维化，少数患者放射治疗过程中会出现放射性肺炎，而某些化疗药物会出现肺纤维化的形成。必要的护理和医疗指导可以降低放射性肺炎的发生率。护理措施有：①建议患者注意保暖，预防上呼吸道感染。因上呼吸道感染常为其诱因。②防止交叉感染。病房要定期通风换气，并保持一定的温湿度，防治呼吸道黏膜干燥、咽喉疼痛、口渴等，应根据病情，室内定期紫外线消毒。③密切观察病情变化，若患者发生呼吸困难，可给予抗生素加 α-糜蛋白酶、地塞米松和生理盐水雾化吸入，对重症放射性肺炎的患者应予以持续吸氧并使用支气管扩张剂保持呼吸道通畅，使呼吸困难得以缓解。

第七节　晚期食管癌的护理

晚期食管癌患者的护理对其治疗和康复均起着不可替代的作用，做好晚期食管癌患者的基础护理，可有效提高晚期食管癌患者的生活质量，延长生存期，给患者带来很大的精神鼓舞。食管癌晚期护理的原则包括以下内容。

1. 密切观察晚期食管癌患者的生命体征，若发现患者忽然失语、面色改变、呼吸停止，必须马上报告医生，紧急抢救。

2. 对于食管癌晚期肿瘤浸润导致疼痛的患者，应尽量满足他们的止痛要求，不要害怕麻醉止痛剂的成瘾性，以提高其生活质量。

3. 保持室内环境优雅舒适，床铺干燥整洁，尤其是护理生活不能自理的食管癌患者一定要定期翻身，温水擦洗，时常按摩受压部位，预防褥疮的发生。

4. 合理膳食，食管癌患者到了晚期由于肿瘤消耗等原因，一般患者的营养欠缺比较严重，故饮食应丰富多样，以清淡和高营养为原则，可嘱患者多食新鲜的蔬菜和水果，忌食辛辣和刺激性强的食物，在保证营养供给的同时增强患者的免疫抗病能力。

5. 注意观察晚期食管癌患者的精神和心理活动，晚期食管癌患者往往容易自暴自弃，丧失生活的勇气和信心，我们要不断鼓励患者，多给予患者精神和心理安慰，消除他们对死亡的惧怕感，树立晚期食管癌患者战胜疾病的自信心。

6. 鼓励患者在身体状况允许的情况下多做一些力所能及的活动，使其能积极尽快融入社会活动中去，但一定要注意切勿活动过度使患者产生疲劳感，不利于食管癌的恢复。

第八节　食管癌内支架植入术护理

一、术前准备

1. 心理护理

由于患者为首次进行食管内支架植入术，对手术不了解，易产生恐惧焦虑心理。对预后抱有怀疑态度，向患者解释吞咽困难和饮水呛咳的原因，介绍食管内支架植入术的意义、方法及操作过程，配合要点等注意事项，减轻患者的顾虑。

2. 患者准备

协助患者完善各项检查，详细询问有无高血压病史及过敏史，了解患者有无严重心肺疾病。X 线吞钡检查了解病变情况，选择合适的支架。术前 6～8h 禁食水防止呕吐引起误吸，术前 15min 肌内注射 654-2 针 10mg，术前咽部喷雾麻醉 3 次。

二、术中配合

手术操作全程在 X 线电视监视下进行，操作部位在口腔咽喉部及食管处。因反复推入导丝，导管对咽喉部造成刺激，患者会出现频繁恶心呕吐，咳嗽、咳痰、分泌物增多，为了防止误吸引起窒息，应及时清除呼吸道分泌物，同时密切观察患者面色及生命体征的变化，必要时给予氧气吸入。该环节为食管内支架植入术的重要环节，护士必须密切配合，站在患者头侧，负压吸引器必须保持备有状态，随时吸出分泌物，操作时动作轻柔，准确，及时。协助医生保持导丝、导管等物品在确定部位。

三、术后护理

1. 饮食护理

食管支架植入术后均应观察食管是否通畅，指导患者正确进食，患者进食宜采取从流质—半流质—普食逐步过渡的方法，即术后2h禁食，前3天进流质饮食，3天后进半流质饮食，以后酌情进普通饮食。支架植入患者取半卧位，避免进食粗糙生硬及高黏度食物，并嘱咐患者少食多餐，细嚼慢咽以免引起食管内支架阻塞。进食时应注意饮食的温度，避免进食冰冷食物，防止内支架变形移位，每次进食后鼓励患者使用温开水冲洗食管支架内的残留物，保持食管支架清洁通畅。

2. 病情观察

术后24h严密观察生命体征的变化。注意有无呕血，黑粪和胸骨后疼痛，吞咽功能恢复情况。应常规应用抗生素预防感染。

四、并发症观察及护理

1. 胸骨后疼痛

由于支架植入后扩张刺激食管引起，可自行缓解不必处理。

2. 支架移位

主要措施是指导患者掌握正确的进食方法，待支架基本嵌入食管后方可进食。但仍要细嚼慢咽避免吞咽过冷过热的食物。恶心呕吐也可造成支架移位，故术后遵医嘱应用解痉止吐药物。

3. 反流性食管炎

多发生于食管下段内支架植入术后，影响贲门功能，胃酸反流所致，指导患者进食后取半坐卧位，避免平卧，减少食物胃酸反流给予制酸护胃药物。

4. 支架再狭窄或阻塞

表现为内支架植入术后肿瘤通过支架网孔向腔内生长，饮水呛咳，梗阻情况再度出现。

5. 消化道出血和食管破裂

其发生原因多为大球未扩张食管所致。患者表现为剧烈胸痛，呕血。术后出现消化道出血，应配合医生及时扩容止血治疗。

6. 出院指导

出院前做好出院指导，指导患者和家属观察远期并发症的临床表现和注意事项，提供相关的医疗护理信息，注意掌握饮食速度温度，以温热为宜，不要进干硬、刺激性食物。避免剧烈运动，防止支架移位，脱落。定期吞钡检查，了解内支架和食管通畅情况。

（刘　丽　许红玲）

第二十一章 吞咽障碍

吞咽困难是指可由多种原因引起的、可发生于不同部位的吞咽时咽下困难的感觉。引起吞咽困难的原因有：吞咽反射异常；机械性梗阻；动力失调；胃食管反流病（GERD）。

第一节 吞咽生理

与吞咽有关的解剖结构有口、舌、咽及食管。吞咽过程可分为3个阶段：随意期或口期；咽期；食管期。

一、随意期或口期

此期舌上的食物被主动送至口腔后部，舌将食物压入咽部。

二、咽期

食物由咽部运送至食管。这是一种反射活动。食物刺激了咽部的吞咽受体，所产生的冲动传到脑干的吞咽中枢，此中枢即抑制吞咽的时呼吸，并激发一系列协调的过程：防止食物反流入鼻腔，防止食物进入气管，使食管上口开大并松弛上食管括约肌（UES），产生沿食管向下运送食物的蠕动波。

三、食管期

食团因重力及食管蠕动而顺食管下送。正常情况下食团通过长25cm的整个食管需7~10s。下食管括约肌（LES）松弛使食物进入胃中。

正常 LES 静息压较胃内压高约 20mmHg，吞咽时 LES 压力降至与胃内压相同的水平。LES 开放使食团进入胃中，待收缩波传过后方关闭。

LES 静息压可随激素作用、药物及所消化食物的不同而变化。降低 LES 压力的因素有：激素，如黄体酮、胰泌素、胆囊收缩素和胰高血糖素；食物，如脂肪、酒精和巧克力；药物，如钙通道阻滞剂、安定类、茶碱和阿托品。增高 LES 压力的因素有：激素，如胃泌素、胃动素和血管升压素；食物，如蛋白质；药物，如促动力药。

蠕动：将食物送至胃内有 2 种蠕动收缩（图 21-1）。

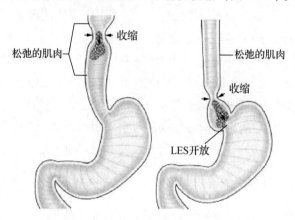

图 21-1　食团沿食管向下推进

（1）原发性蠕动：原发性蠕动为吞咽引起的食团上方的环形肌收缩，驱使食物向胃运动。食团下方的纵行肌亦收缩，使食管（食团的通路）缩短。

（2）继发性蠕动：继发性蠕动由食管内残留物（食物或反流物）引起的食管扩张所起动。当原发性蠕动不能使食物完全排空时，继发性蠕动的作用非常重要。此时，食管不断产生继发性蠕动直至食管内所有存留食物均排出。

第二节　口咽吞咽障碍

口咽部和（或）UES 的结构或推进功能异常可以不同方式影响正常吞咽过程。大部分口咽部功能异常是由神经或肌肉疾病引起的，导致口腔控制食团困难，不能激发咽部吞咽反射，从而使固体和液体食物从口至食管下咽困难。因鼻咽部和气道未受保护，可导致严重的呼吸道并发症。

一、病因

口咽部吞咽困难的原因有：神经肌肉疾病，包括先天性和获得性中枢及外周神经系统疾病，如脑血管意外、多发性硬化症、帕金森病、脑干肿瘤、假性延髓麻痹、外周神经和肌肉疾病（重症肌无力、脊髓灰质炎、皮肌炎）；机械性梗阻，如甲状腺肿大压迫、颈部淋巴结疾患、口咽部癌肿、先天性异常、炎症性疾病、颈椎增生；医源性损伤，可由口咽部手术、放疗引起，或由手术、外伤导致支配口咽部的颅神经受损所引起。

二、症状

对液体和固体食物的口咽部咽下困难（图 21-2），口咽部咽下困难伴原发性的咽部吞咽反应发动困难。常伴语言障碍、舌瘫以及异物吸入（常见于神经肌肉疾病引起的吞咽障碍），食物反流至鼻咽部。

三、鉴别诊断

贲门失弛缓症（症状可能会被误认为发生于 UES）；胃食管反流病；Zenker 憩室（可为 UES 功能紊乱的后果）。

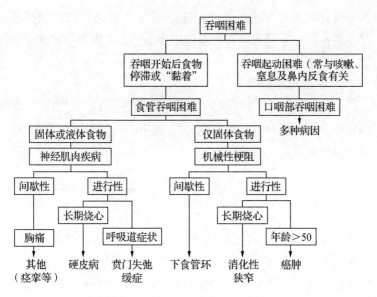

图21-2　分析症状，推导吞咽困难的诊断

四、诊断措施

1. 形态学诊断

包括 X 线钡餐检查和内镜检查。X 线钡餐检查可观察吞咽过程，确定是否存在梗阻。可检查在吞钡过程中食团在口咽部的运送，咽部的收缩，UES 的松弛状况，保护气道的动作等。此检查仍是诊断口咽部吞咽功能障碍的首选措施。内镜检查可进一步检查有否梗阻存在，并除外炎症或肿瘤。用灵活的喉镜可见吞咽时的解剖结构，尤其可研究鼻咽部关闭及声带的开合情况。

2. 功能性诊断

包括咽部测压和同步吞钡透视及测压检查。对于吞钡检查结果正常或不能确定的吞咽困难患者可行测压检查。用专用导管测定 UES 静息压、UES 松弛情况、咽部的收缩及蠕动来评价吞咽过程。测压过程中应特别关注 UES 松弛与咽部收缩的协调性。

为评价吞咽异常可同步进行咽部测压及 X 线透视。钡透视显影与生理指标记录同步进行，检测同步显示，并以数字方式记录在同一计算机上。

3. X 线电视诊断

可显示钡剂通过咽部的情况并确定其是否流入气道。与咽部测压联合进行可对咽部功能紊乱的发病机制进行详细分析，效果优于单独行上述 2 种检查。

第三节　Zenker 憩室

Zenker 憩室为下咽部黏膜膨出，位于咽与食管交界处。憩室于环咽肌的环状束与斜束之间向背侧膨出，患者吞咽时食物易于进入憩室内。这就会导致吞咽困难，并出现未消化食物从 Zenker 憩室延迟性反流入口腔等症状。

一、病因

病因尚未完全明了，但在憩室的发生机制中解剖因素很重要。UES 和食管上段的动力失调也可能促进 Zenker 憩室的形成。形成 Zenker 憩室有 2 种主要假说：①UES 松弛与咽部收缩不协调。②纤维化或肌纤维变性致 UES 开放减少。

二、症状

未消化食物反流，吞咽困难，颈部出现肿块，餐后多见。

三、鉴别诊断

口咽部吞咽障碍，食管狭窄，肿瘤。

四、诊断措施

1. 食管 X 线

吞钡为诊断 Zenker 憩室的首选检查（图 21-3）。

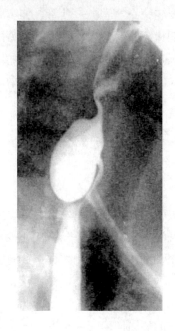

图 21-3　Zenker 憩室的 X 线表现

（憩室囊位于食管后方）

2. 内镜

内镜亦可用来观察憩室。但检查时若内镜进入憩室可能发生从憩室的菲薄黏膜处穿孔的危险。

3. 测压

检查咽部测压可确定咽部的蠕动与 UES 的松弛和关闭及食管上段的蠕动之间的协调性。外科行憩室切除术或憩室固定术需同时行环咽肌切开术时，术前应行测压检查。

第四节　食管动力障碍

食管动力障碍通常包括原发性、继发性及非特异性。原发性食管动力障碍只影响一个器官——食管，如贲门失弛缓症、弥漫性食管痉挛以及胡桃夹食管。继发性食管动力障碍为全身性疾病累及管所至，如硬皮病。非特异性食管动力障碍可能与吞咽困难或胸痛等症状有关，但其动力异常尚未达典型的原发性食管动力障碍的诊断标准。

一、原发性食管动力障碍

（一）贲门失弛缓症

特发性贲门失弛缓症是一种原发性食管动力障碍，可引起进行性吞咽困难及反流。常有 LES 高压，更重要的是在吞咽时 LES 不能完全松弛以使食进入胃中，且因远端食管缺乏蠕动致食物郁积及食管扩张。

1. 病因

贲门失弛缓症的病因尚未完全确定。一些文献认为是肠肌间神经丛的自身免疫反应引起，另一些文献支持其为遗传性疾病，还有人认为与感染和环境因素有关。最一致的发现是 LES 缺乏抑制性神经递质［血管活性肠肽（VIP）和（或）一氧化氮］，而致松弛不全。

在贲门失弛缓症患者观察到的其他异常包括：食管肌间神经丛缺乏神经节细胞；迷走神经退行性病变；迷走神经运动性背侧核的神经细胞发生量变和质变。

总结果是吞咽时食管肌肉活动明显减弱（无蠕动）及 LES 非对抗性收缩（而非松弛）。

Chagas 病（恰加斯病，南美洲锥虫病），是继发性贲门失弛缓症的一种，病因为寄生虫感染破坏了肌间神经丛的节细胞，从而导致食管扩张。此外，胃肠道的其他器官亦可受累。

2. 症状

吞咽困难，反流，胸骨后疼痛，气管食物吸入，体重减轻。

3. 鉴别诊断

伴并发症的 GERD，如食管狭窄；食管痉挛；继发性动力障碍——硬皮病伴消化性狭窄；癌肿（已报道有一种贲门失弛缓症样综合征与许多肿瘤有关，最常见于贲门癌）。

若患者发病时年龄较大，症状持续时间短，食管扩张程度轻，体重下降快而严重，则由癌肿引起类似贲门失弛缓症状的可能性增加。

4. 诊断

（1）形态学诊断

1）食管 X 线检查：X 线吞钡可用于观察食管并显示食管是否扩张。贲门失弛缓症的特征性 X 线表现为胸部食管扩张伴液平。LES 逐渐变细使食管呈现鸟嘴样外观（图 21-4）。

2）内镜：可排除梗阻、食管炎或狭窄，且可取活检以除外肿瘤等。

（2）功能性诊断：食管测压检查：贲门失弛缓症的特征性测压结果如下：食管蠕动消失，LES 压力增高（超过 30mmHg），LES 不能松弛、松弛不完全或虽完全但松弛时程短暂（＜6s），食管内压升高。

（二）弥漫性食管痉挛

弥漫性食管痉挛（DES）是一种原发性食管动力障碍，患者表现为非进行性、间歇性吞咽困难，常伴胸痛。测压时可见与正常蠕动相混并同时发生的远端食管收缩。多数弥漫性食管痉挛患者并无症状。

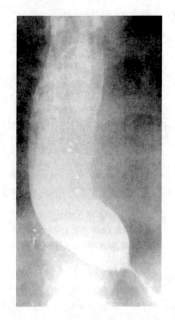

图 21-4　贲门失弛缓症的食管 X 线表现

1. 病因

弥漫性食管痉挛的病因及神经肌肉的病理生理变化仍不清楚。

2. 症状

胸骨后痛。疼痛亦可放射到颈部、上臂、下颌且可能与进食有关，间歇性吞咽困难，可由精神紧张，进食冷、热液体或进食过快所诱发，吞咽痛。

3. 鉴别诊断

缺血性心脏病（IHD），GERD 伴并发症如食管炎、狭窄，贲门失弛缓症，继发性动力障碍——伴消化性狭窄的硬皮病，肿瘤。

4. 诊断

（1）形态学诊断

1）内镜：可观察食管并除外其他疾病。

2）食管 X 线吞钡检查：弥漫性食管痉挛患者可见非蠕动性同步收缩形成的节段性钡柱，称为"开塞钻食管"（图 21-5）。钡透视亦可用于除外其他疾病的可能性。

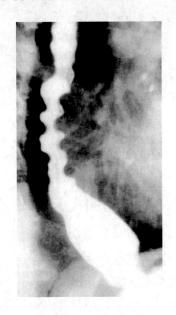

图 21-5　DES 患者 X 线吞钡检查显示开塞钻食管

（2）功能性诊断：食管测压：弥漫性食管痉挛的诊断需结合相应的症状和异常的测压结果方可做出。支持弥漫性食管痉挛诊断的特异测压表现如下：频发的同步性（非蠕动性）收缩（超过湿咽的 20%～30%），间以正常蠕动；弥漫性食管痉挛测压异常通常仅限于食管的远端 2/3；多峰波（每个波多于 2 峰）；收缩间期延长（＞6s）；自发性收缩；高波幅收缩（高于 180mmHg）。

后 5 条常见于弥漫性食管痉挛患者，但诊断 DES 时并非必需。

（三） 胡桃夹食管

非心源性胸痛（NCCP）患者测压检查中最常见的异常为胡桃夹食管。胡桃夹是指伴胸痛或吞咽困难的患者，于食管测压中发现的高波幅但为蠕动性的收缩波。

1. 病因

病因不明。一些学者认为其确为一种疾病，而其他人推测胡桃夹最终将发展为贲门失弛缓症。亦有人认为与对酸反流的反应有关。

2. 症状

非心源性胸痛，吞咽困难。

3. 鉴别诊断

GERD，缺血性心脏病，贲门失弛缓症，弥漫性食管痉挛，焦虑状态。

4. 诊断措施

功能性诊断：食管测压检查。

以下为胡桃夹食管的测压表现：典型的波幅超过 180mmHg 的高波幅蠕动性收缩。收缩波幅常达 300mmHg 以上。亦可见收缩持续时间延长及 LES 压力升高，但诊断时并非必需。

二、继发性食管动力障碍

全身性疾病是一些可累及身体不同部分及器官的疾病。其中一些（如硬皮病）可在食管有表现，导致不同程度的食管功能障碍，即继发性动力障碍。

硬皮病或进行性系统性硬化症：硬皮病是一种结缔组织疾病，引起多种脏器如皮肤、肺、心脏、胃肠道和肾脏的纤维化。

1. 病因

食管功能障碍的确切发病机制不明。多认为是硬化性病变侵犯了食管远端 2/3 的平滑肌。横纹肌组成的食管近端常不受累。平滑肌纤维化致远端食管蠕动波幅降低。并且，由于 LES 功能不全可出现严重的胃食管反流及其并发症，如糜烂性食管炎，狭窄，Barrett 食管，吸入性肺炎。

2. 症状

烧心，吞咽困难，胸痛。

3. 鉴别诊断

GERD，贲门失弛缓症。

4. 诊断措施

（1）形态学诊断

1）内镜：可检查是否存在食管炎或狭窄。可行活检以排除

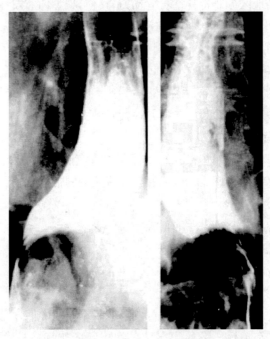

图 21-6　硬皮病患者的吞钡表现

（硬皮病 X 线所见可与贲门失弛缓症相似，仅 LES 开口增大而不同）

胃食管反流的并发症，如食管炎、Barrett 食管炎。

2）X 线食管吞钡检查：食管体可呈扩张、张力低或直径正常但蠕动减少等不同的表现（图 21-6）。

（2）功能性诊断

1）食管测压：以下测压异常表现常提示硬皮病。测压表现：LES 压力降低（致胃食管反流），远段食管蠕动弱或缺如，食管上段蠕动及 UES 压力均正常。

2）食管放射性核素闪烁显影：食管远段肌张力缺乏致食管排空减少。

三、非特异性食管动力障碍

明确地区分非特异性食管动力障碍与典型的原发性食管动力障碍（如贲门失弛缓症、弥漫性食管痉挛和胡桃夹食管）通常不太可能。

许多有吞咽困难或 NCCP 症状的患者测压检查时表现出不同类型的食管动力异常，但又达不到典型原发性动力障碍的诊断标准，这些患者常诊断为非特异性食管动力障碍。

1. 病因

病因不明，某些患者的食管动力改变可能由胃液反流所致，但不能解释所有情况，也可有与反流无关的情况存在。

2. 症状

非心源性胸痛，吞咽困难。

3. 鉴别诊断

弥漫性食管痉挛，贲门失弛缓症，缺血性心脏病。

4. 诊断

食管测压：行测压检查可发现能揭示非特异性食管动力障碍的动力异常指标。下列测压结果均可归入非特异性食管动力障碍：多峰性或重复性收缩波数量增多；出现长时限收缩；不传导的收缩波——在食管不同水平，蠕动波中断；低幅收缩（食管上段低于 12mmHg，中下段低于 25mmHg）；单纯的 LES 功能异常。

（王俊红　刘　丽）

第二十二章　下咽癌

　　医学上依照人体解剖位置区分咽喉，可以把咽喉分为咽部和喉部，咽部又细分为三区：包括鼻咽（从鼻腔后端到悬雍垂之间，常见的鼻咽癌就是发生在这里）、口咽（从悬雍垂到舌根部之间，包含扁桃体和舌头后方1/3）和下咽3个部分。下咽部紧接着喉部，构成整个喉咙构造，所以喉部发生癌症，在耳鼻喉科头颈外科常见的有下咽癌及喉癌2种，虽然2种疾病的解剖位置都在喉部附近，但是两者的治疗效果却相差很多。下咽癌与食管上段癌，因解剖部位，有相似的生物学意义，有时临床上难以区分。

一、病因

　　病因未明确。可能与长期大量的吸烟、饮酒等慢性刺激以及营养因素有关，女性患者可能与内分泌功能紊乱有关。

1. 有害物质长期刺激

　　如空气污染，接触有害物质，病毒感染等均易发病。

2. 饮酒刺激

　　饮酒过多，易发生下咽癌。

3. 吸烟刺激

　　90%以上有长期吸烟史，而且下咽癌易发生与吸烟量呈正相关。

4. 内分泌功能紊乱

　　女性患者可能与内分泌功能紊乱有关。

5. 营养缺乏

如缺铁性吞咽综合征患者由于长期的铁元素缺乏可能导致下咽癌，此外也有病历显示由于长期缺乏某种生素也可引发下咽癌。

到目前为止，还未找到与下咽癌发病相关的特异敏感基因，有些肿瘤基因如真核生物翻译起始因子 *eIF4E*、鳞状细胞癌抗原（SCC-Ag）、原癌基因 *Cyclin D1*、*NM23*、基质金属蛋白酶等基因蛋白虽然在下咽癌中有一定的表达，但不能确定为致病基因。总之，下咽癌可能涉及多个基因的改变。

二、组织发生与病理

下咽癌 95% 以上为鳞状细胞癌，未分化癌、腺癌少见，偶见肉瘤、黑素瘤和淋巴瘤。鳞状细胞癌以中分化及低分化最常见。下咽癌以外生性生长为主，常有中心溃疡，梨状窝癌多呈浸润性生长，易于在黏膜下广泛扩散，极易发生转移，可侵入声门旁间隙造成患侧声带固定，亦可浸润破换甲状软骨或环状软骨，侵入甲状腺和颈部软组织。环后区癌可侵犯杓状软骨和环杓关节，咽后壁癌向下可累及食道入口。下咽鳞癌一般分化较差，以浸润型生长为主，易侵犯邻近组织器官如喉、颈段食道、气管、甲状腺甚至口咽舌根等。下咽癌易出现转移，一般半数以上的患者早期出现颈部淋巴结转移，主要为颈深中组淋巴结。转移淋巴结越大，发生癌淋巴结扩散的机会也越大。血行转移主要转移到骨、肝、肺等。

（一）诊断依据

1. 临床表现

吞咽痛，吞咽困难，声音嘶哑，同侧耳痛，呛咳或咳嗽，呼吸道梗阻症状，舌肌麻痹，颈部肿块。

2. 辅助检查

喉镜/胃镜，细胞学穿刺，颈部 CT/MRI，食道钡餐，胸片/纵隔 CT，腹部 B 超，心电图、血常规及肝肾功能检查。

（二）临床分期（AJCC2002）

TNM 分期：

原发肿瘤（T）

T_1：肿瘤局限于下咽的一个解剖部位，而且肿瘤的最大径 $\leqslant 2cm$。

T_2：肿瘤侵犯一个以上解剖部位或邻近组织，或肿瘤的最大径 $>2cm$，但 $\leqslant 4cm$，不伴有半喉固定。

T_3：肿瘤的最大径 $>4cm$，或伴有半喉固定。

T_{4a}：肿瘤侵犯甲状软骨/环状软骨，舌骨，颈部软组织，甲状腺，食管。

T_{4b}：肿瘤侵犯邻近结构颈动脉，椎前筋膜/肌肉，纵隔。

区域淋巴结（N）

N_0：无区域性淋巴结转移。

N_1：同侧单个淋巴结转移，其最大径 $\leqslant 3cm$。

N_2：同侧单个淋巴结转移，其最大径 $>3cm$ 但 $\leqslant 6cm$；或同侧多个淋巴结转移，但其最大径均 $\leqslant 6cm$ 或双侧/对侧淋巴结转移，但其最大径均 $\leqslant 6cm$。

N_{2a}：同侧单个淋巴结转移，其最大径 $>3cm$ 但 $\leqslant 6cm$。

N_{2b}：同侧多个淋巴结转移，但其最大径均 $\leqslant 6cm$。

N_{2c}：双侧或对侧淋巴结转移，但其最大径均 $\leqslant 6cm$。

N_3：转移淋巴结的最大径 $>6cm$。

远位转移（M）

M_0：无远处转移。

M_1：有远处转移。

（三）治疗

1. 治疗原则

下咽癌最佳的治疗模式可取得最高的局部控制率和最少的功能损害的疗效。如果可能，应尽量保存呼吸、吞咽和语音功能，而避免永久性地使用人工假体装置。对绝大多数的 T_1N_0 和选择性的 T_2N_0 病变，根治性放射治疗和保守性手术可达到同样的治疗效果。如果梨状窝肿瘤已侵及喉并伴有声带固定，则根治性放疗的效果甚差。病理类型为低分化癌或未分化癌者，不论病期早晚，均应首选放疗，如放疗后有残存，可行手术切除。如原发肿瘤较大且颈部有淋巴结转移，则应考虑手术和放射治疗的综合治疗模式。

（1）$T_1N_{0\sim1}$，T_2N_0

1）根治性放疗：原发灶完全缓解（CR），而颈部淋巴结转移（LN）残存，行颈部淋巴结清扫术；原发灶残存，行挽救手术＋颈部淋巴结清扫术。

2）部分喉切除术＋同侧（或两侧）选择性颈部淋巴结清扫术（N_0）扩大颈部淋巴结清扫颈清术（N_1）：A. 术后可以观察（无危险因素的）；B. 行术后放化疗（有主要危险因素的或次要危险因素为广泛 LN 转移）；C. 行术后单纯放疗（有次要危险因素的）。

（2）$T_1N_{2\sim3}$，$T_{2\sim3}N_{0\sim3}$

1）诱导化疗 2 周期（推荐）：A. 原发灶 CR，行根治性放疗，若颈部 LN 残存则行颈部淋巴结清扫术；若颈部 LN CR，随访（初诊分期为 $N_{2\sim3}$ 可选择行颈部淋巴结清扫术）；B. 原发灶未达 PR，行手术，术后行单纯放疗（无危险因素的及有次要危险因素的）或行术后放化疗（有主要危险因素的或次要危险因素为广泛 LN 转移）；C. 原发灶 PR，加用 1 周期化疗，若原发灶

CR，按 A 方案执行；原发灶残存，按 B 方案执行。

2）同步放化疗，原发灶 CR，而颈部 LN 残存，行颈部淋巴结清扫；原发灶及颈部 LN 均 CR，随访（初诊分期为 $N_{2~3}$ 可选择行颈部淋巴结清扫）；原发灶残存，行挽救手术 + 颈部淋巴结清扫术。

3）喉咽切除 + 颈部淋巴结清扫术，术后行单纯放疗（无危险因素的及有次要危险因素的）或行术后放化疗（有主要危险因素的或次要危险因素为广泛淋巴结转移）。

（3）$T_4N_{0~3}$

1）手术 + 扩大颈部淋巴结清扫术，术后行放化疗（推荐）。

2）同步放化疗，原发灶 CR，而颈部 LN 残存，行颈部淋巴结清扫术；原发灶及颈部 LN 均 CR，随访（初诊分期为 $N_{2~3}$ 可选择行颈部淋巴结清扫术）；原发灶残存，行挽救手术 + 颈部淋巴结清扫术。

2. 放疗

（1）根治性放疗：原发灶及大体肿瘤区：70 ~ 80Gy（2.0Gy/d），颈部低危 LN 区：≥50Gy（2.0Gy/d）。

（2）术后放疗：原发灶：≥60Gy（2.0Gy/d），颈部高危 LN 区：≥60Gy（2.0Gy/d），颈部低危 LN 区：≥50Gy（2.0Gy/d），同步化疗推荐 DDP $100mg/m^2$，每 3 周一次。

主要危险因素：LN 突破包膜和（或）切缘阳性。次要危险因素：广泛 LN 转移或周围神经/淋巴管/血管受侵。

（3）放射治疗技术

1）术前放疗：放疗靶区应包括喉、咽和颈部；照射野侧野范围从颅底、乳突水平到锁骨上淋巴结，应包括前后颈淋巴；对向上侵及口咽部的梨状窝癌，照射野的上界应达颅底，以包括咽后淋巴结组。术前放疗剂量（45 ~ 50）Gy/（4.5 ~ 5）周。

2）术后放疗：面颈部采用两侧对穿野照射技术，照射针对从颅底到上颈部淋巴结范围内的原发肿瘤，下颈部采用前野照射技术，包括气管造瘘口和下颈部淋巴结。不主张前野挡铅，以免遗漏咽、气管淋巴结和造瘘口周围组织；避免在脊髓处的剂量重叠，可采用侧野的后下角挡铅及半野照射技术；对低能超高压线束使用补偿滤过板，可弥补颈部由于厚度不同而导致的剂量不均匀性；脊髓受量应限制在 42～44Gy 的范围内，后颈部包含脊髓的部位可采用 9MeV 电子线加量至所需要的剂量。

（4）单纯放疗：照射野的设计：由两侧上颈部平行对穿野和一下颈部的前野所组成，上界一般至颅底，下界至食管入口（相当于环状软骨下缘水平），包括整个鼻咽、口咽、下咽部、喉部、颈段食管入口及上、中颈部和咽后壁淋巴引流区，后界的位置应根据颈部有无转移淋巴结而定：如颈部阴性，后界置于颈椎辙的位置；如颈部阳性，则后界应后移以包括颈后淋巴结为准。TD 40Gy 时，后界前移至颈椎体中、后 1/3 交界处以避开脊髓，TD 50Gy 时照射野的上下界可适当内收继续照射，TD 60Gy 时再次缩野，仅包括病变区，使总量 TD 达 70Gy 左右；对淋巴结阳性的患者，如缩野后不能全部包括转移的淋巴结，则在 TD 40Gy 改野时，颈后可用合适能量的电子线来补量，一般不宜超过 12MeV 能量，而对 N_0 的患者则无此必要。下颈锁骨上常规做预防性照射，预防性照射的剂量为 50Gy/25 次。

（5）放射治疗禁忌证

1）局部肿瘤严重水肿、坏死和感染者。

2）邻近气管、软组织或软骨广泛受侵者。

3）颈部淋巴结大而固定，且有破溃者。

4）有明显的喉喘鸣、憋气、呼吸困难等呼吸道梗阻症状者。

前 3 种情况并非是放射治疗的绝对禁忌证，主要是指放射治疗在这些情况下很难奏效，不主张首选放射治疗，应先争取手术切除，术后根据具体情况决定是否行术后放射治疗。第 4 种情况，应先行气管切开术后才能考虑放射治疗问题。

（四）随访

1. 随诊频率

1年内：根据不同情况可在1~3个月。2年内：每2~4个月随诊一次。3~5年内：每4~6个月随诊一次。5年后：每6~12个月随诊一次。3年内最好不拔牙，练习张口，并告知方法。

2. 随诊项目

原发肿瘤情况及区域淋巴结情况；易发生转移部位有无转移（胸部CT较为重要）；若颈部接受过放疗，需检测甲状腺功能，每6~12个月一次；急性放疗反应（黏膜、皮肤、耳、放射性脊髓炎等）；晚期放疗反应（黏膜、皮肤、唾液腺、听力、中枢神经系统等）。

（王俊红　刘　丽）

第二十三章　贲门癌

贲门癌在我国食管癌高发区的发病率也很高，据这些地区及肿瘤研治机构的统计，食管癌与贲门癌的比例约为 2∶1。由于对贲门的范围理解不一致，故对贲门癌的定义存在不同看法，以至于统计数字出入较大。贲门癌是发生在胃贲门部，也就是食管胃交界线下约 2cm 范围内的腺癌。它是胃癌的特殊类型，应和食管下段癌区分。但是它又与其他部位的胃癌不同，具有自己的解剖学组织学特性和临床表现，独特的诊断和治疗方法以及较差的外科治疗效果。

一、发病原因

与其他肿瘤一样，病因不详，可能与饮食因素、环境因素、遗传因素以及幽门螺杆菌感染有关。另外存在诸如慢性萎缩性胃炎、胃溃疡、胃息肉、胃黏膜上皮细胞化生及胃黏膜上皮异型增生等癌前变化。目前，对贲门癌的发病原因了解还很少，加之在一些亚洲、北美及欧洲国家贲门癌的发病率呈逐年上升趋势，因此需要对贲门癌进行多学科的综合研究，提高其早期诊断与治疗水平以及患者的术后 5 年生存率。

贲门癌的病因复杂。一般认为生活环境与饮食是人类上消化道各种癌肿的 2 种主要致癌因素，也与胃食管反流及食管裂孔疝可能有一定关系。胃癌的组织发生学中，胃溃疡、胃息肉（腺瘤）及慢性萎缩性胃炎过去皆被认为是胃癌的癌前期病变。近年的研究发现上述几种情况发生癌变的机会很小，贲门癌作为胃癌的特殊类型，上述病变与贲门癌的组织发生关系不大。目前比较多认为贲门癌是起源于有多方向分化潜能的贲门腺的颈部干细胞，干细胞可以形成具有贲门或腺上皮特点的腺癌。光镜、电镜和组化研究发现贲门癌是混合型，有力支持该观点。不典型增生是贲门癌的癌前病变，它也是在上述与贲门癌发病有关的溃疡、息肉、萎缩性胃炎共有的关键病理过程。当它们发生不典型增生的改变时才可能癌变，其中结肠型发生多数具有不典型增生的性质。

Schottenfeld（1984）对北美和欧洲食管癌流行病学的研究发现饮酒和吸烟是食管鳞癌的重要危险因素，但在食管腺癌与贲门的发病原因中，其作用并不明确。

二、发病机制

（一）大体分型

1. 进展期

胃肠道肿瘤分型一般沿用 Borrman 分型，其基本分类为蕈状、溃疡Ⅰ型、溃疡Ⅱ型与浸润型。

我国作者据此对贲门癌分 4 型：①隆起型：肿瘤为边缘较清晰的向腔内隆起的肿块，呈菜花、结节巨块或息肉状，可有浅溃疡。②局限溃疡型：肿瘤为深溃疡，边缘组织如围堤状隆起，切面与正常组织境界清晰。③浸润溃疡型：溃疡之边缘不清晰，切面与周围组织分界不清。④浸润型：肿瘤在贲门壁内浸润生长，受累处均匀增厚，与周围组织无界限，周围黏膜常呈放射状收缩。

大体分型与组织学类型有关，1、2 两型以高分化腺癌和黏液腺癌较多。浸润溃疡型以低分化腺癌及黏液腺癌的比例为多。浸润型则多数是低分化弥漫型腺癌或黏液腺癌。外科治疗预后以隆起型最好，局限溃疡型第二，浸润溃疡型较差，浸润型最差。

贲门腺癌的组织学类型主要有 2 类：腺癌与有明显黏液分泌

的黏液腺癌。此 2 类又根据分化程度各自分为高分化、低分化和弥漫型 3 个亚型。分化程度之高低与手术预后关系密切。除了腺癌与黏液腺癌，贲门癌还有一些少见的组织学类型，如腺鳞癌、未分化癌、类癌（嗜银细胞癌）以及癌肉瘤等。

2. 早期

早期贲门癌大体形态与胃其他部位和食管的早期癌相似。可以简单分为 3 型：①凹陷型：癌瘤部黏膜呈不规则的轻度凹陷，有少数为浅溃疡，与周围正常黏膜分界不明确，镜下分化常较差。②隆起型：癌变部黏膜增厚粗糙，稍有隆起，部分表现为斑块、结节或息肉状，以高分化腺癌占多数。③隐伏型：病变部黏膜颜色略深，质地略粗，此外大体无明显改变，经组织学检查始确诊，是 3 型中比较早的形态。

（二）贲门癌的扩散与转移规律

1. 直接浸润

蔓延于食管下端胃的其他部分，裂孔部膈肌、肝左叶、肝胃韧带、胰尾、脾门，脾以及其他腹膜后结构。

2. 淋巴道转移

贲门壁内，尤其是黏膜下和浆膜下层有丰富的淋巴网与食管淋巴网交通，汇集而成壁外淋巴管，向上引流至纵隔，向下引流至腹腔丛，最后进入胸导管。有的作者提出贲门的 3 条淋巴引流系统为：①升干：沿食管壁上行至纵隔。②右干：从胃小弯沿胃左血管和贲门食管支到腹腔动脉旁。③左干：向后壁沿大弯到胰上缘和腹膜后。

又可分大弯支、后胃支及膈支。各系统沿线皆有淋巴结。第一站的是贲门旁（左、右），下段食管旁及胃小弯淋巴结，第二站有胃左血管旁、脾血管旁及网膜淋巴结。远处者有腹腔动脉旁、腹主动脉旁、肝门区、纵隔及锁骨上淋巴结。

3. 血运转移

①经过门静脉入肝，通过下腔静脉入体循环。②经器官间静脉径路直接入体循环。前者是最常见转移通路。

4. 种植

癌细胞可脱落种植到腹膜网膜等处，可伴发血性腹水。

（三）贲门癌的临床病理分期

1987 年国际抗癌联盟（UICC）修改后的胃癌 TNM 分期法，其规定如下（表 23-1）。

表 23-1　UICC 胃癌分期表（1997 年版）

分期	原发肿瘤（T）	区域淋巴结（N）	远处转移（M）
0 期	T_{is}	N_0	M_0
Ⅰa 期	T_1	N_0	M_0
Ⅰb 期	T_1	N_1	M_0
	T_2	N_0	M_0
Ⅱ 期	T_1	N_2	M_0
	T_2	N_1	M_0
	T_3	N_0	M_0
Ⅲa 期	T_2	N_2	M_0
	T_3	N_1	M_0
	T_4	N_0	M_0
Ⅲb 期	T_3	N_2	M_0
Ⅳ 期	T_4	$N_{1\sim3}$	M_0
	$T_{1\sim3}$	N_3	M_0
	T_{any}	N_{any}	M_1

T 指原发肿瘤：T_{is} 原位癌在表皮内，尚未侵及固有层，T_1 肿瘤侵及固有层或黏膜下，T_2 肿瘤侵及肌层及浆膜下，T_3 肿瘤

穿透浆膜（脏腹膜），未达相邻结构，T_4 肿瘤侵及相邻结构（指脾、横结肠、肝、膈肌、胰、腹壁、肾上腺、肾、小肠及后腹膜）。

N 指区域淋巴结，N_0 无区域淋巴结转移，1997 年新版改为 PN_0 需要检查 15 个以上区域淋巴结阴性，N_1 区域淋巴结有 1～6 个转移，N_2 区域淋巴结有 7～15 个转移，N_3 区域淋巴结转移数超过 15 个。

分期中 Ⅲ B 为 T_3N_2/M_0，取消 $T_4N_2M_0$，Ⅳ 期分为 3 类：①$T_4N_{1～3}M_0$；②$T_{1～3}N_3M_0$；③$T_{any}N_{any}M_1$。

M 指远处转移，M_0 无远处转移，M_1 有远处转移。还可标明转移部位，如肺为 PUL，骨为 OSS，肝为 HEP，脑为 BRA，腹膜为 PER 等。

（四）影响贲门癌预后的病理因素

肿瘤体积、浸润深度、大体分型、组织学类型、淋巴结转移、血管淋巴管瘤栓等都或多或少地影响预后，其中关系较密切的有浸润深度、组织学类型和淋巴结转移 3 项。病变早期局限于黏膜或黏膜下时，切除术后 5 年生存率可达 90% 以上。组织学分化好的癌预后好，分化差的癌预后差。

近年来反映机体免疫状态和其他机体防御性反应的病理形态改变已被人们重视，已经发现：①癌旁和引流区淋巴结的免疫反应，如为滤泡增生或淋巴增生，其预后比无改变或衰竭型的好。癌四周有淋巴细胞反应或纤维包裹的比无反应或无包裹的好。②癌的组织学类型是决定预后的最基本因素，高分化癌中的 Ⅰ 级腺癌手术后 5 年及 10 年生存率分别为 56.5% 和 40%，Ⅰ 级腺癌如果同时存在癌周淋巴细胞反应，癌周纤维包裹和淋巴结免疫反应 3 项阳性指标，5 年生存率达 100%（52/52）。

三、临床表现

由于贲门的解剖特点，犹如一条河流的入海处，食管就是河，而贲门远方的胃腔即为海。贲门通道越走越宽，因此不似食管发生癌后很容易产生梗阻。贲门区的癌初起时体积小，不易造成梗阻，如果出现吞咽困难，癌瘤必定已经相当进展，故早期贲门癌患者缺乏明确的特征性症状。贲门癌的症状包括上腹部不适，轻度食后饱胀，消化不良，或心窝部隐痛等，都易与消化性溃疡症状相混淆，引不起患者的重视，一直到吞咽困难加重，始促使患者就医。贲门癌另一始发症状是上消化道出血，表现为呕血或柏油便，出血严重者可伴有虚脱或休克，或表现为重度贫血，此情况的发生率约占患者的 5% 。由于缺乏哽噎症状，患者易被误诊为消化性溃疡出血，并被腹部外科医师进行了手术。也正是因为多数系急诊手术，各方面准备不够充分，这类患者手术并发症的发生率和死亡率都较高，疗效不良。晚期病例除了吞咽困难，还可出现上腹和腰背的持续隐痛，表明癌瘤已累及胰腺等腹膜后组织，是为手术禁忌证。

早期贲门癌患者并无阳性体征，中晚期患者可见贫血貌、低蛋白血症、消瘦、脱水或低蛋白性水肿。如果腹部出现包块、肝大、腹水征、盆腔肿物（肛门指诊），都不适合手术治疗。

四、诊断

贲门癌在我国的现状是发病率高，早期诊断准确率低，肿瘤的手术切除率低及远期疗效差。据张汝刚等（1998）对 1832 例贲门癌外科治疗的单因素分析，全组病例的 5 年生存率仅为23.5% 。与消化道的其他恶性肿瘤一样，早期发现、早期诊断及早期外科手术治疗是提高贲门癌患者长期生存率的关键，但存在巨大困难。

贲门癌的临床诊断除病史之外，主要依靠 X 线检查和内镜检查。近年来，贲门的拉网涂片细胞学检查很少采用，主要原因与内镜检查广泛开展及其诊断准确率高直接有关。早期贲门癌的诊断主要靠纤维食管镜、胃镜和贲门拉网。X 线造影、上腹部

CT 对中晚期贲门癌诊断准确，并能确定病变范围。

五、辅助检查

（一）X 线钡餐造影

X 线钡餐造影是诊断贲门癌的主要手段。

1. 早期

早期表现为细微的黏膜改变，小的溃疡龛影以及不太明显而恒定存在的充盈缺损。在早期病例中，必须行内镜检查及涂刷细胞学及活检病理，始能确诊。

2. 晚期

晚期病例 X 线所见明确，包括软组织影、黏膜破坏、溃疡、龛影、充盈缺损。贲门通道扭曲狭窄，下段食管受侵，以及胃底、大小弯胃体皆有浸润，胃壁发僵，胃体积缩小等。

（二）胃镜检查

可见贲门处肿物或糜烂，质地脆硬易出血。严重时管腔扭曲狭窄进镜困难。检查同时可多次活检行病理检查。

（三）腹部 CT

可以了解肿物与周围器官之关系，相对食管的 CT 所见，贲门癌的阳性发现往往不太肯定，CT 有助于发现肝转移以及是否判断侵及胰和腹腔淋巴结。有利于贲门癌术前评估。

（四）脱落细胞学

诊断贲门癌的阳性率比食管癌低，这也是贲门的圆锥形解剖特点造成球囊不易接触肿瘤所致，改用较大球囊后诊断率有所提高。

六、鉴别诊断

1. 贲门失弛症

患者年轻、吞咽困难病史长，但仍能保持中等的健康状况。X线食管造影可见对称光滑的贲门上方漏斗形狭窄，及其近侧段食管高度扩张。

2. 下段食管炎

常伴随有裂孔疝及胃液反流，患者有长期烧心、反酸史，体态多矮胖，炎症时间长引发瘢痕狭窄，出现吞咽障碍。X线钡餐表现下段食管及贲门狭窄，黏膜可以不整，食管镜检查可见炎症肉芽和瘢痕，肉眼观察有时与癌不易区分，反复多点活检如一直为阴性结果即可确诊。

3. 消化性溃疡

上腹部不适，轻度食后饱胀，消化不良，或心窝部隐痛等，都易与贲门癌相混淆。且消化道溃疡出血与贲门癌出血难以鉴别，胃镜活检确诊率较高。

贲门癌的鉴别诊断包括贲门痉挛（贲门失弛缓症）、食管下段慢性炎症导致的狭窄，以及贲门部消化溃疡等。贲门痉挛病例的临床特点是年轻、病史长、吞咽困难病史长，但仍能保持中等的健康状况。X线食管造影可见对称光滑的贲门上方漏斗形狭窄及其近侧段食管高度扩张。

七、西医治疗

（一）手术治疗

1. 手术适应证

迄今为止，手术治疗是公认的贲门癌的首选治疗。由于其组织学为腺癌或黏液腺癌，放射治疗几乎无效，化学治疗效果也甚微。贲门癌手术适应证：①经X线、细胞学及内镜确诊；②超声检查、腹部 CT 扫描或腹腔镜检除外淋巴结、肝、肾上腺、网膜、腹膜及盆腔转移，无腹水；③一般情况中等以上，无重大心肺或其他脏器并发症。

由于贲门的解剖学特点，与肝、脾、横结肠、胰尾、肾、肾上腺、小肠、膈肌、后腹膜等诸多脏器相邻，又具有丰富的淋巴引流，向上入纵隔，向下沿大弯及小弯两条主要通道扩散，还可在胃壁内浸润，甚至达到全胃，因此一般的消化道造影不可能显示全部上述各个进程，应用发泡剂双重对比造影，可以清楚显示肿块、软组织影、黏膜破坏、溃疡、胃壁增厚的范围等，但X 线改变常要比实际情况轻。应用腹部 CT，可以了解肿物与周围器官之关系，但是比较食管的 CT 所见，贲门癌的阳性发现往往不太肯定，譬如是否侵及胰，往往判断不正确，CT 怀疑有胰尾浸润而实际并无粘连，CT 认为与胰无关联，但开腹肿瘤与胰浸润粘连成团。CT 有助于发现肝转移，但对局部淋巴结转移的判断就不太准确。总之，在术前判断贲门癌之发展程度，估计其切除可能性等是一件相当困难的事，是临床到目前尚未解决的难题。为了不使患者失去治疗机会。腹部 B 超、CT 以及食管胃造影等检查的阳性发现，除非确证已有广泛扩散转移，都应给予探查，争取切除病变并恢复消化道连续性。

2. 手术途径及方法

采用左胸后外侧标准开胸切口，经第 7 肋床或肋间，然后在左膈顶部以食管为轴心做辐射状切口开腹。此种径路，对贲门区显露良好，足以行次全胃切除及胃周及胃左血管的淋巴结清扫。如需要扩大切除范围，行全胃或合并切除脾、部分胰等，则可将该切口向前下延到上腹壁，切断左肋软骨弓膈肌及腹壁肌肉，很方便地变成胸腹联合切口，充分显露上腹部。

在心肺功能储备低下和高龄患者中，可以采用颈腹二切口非开胸食管内翻拔脱部分胃切除，食管胃颈部吻合术。先开腹探查病变可以切除后，通过胃底或腹段食管开口将食管探条送到颈部，此时颈部食管已经显露，在准备做吻合部位之下方将食管结扎固定在探条上，切断上方食管，持续而均匀地牵拉探条，将食管自上而下翻转拔脱。游离胃常规切除部分胃，大弯剪裁成管状，经食管床上提入颈与食管吻合，这种手术的缺点是胃切除范围受限，可以导致胃侧切缘不净有残余癌。当纵隔过去有炎症情况，如淋巴结核而发生粘连时，会使翻转拔脱遇到困难，拔不动或是撕裂气管支气管膜部，发生后一种情况时需立即开胸修补，如事先已经估计拔脱有困难时，最好采用开胸切除的办法。

对心肺功能不足的患者还有一种手术径路，就是联合胸骨正中切开和上腹正中切口，术中注意防止双侧胸膜破裂，并将心包自膈面游离，中线切开膈肌达食管裂孔，将心包前提显露后纵隔，然后常规将贲门癌及下段食管切除，残胃上提在后纵隔与食管吻合。此种切口显露后纵隔受一定限制，可以使用食管胃机械吻合器以保证吻合口质量。

常用的手术方法是近侧胃次全切除术。适用于贲门部肿瘤体积不大，沿小弯侵延不超过其全长的1/3时。手术具体操作如下：左后外第7肋床或肋间开胸，探查下段食管，然后以裂孔为轴心向左前切开膈肌、探腹，无肝、腹膜转移或广泛淋巴结转移时，沿大弯离断大网膜、左胃网膜动脉和胃脾韧带中的胃短动脉，离断左侧膈肌脚，完全显露下段食管，清除该部位（包括下肺韧带内）淋巴结。纱布垫开胰体及尾，显露胃左血管及其附近的淋巴结，仔细清扫淋巴结，结扎切断胃左血管，离断肝胃韧带，近侧胃完全游离，在大弯侧裁制胃管，如有胃缝合机可节省操作时间。要求切缘距肿瘤边≥5cm。将胃管顺时针旋转90°，然后与食管下残端对端吻合，里层是全层结节缝合，外层将胃浆肌层向上套叠包绕吻合口约2cm，如望远镜状。吻合前为防止胃口黏膜过长，外翻覆盖肌层边影响吻合操作，可先环状切开胃管口部肌层，此时松弛的黏膜由于远侧肌层回缩而如袖状裸露。充分做黏膜下层止血，齐远侧肌层平面剪除多余之黏膜，此时胃管口的黏膜正好与肌层相平，吻合时视野十分清晰，有助于严密对合。

如肿瘤已侵及胃脾韧带或胰尾，则可在次全或全胃切除同时行脾、胰尾切除术。注意妥善缝合胰的切断面，最好再用大网膜覆盖，以防止发生胰管瘘。

贲门癌手术治疗时胃切除范围一直是有争议的问题。有主张一律行全胃切除，有的作者主张整块切除全胃、脾、胰尾、网膜及区域淋巴结取得改进的生存。也有比较次全及全胃切除术后疗效，发现两者之存活率并无差别，建议仅在肿瘤累及胃体时做全胃切除。还有的作者发现在全胃切除术时预防性脾切除对有脾门淋巴结转移者并不无益于长期生存，而对无脾门淋巴结转移病例，未做脾切除的反而存活率高。脾切除组还存在术后感染率高，复发死亡较快等现象。中国医科院肿瘤医院937例报告中，有10例行全胃切除术。其中9例在1年内死亡，1例没有活过2年。胃次全切除合并切除脾、胰尾者20例。术后死亡2例，有2例存活5年以上（1例6年，另1例8年）。笔者同意一些人的观点，贲门癌由于就诊时多数已属晚期，早已存在淋巴结转移，根治手术是无助益的。假如肿瘤确实还是局限时，根治手术又无必要。对于局限于贲门部不超过小弯长度的1/3的病变，应行胃次全切除术加区域淋巴结清扫，是比较合适的治疗方针。

3. 外科治疗近远期疗效

贲门癌的手术疗效比食管癌要差。国内三大组切除率73.7%~82.1%，切除死亡率1.7%~2.4%。三大组的5年生存率19.0%~24.0%，10年生存率8.6%~14.3%。

影响贲门癌远期生存的主要因素为淋巴结有无转移，肿瘤是否浸润浆膜以及切除性质（根治或姑息）。贲门癌的国际TNM分期，由于综合了前2个可变因素，同样是预测患者转归的有效指标。

（二）放疗和化疗

因为贲门癌组织学为腺癌或黏液腺癌，对放射治疗敏感性较食管癌差，化学治疗效果也甚微。单纯放疗很少，多与手术治疗或化疗相结合。食管癌术前放疗能提高切除率，术后放疗对有淋巴结转移或外侵者可提高生存率。放疗和化疗相结合对不能手术的晚期患者，也可获得较满意的疗效。放疗剂量和范围根据病理情况而定；化疗多以联合化疗为主，敏感药物有：氟尿嘧啶、表柔比星（表阿霉素）、丝裂霉素和铂类等。

八、中医治疗

（一）辨证施治

中晚期贲门癌未能手术，或术后复发有远处转移患者，或因各种原因而不做手术的患者，则以中医药综合治疗为主，包括辨证与辨病相结合，辨证施治按前述四型辨证治疗。

1. 肝胃不和型

辨证肝胃不和、胃气上逆，治以舒肝和胃、降逆止痛。方药：柴胡、郁金、枳壳、旋覆花（包煎）、代赭石、半夏、玫瑰花、杭芍、白屈菜、焦三仙、甘草。此证系患者肝郁气滞，肝失条达疏泄，肝乘侮脾胃，使脾胃功能失司，胃气上逆，嗳气频作，反胃嘈杂，方中以柴胡、郁金、玫瑰花疏肝理气；枳壳、旋覆花、代赭石、半夏降气平逆止呕；杭芍，甘草柔肝和中；焦三仙健脾消导；白屈菜止痛缓中。另选加抗癌中草药。

2. 脾胃虚寒型

此型辨证要点是其虚寒表现，如胃脘喜按就温，喜喝热饮，面色㿠白，肢凉便溏，脉沉细等，辨证脾胃虚寒，中焦不运。治以温中散寒，健脾和胃。方药用人参、党参、白术、茯苓、半夏、良姜、荜茇、梭罗子、陈皮、甘草、生黄芪、紫蔻等，此型脾虚胃弱，纳食不多，运化迟缓，故痛亦不甚，得暖得按，则寒气消散，故痛亦减，脾主四肢，阳虚则四肢不温，神疲乏力，脾阳不振，故舌淡胖、便溏、脉细等，方用六君子汤健脾益气；良姜、荜茇温中散寒；生黄芪益气温阳，梭罗子、紫蔻行气温胃止痛。另选用性温的抗癌中草药。

3. 瘀毒内阻型

此型辨证要点为疼痛明显，脘胀拒按，有血瘀毒瘀表现，出现热象，辨证为瘀毒内阻、血瘀胃热，治法是解毒祛瘀，清热养阴。方用生蒲黄、五灵脂、蛇蜕、血余炭、仙鹤草、露蜂房、元胡、白屈菜、陈棕炭、玉竹、藕节等，加选其他抗癌中草药。瘀毒内阻，日久伤络，吐血便血，血瘀有形，故痛有定处而拒按；瘀毒化热耗伤胃阴，故口干思冷饮，脉弦滑数等。蛇蜕、露蜂房解毒去瘀；生蒲黄、五灵脂、元胡、白屈菜活血化瘀止痛；血余炭、陈棕炭、仙鹤草止血生新；玉竹、藕节养益胃阴。

4. 气血双亏型

此型大多为胃癌晚期，久病有恶病质及高度贫血，耗血伤气，后天化源不足，气血化生无源，故气血双亏，久之脾肾阳气亦虚，但此型常伴有邪实，肿物包块明显，正虚邪实，因气血大亏，不克攻伐，故只能大补气血，健脾补肾。药用黄芪、人参、党参、白术、茯苓、黄精、甘草健脾益气；当归、熟地、杭芍、阿胶滋阴补血；紫河车大补元气，补肾填精；陈皮、麦稻芽、砂仁、鸡内金醒脾开胃助消化，仙灵脾补肾温阳。

临床辨证加减用药：呕吐加半夏、生姜、竹茹、威灵仙、旋覆花、代赭石、藿香、佩兰等；口干加石斛、麦冬、天花粉、沙参等；胃疼加元胡、香附、白屈菜、降香、五灵脂、乌头、荜茇、梭罗子等；便干加火麻仁、郁李仁、大黄、芒硝、瓜蒌、羊蹄根、虎杖等；便溏加儿茶、老鹳草、石榴皮、苍术、扁豆、白术、山药、茯苓、罂粟壳等；呕血、便血等加血余炭、棕榈炭、柿叶、白及、仙鹤草、大黄、乌贼骨粉等，亦可用云南白药2g

拌卡巴克络 4mL 内服；腹胀加枳壳、厚朴、莱菔子、焦槟榔、大腹皮、沉香面等。

（二）单、偏、验方

单、验方各地流传很多，但经过验证有效的不多。目前，对胃癌可能有一定效果的中药单验方有肿节风（草珊瑚）片，口服每次 3~5 片，每日 3 次；10% 鸦胆子乳剂：用 4~10mg 加入 10% 葡萄糖液 500mL，静脉滴注，每日 1 次，总剂量 6~13g。由植物喜树提取及合成的羟基喜树碱，用于静脉滴注，对胃肠系统癌症有一定效果，但已属于化疗药物范围了，民间有用向日葵杆心 30~50g，单味煎水代茶饮，治疗胃癌，服后有腹泻，疗效尚待验证。农村就地取材、简便价廉。此外还有应用蛇毒、巴豆制剂，藤梨根为主的复方治疗胃癌者，疗效均难以确定和评价。

九、预防

诱发贲门癌的因素很多，有效地预防贲门癌，在日常生活中必须注意以下几点。

1. 不抽烟不酗酒

据统计，抽烟是诱发贲门癌的主要因素之一，长期吸烟可直接诱发贲门癌。有关资料表明，吸烟者贲门癌的发病率比不吸烟者高 10 倍。另外，酒精对贲门黏膜刺激很大，容易引起贲门表面黏膜变性坏死。而且酒精内也含有亚硝胺、黄曲霉等多种致癌物质。据统计，饮酒者比不饮酒者的贲门癌发病率高 10 倍。又吸烟又饮酒者比不吸烟不饮酒者贲门癌的发病率高 30 倍。

2. 不吃过烫和粗硬食物

有关专家在贲门癌高发区河南林州、江苏扬中市等地区调查表明，贲门癌的发生与饮食过热、硬、粗、快有关。过烫的茶、粥可引起贲门黏膜上皮癌变。

3. 不吃霉变腌渍食物

霉花生、霉干菜、腌肉、腊肉等食物常被黄曲霉、白地霉等真菌所污染，易产生亚硝胺、亚硝酸盐等致癌物质，食用后易发生贲门癌。

4. 增加营养和各种微量元素的摄入

在临床上大多数贲门癌患者都是"吃得不好的人"。所谓吃得不好就是肉类动物蛋白、脂肪和新鲜水果吃得很少，这样维生素 A、维生素 C 和维生素 B_2 的摄入量低，易患贲门癌。

贲门癌的第一个显著的流行病学特征是其与胃远侧部位肿瘤的不一致性。在贲门癌高发地区，胃远侧部位的肿瘤发病率很低。流行病学和人群研究提示，贲门癌的诱发因素、病理特征以及临床特征与胃远侧部位肿瘤明显不同。幽门螺杆菌感染与胃远侧部位肿瘤发生关系密切，而饮酒和吸烟等则是贲门癌发病的重要因素。特别需要强调的是，20 世纪 80 年代以来，世界各地特别是美国、日本、中国及欧洲等某些国家，胃远侧部位肿瘤发生率呈明显下降趋势。但是，贲门癌和食管原发性腺癌的发病率则呈明显上升趋势，特别是在美国白人以及英国等欧洲国家，其发病率在过去的 30 年间增加了近 6 倍，是所有恶性肿瘤中增长速度最快的一种，尽管其原因尚不清楚。这些现象提示，贲门癌有别于胃远侧部肿瘤，应当作为一种独立的疾病来对待。很明显，贲门癌与食管癌显著相似的流行病学特征，提示二者可能存在共同的发病因素。

（李　平　宋光美　张　伟）

第二十四章　噎膈

　　噎膈是由于食管干涩，食管、贲门狭窄所致的以咽下食物哽塞不顺，甚则食物不能下咽到胃，食人即吐为主要临床表现的一类病证。噎即哽塞，指吞咽食物时哽塞不顺；膈即格拒，指食管阻塞，食物不能下咽到胃，食人即吐。噎属噎膈之轻证，可以单独为病，亦可为膈的前驱表现，故临床统称为噎膈。

　　本病发病年龄段较高，多发于中老年男性，目前尚属难治之证。因此，中老年人如出现原因不明的进食障碍时，应及早就诊，进行相关检查，以明确诊断，早期治疗。

　　《内经》认为本病症与津液及情志有关，如《素问·阴阳别论篇》曰："三阳结谓之膈。"《素问·通评虚实论篇》曰："膈塞闭绝，上下不通，则暴忧之病也。"并指出本病病位在胃。如《灵枢·四时气》曰："食饮不下，膈塞不通，邪在胃脘。"《太平圣惠方·第五十卷》认为："寒温失宜，食饮乖度，或恚怒气逆，思虑伤心致使阴阳不和，胸膈否塞，故名膈气也。"

　　《景岳全书·噎膈》曰："噎膈一证，必以忧愁思虑，积劳积郁，或酒色过度，损伤而成。"并指出："少年少见此证，而惟中衰耗伤者多有之。"对其病因进行了确切的描述。关于其病机历代医家多有论述，如《医学心悟·噎膈》指出："凡噎膈症，不出胃脘干稿四字。"《临证指南医案·噎膈反胃》提出："脘管窄隘。"

　　西医学中的食管癌、贲门癌，以及食管炎、贲门痉挛、食管憩室、弥漫性食管痉挛等疾病，出现吞咽困难等噎膈表现时，可参考本节辨证论治。

一、病因病机

噎膈的病因主要为七情内伤，饮食所伤，年老肾虚，脾胃肝肾功能失调等。

1. 七情失调

导致噎膈的七情因素中，以忧思恼怒多见。忧思伤脾则气结，脾伤则水湿失运，滋生痰浊，痰气相搏；恼怒伤肝则气郁，气结气郁则津行不畅，瘀血内停，已结之气，与后生之痰、瘀交阻于食管、贲门，使食管不畅，久则使食管、贲门狭窄，而成噎膈。如《医宗必读·反胃噎塞》说："大抵气血亏损，复因悲思忧患，则脾胃受伤，血液渐耗，郁气生痰，痰则塞而不通，气则上而不下，妨碍道路：饮食难进，噎塞所由成也。"《临证指南医案·噎膈反胃》谓："噎膈之症，必有瘀血、顽痰、逆气，阻隔胃气。"

2. 饮食所伤

嗜酒无度，过食肥甘，恣食辛辣，助湿生热，酿成痰浊，阻于食管、贲门，或津伤血燥，失于濡润，使食管干涩，均可引起进食噎塞，而成噎膈。如《医碥·反胃噎膈》说："酒客多噎膈，饮热酒者尤多，以热伤津液，咽管干涩，食不得入也。"又如《临证指南医案·噎膈反胃》谓："酒湿厚味，酿痰阻气，遂令胃失下行为顺之旨，脘窄不能纳物。"此外，饮食过热，食物粗糙发霉，既可损伤食管脉络，又可损伤胃气，气滞血瘀阻于食管、贲门，也可成噎膈。

3. 年老肾虚

年老肾虚，精血渐枯，食管失养，干涩枯槁，发为此病。如《医贯·噎膈》曰："惟男子年高者有之，少无噎膈。"又如《金匮翼》卷三"膈噎反胃统论"曰："噎膈之病，大都年逾五十者，是津液枯槁者居多。"若阴损及阳，命门火衰，脾胃失于温煦，脾胃阳虚，运化无力，痰瘀互结，阻于食管，也可形成噎膈。

4. 脾胃肝肾功能失调

噎膈的病因以内伤饮食、情志，年老肾虚，脏腑失调为主，且三者之间常相互影响，互为因果，共同致病，形成本虚标实的病理变化。初起以邪实为主，随着病情发展，气结、痰阻、血瘀愈显，食管、贲门狭窄更甚，邪实有加；又因胃津亏耗，进而损及肾阴，以致精血虚衰，虚者愈虚，两种因素相合，而成噎膈重证。部分患者病情继续发展，由阴损以致阳衰，则肾之精气并耗，脾之化源告竭，终成不救。噎膈的病位在食管，属胃气所主，与肝脾肾也有密切关系。基本病机是脾胃肝肾功能失调，导致津枯血燥，气郁、痰阻、血瘀互结，而致食管干涩，食管、贲门狭窄。

二、临床表现

本病开始多为噎，久则渐发展成膈而噎膈并见。进食困难的表现，一般是初起为咽下饮食时胸膈部哽塞不顺，有一种食物下行缓慢并停留在食管某一部位不动之感，食毕则消失，这种感觉常在情志不舒时发生。此阶段食物尚可下咽，只是进食固体食物时发生困难，随着哽塞症状的日渐加重，进食流质类饮食亦发生困难，以致不能进食，或食后随即吐出。吐出物为食物、涎沫，量不大，甚者吐出物为赤豆汁样，说明有出血。本病常伴有疼痛，其出现有早有晚，开始为进食时胸膈疼痛，粗糙食物更明显，严重者可持续疼痛。随着饮食渐废，病邪日深，正气凋残，患者表现为消瘦，乏力，面容憔悴，精神萎靡，终致大肉尽脱，形销骨立而危殆难医。噎膈病中也有的始终以吞咽食物哽塞不顺为主要表现，并无膈的病象。

三、诊断

1. 咽下饮食哽塞不顺，食物在食管内有停滞感，甚则不能下咽到胃，或食入即吐。

2. 常伴有胃脘不适，胸膈疼痛，甚则形体消瘦，肌肤甲错，精神衰惫等症。

3. 起病缓慢，常表现为由噎至膈的病变过程，常由饮食、情志等因素诱发，多发于中老年男性，特别是在高发区。

4. 食管、胃的 X 线检查、内窥镜及病理组织学检查、食管脱落细胞检查以及 CT 检查等有助于早期诊断。

四、鉴别诊断

1. 反胃

两者均有食入复出的症状，因此需要鉴别。反胃为胃之下口障碍，幽门不放，食停胃中，多系阳虚有寒，症状特点是饮食能顺利下口因入胃，食停胃中，经久复出，朝食暮吐，暮食朝吐，宿谷不化，食后或吐前胃脘胀满，吐后转舒，吐出物量较多，常伴胃脘疼痛；噎膈为食管、贲门狭窄，贲门不纳，症状特点是饮食咽下过程中哽塞不顺，初起并无呕吐，后期格拒时出现呕吐，系饮食不下或食入即吐，呕吐与进食时间关系密切，食停食管，并未入胃，吐出量较小，多伴胸膈疼痛。

2. 梅核气

梅核气属郁病中的一种症型，主要表现为自觉咽中如有物哽塞，咯之不出，咽之不下，噎膈有时也伴有咽中哽塞不舒的症状，故二者应进行鉴别。梅核气虽有咽中哽塞感，但此感觉多出现在情志不舒或注意力集中于咽部时，进食顺利而无哽塞感，多发于年轻女性；噎膈的哽塞部位在食管，哽塞出现在进食过程中，多呈进行性加重，甚则饮食不下或食入即吐，多发于老年男性。

五、辨证论治

（一）辨证要点

辨标本虚实因忧思恼怒，饮食所伤，寒温失宜，引起气滞、痰结、血瘀阻于食管，食管狭窄所致者为实；因热饮伤津，房劳伤肾，年老肾虚，引起津枯血燥，气虚阳微，食管干涩所致者为虚。症见胸膈胀痛、刺痛，痛处不移，胸膈满闷，泛吐痰涎者多实；症见形体消瘦，皮肤干枯，舌红少津，或面色苍白，形寒气短，面浮足肿者多虚。新病多实，或实多虚少；久病多虚，或虚实并重。邪实为标，正虚为本。

（二）治疗原则

依据噎膈的病机，其治疗原则为理气开郁，化痰消瘀，滋阴养血润燥，分清标本虚实而治。初起以标实为主，重在治标，以理气开郁，化痰消瘀为法，可少佐滋阴养血润燥之品；后期以正虚为主，或虚实并重，但治疗重在扶正，以滋阴养血润燥，或益气温阳为法，也可少佐理气开郁，化痰消瘀之品。但治标当顾护津液，不可过用辛散香燥之药；治本应保护胃气，不宜过用甘酸滋腻之品。存得一分津液，留得一分胃气，在噎膈的辨证论治过程中有着重要的意义。

（三）分证论治

1. 痰气交阻

症状：进食梗阻，脘膈痞满，甚则疼痛，情志舒畅则减轻，精神抑郁则加重，嗳气呃逆，呕吐痰涎，口干咽燥，大便艰涩，舌质红，苔薄腻，脉弦滑。

治法：开郁化痰，润燥降气。

方药：启膈散。

方中丹参、郁金、砂仁理气化痰解郁，沙参、贝母、茯苓润燥化痰，杵头糠和胃降逆。可加瓜蒌、半夏、天南星以助化痰之力，加麦冬、玄参、天花粉以增润燥之效。若郁久化热，心烦口苦者，可加栀子、黄连、山豆根以清热；若津伤便秘，可加增液汤和白蜜，以助生津润燥之力；若胃失和降，泛吐痰涎者，加半夏、陈皮、旋覆花以和胃降逆。

2. 津亏热结

症状：进食时哽塞而痛，水饮可下，食物难进，食后复出，胸背灼痛，形体消瘦，肌肤枯燥，五心烦热，口燥咽干，渴欲饮冷，大便干结，舌红而干，或有裂纹，脉弦细数。

治法：养阴生津，泻热散结。

方药：沙参麦冬汤。

方中沙参、麦冬、玉竹滋养津液，桑叶、天花粉养阴泄热，扁豆、甘草安中和胃。可加玄参、生地、石斛以助养阴之力，加栀子、黄连、黄芩以清肺胃之热。若肠燥失润，大便干结，可加火麻仁、瓜蒌仁、何首乌润肠通便；若腹中胀满，大便不通，胃肠热盛，可用大黄甘草汤泻热存阴，但应中病即止，以免重伤津液；若食管干涩，口燥咽干，可饮五汁安中饮以生津养胃。

3. 瘀血内结

症状：进食梗阻，胸膈疼痛，食不得下，甚则滴水难进，食入即吐，面色暗黑，肌肤枯燥，形体消瘦，大便坚如羊屎，或吐下物如赤豆汁，或便血，舌质紫暗，或舌红少津，脉细涩。

治法：破结行瘀，滋阴养血。

方药：通幽汤。

方中桃仁、红花活血化瘀，破结行血用以为君药；当归、生地、熟地滋阴养血润燥；槟榔下行而破气滞，升麻升清而降浊阴，一升一降，其气乃通，噎膈得开。可加乳香、没药、丹参、赤芍、三七、三棱、莪术破结行瘀，加海藻、昆布、瓜蒌、贝母、玄参化痰软坚，加沙参、麦冬、白芍滋阴养血。若气滞血瘀，胸膈胀痛者，可用血府逐瘀汤；若服药即吐，难于下咽，可先服玉枢丹，可用烟斗盛该药，点燃吸入，以开膈降逆，其后再服汤剂。

4. 气虚阳微

症状：进食梗阻不断加重，饮食不下，面色㿠白，精神衰怠，形寒气短，面浮足肿，泛吐清涎，腹胀便溏，舌淡苔白，脉细弱。

治法：温补脾肾，益气回阳。

方药：温脾用补气运脾汤，温肾用右归丸。

前方以人参、黄芪、白术、茯苓、甘草补脾益气，砂仁、陈皮、半夏和胃降逆。可加旋覆花、代赭石降逆止呕，加附子、干姜温补脾阳；若气阴两虚加石斛、麦冬、沙参以滋阴生津。后方用附子、肉桂、鹿角胶、杜仲、菟丝子补肾助阳，熟地、山茱萸、山药、枸杞子、当归补肾滋阴。若中气下陷，少气懒言，可用补中益气汤；若脾虚血亏，心悸气短，可用十全大补汤加减。

噎膈至脾肾俱败阶段，一般宜先进温脾益气之剂，以救后天生化之源，待能稍进饮食与药物，再以暖脾温肾之方，汤丸并进，或两方交替服用。在此阶段，如因阳竭于上而水谷不入，阴竭于下而二便不通，称为关格，系开合之机已废，为阴阳离决的一种表现，当积极救治。

六、转归预后

若只出现噎的表现，病情多较轻而偏实，预后良好。若实转虚，由噎至膈，则病情较重，预后不良，甚则脾肾衰败，转为关格，危及生命。如《临证指南医案·噎膈反胃》曰："其已成者百无一治，其未成者，用消瘀去痰降气之药，或可望其通利。"

七、预防与调摄

养成良好的饮食习惯，保持愉快的心情，为预防之要。如进食不宜过快，不吃过烫、辛辣、变质、发霉食物，忌饮烈性酒；多吃新鲜蔬菜、水果；宜进食营养丰富的食物，后期可进食牛奶、羊奶、肉汁、蜂蜜、藕汁、梨汁等流质饮食。树立战胜疾病的信心。

八、结语

噎膈是以进食哽塞不顺，甚则食物不能下咽到胃，食入即吐为主要表现的一类病证。噎膈属难治之病症，一经发现，应尽快结合西医学检查手段，查明原因争取早期诊断，早期治疗。噎膈的病因主要为七情内伤，饮食所伤，年老肾虚，脾胃肝肾功能失调等。噎膈的病位在食管，属胃气所主，与肝脾肾也有密切关系。基本病机是脾胃肝肾功能失调，导致津枯血燥，气郁、痰阻、血瘀互结，而致食管干涩，食管、贲门狭窄。辨证要点为辨标本虚实。

治疗原则为理气开郁，化痰消瘀，滋阴养血润燥，分清标本虚实而治。初起以标实为主，重在治标，以理气开郁，化痰消瘀为法，可少佐滋阴养血润燥之品；后期以正虚为主，或虚实并重，治疗重在扶正，以滋阴养血润燥，益气温阳为法，也可少佐理气开郁，化痰消瘀之品。保护胃气，顾护津液，在噎膈的辨证论治过程中有着特殊重要的意义。

（宋光美　张　伟　李　平）

第二十五章 早期食管癌筛查及内镜治疗新技术

目前，超过 90% 的食管癌患者确诊时已进展至中晚期，生活质量低，总体 5 年生存率不足 20%。而仅累及黏膜层和黏膜下浅层的早期食管癌通常经内镜下微创治疗即可根治，取得与外科手术相当的疗效，且具有创伤小、痛苦少、恢复快的优势，患者 5 年生存率可超过 95%。《中国癌症预防与控制规划纲要（2004—2010）》明确指出，癌症的早期发现、早期诊断和早期治疗是降低死亡率并提高生存率的主要策略。在提高早期病变检出率和诊断率的基础上进行内镜下早期治疗，是改善食管癌患者预后、节约国家医疗资源、减轻家庭和社会负担的有效途径。

第一节 早期食管癌相关概念和术语

1. 食管癌前疾病和癌前病变

食管癌前疾病指与食管癌相关，并有一定癌变率的良性疾病，包括慢性食管炎、Barrett 食管、食管白斑症、食管憩室、贲门失弛缓症、反流性食管炎、各种原因导致的食管良性狭窄等。食管癌前病变指已证实与食管癌发生密切相关的病理变化，食管鳞状上皮异型增生与鳞癌发生密切相关属癌前病变，Barrett 食管相关异型增生则是腺癌的癌前病变。

2. 上皮内瘤变和异型增生

WHO 肿瘤组织学分类将上皮内瘤变的概念引入胃肠道癌前病变和早期癌的诊断，拟代替异型增生（dysplasia）等名称。低级别上皮内瘤变（low-grade intraepithelial neoplasia，LGIN）相当于轻、中度异型增生，高级别上皮内瘤变（high-grade intraepithelial neoplasia，HGIN）则相当于重度异型增生及原位癌。一项随访13.5年的队列研究提示食管鳞状上皮轻、中度异型增生癌变率分别为25%和50%左右，重度异型增生癌变约为75%，所以我国部分病理学家仍主张使用三级分类方法，将食管鳞癌的癌前病变分为轻、中、重度异型增生，建议病理报告中同时列出两种分级标准的诊断结论。异型增生与既往使用的术语不典型增生为同义词，处理原则相同。

3. Barrett 食管

指食管下段的复层鳞状上皮被化生的单层柱状上皮所替代的一种病理现象，可伴有肠上皮化生。

4. 表浅型食管癌

指局限于黏膜层和黏膜下层，有或无淋巴结转移的食管癌（T_{1a}和T_{1b}期食管癌）。

5. 早期食管癌

目前国内较为公认的定义指病灶局限于黏膜层和黏膜下层，不伴有淋巴结转移的食管癌。

6. 食管癌病理组织学分型

食管癌常见病理组织学类型为鳞状细胞癌和腺癌，鳞状细胞癌亚型包括基底细胞样鳞癌、疣状癌、梭形细胞鳞癌（肉瘤样癌）等；其他少见类型包括神经内分泌癌（小细胞癌、大细胞癌）、腺鳞癌、涎腺型癌（腺样囊性癌、黏液表皮样癌等来源于食管腺体）。鳞癌和腺癌根据其分化程度分为高分化、中分化和低分化。

7. 整块切除

病灶在内镜下被整块切除并获得单块标本。

8. 水平/垂直切缘阳性

内镜下切除的标本固定后每隔2~3mm垂直切片，若标本侧切缘有肿瘤细胞浸润为水平切缘阳性，基底切缘见肿瘤细胞浸润则称为垂直切缘阳性。

9. 完全切除

切除标本的水平和垂直切缘均为阴性称为完全切除。

10. 治愈性切除

切除标本的水平和垂直切缘均为阴性且无淋巴结转移风险。

11. 残留

指术后 6 个月以内原切除部位以及周围 1cm 内发现肿瘤病灶。

12. 局部复发

指术后 6 个月以上原切除部位以及周围 1cm 内发现肿瘤病灶。

13. 同时性多原发食管癌

定义为内镜治疗后 12 个月以内在原切除部位 1cm 以外发现的新食管癌病灶，可能源自治疗时遗漏的微小癌灶。

14. 异时性多原发食管癌

指内镜治疗后超过 12 个月在原切除部位 1cm 以外发现的新食管癌病灶。

第二节　食管癌的报警症状

食管癌可能的报警症状包括：胸骨后疼痛不适、进食通过缓慢并有滞留感或哽噎感、进行性吞咽困难、上腹部隐痛不适、消瘦、消化道出血（呕血、黑粪等）等。我国台湾一项研究发现体重减轻、消化道出血、吞咽困难和年龄 >45 岁与消化不良人群上消化道癌的发生密切相关。国内有学者对超过 10 万例的上消化道内镜数据进行分析，结果显示报警症状对该人群上消化道肿瘤的预测价值有限，仅吞咽困难症状有重要的提示作用。但出现吞咽困难症状时绝大多数肿瘤已进展至中晚期，因此，在我国，报警症状并不能作为上消化道内镜检查必要性的决定因素。考虑我国内镜检查费用较为低廉、普及率较高的国情，对有上消化道症状的患者建议及时行内镜检查以降低肿瘤漏诊率。

第三节　早期食管癌筛查

我国食管癌发病和死亡人数均居世界首位，20 世纪 50 年代以来，食管癌筛查和早诊早治一直受到国家卫生部门的重视。在食管癌高发区，食管癌筛查和早诊早治工作已初见成效。在非高发区，开展大规模人群普查并不符合我国国情，提高各级医疗机构肿瘤机会性筛查的检出率是现阶段较为可行的策略。

一、筛查对象

根据我国国情、食管癌危险因素及流行病学特征，符合下列第（1）条和第（2）~ 第（6）条中任一条者应列为食管癌高危人群，建议作为筛查对象：（1）年龄超过 40 岁；（2）来自食管癌高发区；（3）有上消化道症状；（4）有食管癌家族史；（5）患有食管癌前疾病或癌前病变者；（6）具有食管癌的其他高危因素（吸烟、重度饮酒、头颈部或呼吸道鳞癌等）。

二、筛查方法

内镜及病理活检是目前诊断早期食管癌的金标准。内镜下可直观地观察食管黏膜改变，评估癌肿状态，拍摄或录制病变影像资料，并可通过染色、放大等方法评估病灶性质、部位、边界和范围，一步到位地完成筛查和早期诊断。内镜下食管黏膜碘染色加指示性活检的组合操作技术已成为我国现阶段最实用有效的筛查方法。电子染色内镜等内镜新技术在早期食管癌筛查中的应用价值尚处评估阶段，既往使用的食管拉网细胞学检查和上消化道钡餐等筛查方法因诊断效能及接受度等问题，已基本被淘汰，不做推荐。早期食管癌内镜筛查流程如图 25-1。

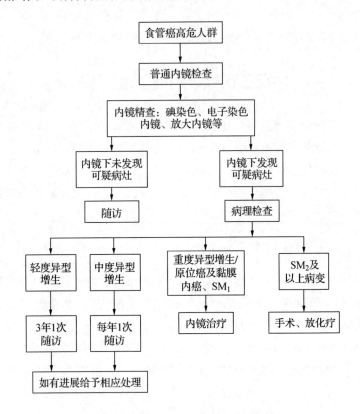

图 25-1　早期食管癌筛查及内镜精查流程

第四节　内镜精查技术

一、检查前准备

1. 检查前患者应禁食≥6h，禁水>2h，有梗阻或者不全梗阻症状的患者应延长禁食、禁水时间。

2. 检查前应取得知情同意，并向患者做好解释工作，消除患者的恐惧感，嘱其平静呼吸、不要吞咽唾液，避免不必要的恶心反应。

3. 检查前 10 ~ 20min 可给予患者黏液祛除剂（如链酶蛋白酶）及祛泡剂（如西甲硅油）口服，以清除上消化道内黏液与气泡，改善视野，提高微小病变的检出率。

4. 检查前 5min 给予 1% 盐酸达克罗宁胶浆或 1% 利多卡因胶浆 5 ~ 10mL 含服，或咽部喷雾麻醉。有条件的单位可在麻醉师配合下使用静脉镇静或麻醉，可提高受检者内镜检查的接受度。

二、内镜检查过程

1. 患者取左侧卧位，头部略向前倾，双腿屈曲。医生应注意安抚和鼓励受检者，以期配合检查。经口插镜后，内镜直视下从距门齿 16cm 开始缓慢循腔进镜，仔细观察每 1cm 的食管黏膜状态，注意黏膜色泽、光滑度、蠕动及内腔的形状等，并完成后续对胃及十二指肠的检查。尽量在进镜时观察未被内镜摩擦的正常黏膜和黏膜病灶的原始状态。检查过程中，如腔内附有黏液、唾液或气泡，应用清水或祛泡剂和黏液祛除剂及时冲洗吸引后再继续观察。如发现病变则需确定病变的具体部位、范围及形态，并详细描述，同时拍照记录。

2. 如进镜时受检者咽反射强烈，观察颈段食管内腔较为困难，在退镜至此处时，嘱受检者屏气数秒，可使颈段食管良好扩张，便于观察。进入距门齿约 40cm 胃食管交界区时可嘱受检者深吸气后屏气数秒，胃食管交界区向食管侧移动，较易观察并可在直视下摄片。

3. 保证内镜图片数量和质量：为保证完全观察整个上消化道，国内学者较为推荐的摄影法认为应留图 40 张。观察食管时每隔 5cm 至少拍摄 1 幅图片。如发现病灶，另需额外留图。同时，需保证每张图片的清晰度。

三、内镜检查技术

1. 普通白光内镜

食管黏膜病灶有以下几种状态：（1）红区，即边界清楚的红色灶区，底部平坦；（2）糜烂灶，多为边界清楚、稍凹陷的红色糜烂状病灶；（3）斑块，多为类白色、边界清楚、稍隆起的斑块状病灶；（4）结节，直径在1cm以内，隆起的表面黏膜粗糙或糜烂状的结节病灶；（5）黏膜粗糙，指局部黏膜粗糙不规则、无明确边界的状态；（6）局部黏膜上皮增厚的病灶，常常遮盖其下的血管纹理，显示黏膜血管网紊乱、缺失或截断等特点。内镜医生应提高对上述特征的认识，在检查时注意观察黏膜的细微变化，锁定可疑区域是开展后续精查的基础。

2. 色素内镜

将各种染料散布或喷洒在食管黏膜表面后，使病灶与正常黏膜在颜色上形成鲜明对比，更清晰地显示病灶范围，并指导指示性活检。色素内镜常用染料有碘液、甲苯胺蓝等，可单一染色，也可联合使用。

（1）碘染色：正常鳞状上皮细胞内富含糖原，遇碘可变成深棕色，而早期食管癌及异型增生组织内糖原含量减少甚至消失，呈现不同程度的淡染或不染区。根据病变着色深浅、范围及边缘形态，进行指示性活检，可提高高危人群早期鳞癌及异型增生的检出率。该法不适用于碘过敏、甲亢患者。

（2）甲苯胺蓝染色：因肿瘤细胞增生活跃，富含核酸类物质，易被碱性染料甲苯胺蓝染色，而正常细胞核内遗传物质相对较少，遇甲苯胺蓝着色不明显。与碘染色相比，甲苯胺蓝染色对操作技术要求更高，耗时长，假阳性率较高，在国内并不常用。

（3）联合染色：单一染色对早期食管癌及癌前病变的检出效率受到染色原理、染色剂浓度等因素影响，而联合染色法可使各染色方法之间取长补短，如碘液－甲苯胺蓝染色法和碘液－亚甲蓝染色法对早期食管鳞癌及癌前病变检出的准确率高于单一碘染色，且对病变浸润程度评估也有一定价值。

3. 电子染色内镜

通过特殊的光学处理实现对食管黏膜的电子染色，比白光内镜更能清楚显示黏膜表面结构、微血管的形态及病变范围，又可弥补色素内镜的染色剂不良反应及染色耗时长等不足。电子染色内镜和普通白光内镜之间可实现反复切换对比观察，操作更为简便。

窄带成像技术（narrow band imaging，NBI）已广泛应用于临床，其对早期食管癌的诊断价值已得到公认。NBI 在食管鳞癌筛查方面较普通白光内镜有明显优势，另有研究报道，其对食管鳞癌诊断的准确率和特异度优于碘染色，尚需更多研究进一步证实。利用 NBI 结合放大内镜观察食管上皮乳头内毛细血管袢（intrapapillary capillary loops，IPCL）和黏膜微细结构有助于更好地区分病变与正常黏膜及评估病变浸润深度，已成为早期食管癌内镜精查的重要手段。

智能电子分光技术（flexible spectral imaging color enhancement，FICE）将白光分解成不同波段，可进行多达 50 种光谱组合，从而获得不同黏膜病变的最佳图像，能较清晰显示 IPCL，可作为碘染色的重要补充。智能电子染色内镜技术（I-Scan）增强了不同性质黏膜间颜色的对比，在表面增强、对比度、色调处理方面有了很大提升。蓝激光成像技术（blue laser imaging，BLI）联合使用 410nm、450nm 两种波长激光可获得黏膜表浅和深部血管及黏膜结构的高清图像，得到更大的景深并保证明亮度，改善早期食管鳞癌与周围正常黏膜的对比度，并可结合放大技术精细观察。上述技术在食管癌筛查和精查中的应用有待深入研究。

4. 放大内镜

放大内镜是在普通内镜的前端配置了 1 个可调焦距的放大系

统，可将食管黏膜放大几十甚至上百倍，有利于观察组织表面显微结构和黏膜微血管网形态特征的细微变化，尤其在与电子染色内镜相结合时，其对黏膜特征显示更为清楚，可提高早期食管癌诊断的准确性，指导治疗方式的选择。

5. 共聚焦激光显微内镜

共聚焦激光显微内镜（confocal laser endomicroscopy，CLE）可将组织放大至 1000 倍，从微观角度显示细胞及亚细胞结构，在无须活检的情况下即可从组织学层面区分病变与非病变区域，实现"光学活检"的效果。CLE 可实时提供早期食管癌的组织学成像且精确度较高，省去了病理活检步骤，大大缩短诊断时间。利用 CLE 三维重建技术对食管鳞状上皮表面成熟度进行评分，可有效区分鳞状上皮内瘤变和非肿瘤上皮。

6. 自发荧光内镜

自发荧光内镜（autofluorescence imaging，AFI）可将正常组织与病变组织自发荧光光谱的不同转换为成像颜色的差异，从而加以区分。但其对设备要求较高，检出食管鳞状上皮异型增生的敏感度和阳性预测值较低，目前临床应用较少。

早期食管癌的内镜精查应以普通白光内镜检查为基础，全面细致地观察食管的各个部分，根据各医院的设备状况和内镜医生经验，综合使用染色内镜、放大内镜、共聚焦显微内镜等特殊技术可进一步突显早期食管癌的内镜下表现，并有助于了解病变范围、浸润深度及病理类型，指导治疗方案的选择。

四、早期食管癌及癌前病变的内镜下分型及病变层次

1. 早期食管癌及癌前病变的内镜下分型

依照 2002 年巴黎分型标准和 2005 年巴黎分型标准更新版，表浅型食管癌及癌前病变（Type 0）分为隆起型病变（0～Ⅰ）、平坦型病变（0～Ⅱ）和凹陷型病变（0～Ⅲ）。0～Ⅰ型又分为有蒂型（0～Ⅰp）和无蒂型（0～Ⅰs）。0～Ⅱ型根据病灶轻微

隆起、平坦、轻微凹陷分为 0～Ⅱa、0～Ⅱb 和 0～Ⅱc 三个亚型。0～Ⅰ型与 0～Ⅱa 型病变的界限为隆起高度达到 1.0mm（与张开活检钳单个钳片的厚度 1.2mm 比较），0～Ⅲ型与 0～Ⅱc 型界限为凹陷深度达 0.5mm（与活检钳单个钳厚度的一半 0.6mm 比较）。同时具有轻微隆起和轻微凹陷的病灶根据隆起/凹陷比例分为 0～Ⅱc＋Ⅱa 和 0～Ⅱa＋Ⅱc 型；凹陷和轻微凹陷结合的病灶则根据凹陷/轻微凹陷比例分为 0～Ⅲ＋Ⅱc 和 0～Ⅱc＋Ⅲ型。具体可参考图 25-2。

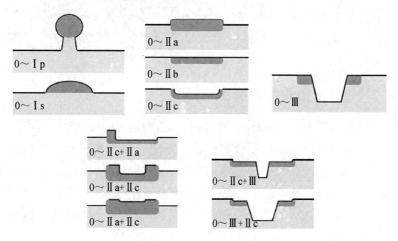

图 25-2　早期食管癌内镜下分型（巴黎分型，2005 年）

2. 病变层次分类

病变仅局限于上皮内（EP），未突破基底膜者，为 M_1（原位癌/重度异型增生；T_{is}）。早期食管癌分为黏膜内癌和黏膜下癌：黏膜内癌分为 M_2 和 M_3，M_2 指病变突破基底膜，浸润黏膜固有层（LPM），M_3 指病变浸润黏膜肌层（MM）；黏膜下癌根据其浸润深度可分为 SM_1、SM_2、SM_3，SM_1 指病变浸润黏膜下层上 1/3，SM_2 指病变浸润黏膜下层中 1/3，SM_3 指病变浸润黏膜下层下 1/3。对于内镜下切除的食管鳞癌标本，以 200μm 作为区分黏膜下浅层和深层浸润的临界值。

3. 病变内镜下形态与病变层次的关系

黏膜内癌通常表现为 0 ~ Ⅱb 型、0 ~ Ⅱa 型及 0 ~ Ⅱc 型，病灶表面光滑或呈规则的小颗粒状；而黏膜下癌通常为 0 ~ Ⅰ 型及 0 ~ Ⅲ 型，病灶表面呈不规则粗颗粒状或凹凸不平小结节状。应用上述标准，可初步预测病变所达层次。我国学者将早期食管癌病理形态分为隐伏型（充血型）、糜烂型、斑块型和乳头型：隐伏型多为原位癌；糜烂型大部分为原位癌，部分为早期浸润癌，癌细胞分化较差；斑块型最多见，大部分为早期浸润癌，癌细胞分化较好；乳头型主要为早期浸润癌，癌细胞分化一般较好。

五、活组织病理检查

内镜下发现可疑病变应行活检，活检的块数根据病变的范围和大小确定。提倡应用色素内镜、新型内镜技术进行指示性活检。黏膜活检取材要求标本应足够大，深度尽可能达到黏膜肌层。与术后病理诊断相比较，活检病理诊断存在一定比例的诊断误差（绝大部分为诊断不足），经仔细评估必要时可进行内镜下诊断性切除。

第五节　早期食管癌术前评估

一、病灶范围、病变层次及淋巴结转移评估

术前准确判断肿瘤浸润深度、范围及有无淋巴结转移是选择合理的治疗方式和评估预后的先决条件。目前，判断肿瘤范围主要借助色素内镜和电子染色内镜，对病变层次的评估则主要依靠超声内镜、IPCL 分型、病变内镜下形态等信息，但目前缺乏统一的标准，操作者的经验水平易对诊断结果产生影响，准确的评

估仍依靠切除标本的病理诊断。

1. 超声内镜

超声内镜下早期食管癌的典型表现为局限于黏膜层且不超过黏膜下层的低回声病灶。超声内镜可清楚显示食管壁层次结构的改变、食管癌的浸润深度及病变与邻近脏器的关系，T 分期的准确率可达 74%~86%，但对病变浸润深度诊断的准确性易受病变大小及部位的影响。超声内镜诊断局部淋巴结转移的敏感度为 80%，明显高于 CT（50%）及 PET（57%），但特异度（70%）略低于后二者（依次为 83% 和 85%）；对食管癌腹腔淋巴结转移的诊断敏感度和特异度均高于 CT。内镜超声引导下细针抽吸术（EUS-FNA）可进一步提高对可疑淋巴结转移的诊断效能。由于超声波穿透力有限，超声内镜难以用于远处转移的评估，应结合 CT、MRI 或 PET-CT 等影像学检查。

2. 电子染色内镜联合放大内镜观察食管病变微血管等结构

NBI 联合放大内镜可清楚显示食管上皮 IPCL 的形态变化。最常用的 IPCL 分型为井上晴洋分型：IPCL Ⅰ 型：形态规则，代表正常鳞状上皮黏膜；IPCL Ⅱ 型：出现扩张和（或）延长表现，多为炎症性改变和非肿瘤组织；IPCL Ⅲ 型：血管形态有轻微改变；IPCL Ⅳ 型：出现扩张、迂曲、管径粗细不均或形态不规则改变中的 2 种或 3 种改变；IPCL Ⅴ 1 型：同时出现扩张、迂曲、管径粗细不均和形态不规则 4 种改变；IPCL Ⅴ 2 型：在 Ⅴ 1 型病变的基础上出现血管的延长，原血管袢结构尚完整；IPCL Ⅴ 3 型：IPCL 不规则并伴有血管袢结构的部分破坏；IPCL Ⅴ N 型：出现增粗明显的新生肿瘤血管，原血管袢结构完全破坏。中度、重度异型增生多表现为 IPCL Ⅲ 型、Ⅳ 型，IPCL Ⅴ 型则提示癌变，Ⅴ1、Ⅴ2 型病变一般未浸润黏膜肌层，是内镜下切除的良好适应证；Ⅴ3 型多浸润至 M_3 和 SM_1，是内镜下切除的相对适应证；而 Ⅴ N 型病变不适合内镜下切除，推荐行外科手术治疗。其他分型如表浅型食管病变微细血管分型（MVP），除观察微血管形态还考虑了乏血管区域（AVA）的范围。日本食道学会（JES）结合上述两种分型的优点提出了更为简洁的新分型，初步验证发现其评估表浅食管鳞癌浸润深度的平均准确率可达90%。

3. CT

CT是目前国内在进行食管癌临床分期时应用最为普遍的影像学手段。CT扫描对食管癌术前T分期和N分期诊断的准确率超过70%，对局部淋巴结及腹腔淋巴结转移诊断的敏感度均不如超声内镜，CT诊断远处转移的敏感度和特异度分别为52%和91%，因此，临床上常用于明确有无远处转移及转移部位，也可辅助超声内镜评估淋巴结转移状态。

4. MRI

MRI对食管癌T分期和N分期的诊断效能与CT相当，但扫描时间长，易受心脏、大血管搏动及呼吸运动影响产生伪影，可能影响肿瘤的T分期，而且价格较CT昂贵，故一般不作为首选检查。

5. PET-CT

PET-CT是PET和CT的同机融合，可同时评价病变的解剖结构异常和代谢功能异常。其在检测食管癌远处转移方面具有明显优势，但对早期食管癌的诊断价值有限，且检查费用高，国内不将其作为术前评估的常规手段。考虑到成本效益，一般推荐应用超声内镜等内镜技术联合增强CT获得病变层次、淋巴结转移及远处转移的信息，完善食管癌的术前分期。电子染色内镜联合放大内镜的精细观察是较有前景的术前评估方式，建议有条件的医疗单位开展进一步研究。

二、病理分型标准及临床处理原则

参照1998年维也纳消化道上皮肿瘤病理分型标准及其修订案（2002年），根据内镜和病理诊断，选择不同的临床处理方式，见表25-1。

表25-1 消化道上皮肿瘤维也纳分型（修订版）

分类	诊断	临床处理
1	无肿瘤/异型增生	随访
2	不确定有无肿瘤/异型增生	随访
3	低级别上皮内瘤变	随访或内镜下切除[a]
	低级别腺瘤	
	低级别异型增生	
4	高级别上皮内瘤变	内镜下切除或外科手术局部切除[a]
	4.1 高级别腺瘤/异型增生	
	4.2 非浸润癌（原位癌）	
	4.3 可疑浸润癌	
	4.4 黏膜内癌	
5	黏膜下浸润癌	手术切除[a]

注：[a] 处理方式的选择应综合考虑病变大小、浸润深度（通过内镜、放射影像或超声内镜等评估）以及患者年龄、伴随疾病等因素。

第六节 早期食管癌内镜下切除治疗术

一、治疗原则

与传统外科手术相比，早期食管癌及癌前病变的内镜下切除具有创伤小、并发症少、恢复快、费用低等优点，且二者疗效相当，5年生存率可达95%以上。原则上，无淋巴结转移或淋巴结转移风险极低、残留和复发风险低的病变均适合进行内镜下切除。

二、内镜下切除术

早期食管癌常用的内镜切除技术主要包括内镜黏膜切除术（EMR）、内镜黏膜下剥离术（ESD）等。EMR 技术从 1989 年开始在日本应用于早期食管癌的治疗，Oyama 等从 2000 年开始将 ESD 引入早期食管癌的治疗。经过多年的发展，早期食管癌的内镜下切除治疗已日趋成熟。

1. 内镜黏膜切除术

（1）定义：内镜黏膜切除术（EMR）指内镜下将黏膜病灶整块或分块切除，用于胃肠道表浅肿瘤诊断和治疗的方法。

（2）方法：常用的食管 EMR 技术包括传统的黏膜下注射 – 抬举 – 切除法及在其基础上演变而来的透明帽法（EMRC）、套扎法（EMRL）、分片黏膜切除术（EPMR）等。各种 EMR 技术的基本原理相同，多是先通过黏膜下注射将黏膜下层与固有肌层分离，然后利用不同的方法切除局部隆起的黏膜病灶。

EMRC 是利用内镜前端安置的透明帽对病变进行吸引，再行圈套切除，对操作技术要求不高，并发症少，目前较为常用，但可切除的病变大小受透明帽的限制。EMRL 是先对病变进行套扎以阻断血流并形成亚蒂，再行切除，视野清晰。EPMR 用于传统 EMR 不能一次完整切除的较大病灶，将病灶分块切除，适用于 >2cm 的巨大平坦病变，但标本体外拼接困难，难以评估根治效果，且易导致病变局部残留或复发。

（3）疗效：国外文献报道，EMR 可根除 57.9%～78.3% 的 T_{1a} 期食管癌和癌前病变，整块切除率可达 46.0%～78.6%。国内报道，EMR 治疗早期食管癌及癌前病变，整块切除率为 44.1%～84.5%，完全切除率为 44.8%～100%。

2. 多环套扎黏膜切除术

多环套扎黏膜切除术（multi-band mucosectomy，MBM）是

使用改良食管曲张静脉套扎器进行多块黏膜切除的新技术，主要包括标记、套扎、圈套切除、处理创面等步骤。

MBM 无须行黏膜下注射，可显著缩短操作时间。与 EMR 相比，MBM 具有操作简单、成本低、治疗时间短、安全高效的优点，便于在基层推广，但应注意规范化操作，避免病变残留。

3. 内镜黏膜下剥离术

（1）定义：内镜黏膜下剥离术（ESD）是在进行黏膜下注射后使用特殊电刀逐渐分离黏膜层与固有肌层之间的组织，将病变黏膜及黏膜下层完整剥离的方法。

（2）操作步骤：①病灶周围标记；②黏膜下注射，使病灶充分抬举；③环周切开黏膜；④黏膜下剥离，使黏膜与固有肌层完全分离开，一次性完整切除病灶；⑤创面处理：包括创面血管处理与病灶边缘检查。国内学者对经典 ESD 技术进行改进，发明了隧道式黏膜剥离技术（标记—注射—远端开口—近端切开—建立隧道—两边切开），是治疗大面积食管病变的理想方法，有效简化了操作步骤，使内镜手术更加安全快捷。

（3）疗效：早期食管癌 ESD 治疗在美国应用较少，欧洲近几年逐步开始使用。日本开展较多，ESD 治疗食管鳞癌的整块切除率可达 93%～100%，完全切除率达 88% 以上。国内 ESD 整块切除率为 80%～100%，完全切除率为 74%～100%，平均操作时间为 40～95min。

三、适应证和禁忌证

内镜下切除治疗主要用于淋巴结转移风险低且可能完整切除的食管癌病变。目前国内尚无统一规范的内镜下切除适应证，由于欧美食管癌发病率及鳞癌比例较低，加之内镜下切除技术的应用现状与我国差别较大，国内早期食管癌内镜下切除治疗多以参考日本指南为主。日本食道学会（JES）2012 年颁布的食管癌诊治指南推荐早期食管癌内镜下切除的绝对适应证：病变局限在上皮层或黏膜固有层的 T_{1a} 期食管癌，淋巴结转移风险极低，内镜下切除可获得根治。内镜下切除的相对适应证：病变浸润黏膜肌层（M_3）或黏膜下浅层（$T_{1b}SM_1$，黏膜下浸润深度 $< 200\mu m$）。黏膜下浸润深度超过 $200\mu m$ 的病变发生淋巴结转移的风险高，建议采取与进展期肿瘤相同的处理方式。

目前，国内较为公认的早期食管癌和癌前病变内镜下切除的绝对适应证：病变局限在上皮层或黏膜固有层（M_1、M_2）；食管黏膜重度异型增生。内镜下切除的相对适应证：病变浸润黏膜肌层或黏膜下浅层（M_3、SM_1），未发现淋巴结转移的临床证据；范围大于 3/4 环周、切除后狭窄风险大的病变可视为内镜下切除的相对适应证，但应向患者充分告知术后狭窄等风险。内镜下切除的禁忌证：明确发生淋巴结转移的病变；若术前判断病变浸润至黏膜下深层，有相当比例患者内镜下切除无法根治，原则上应行外科手术治疗；一般情况差、无法耐受内镜手术者。内镜下切除的相对禁忌证：非抬举征阳性；伴发凝血功能障碍及服用抗凝剂的患者，在凝血功能纠正前不宜手术；术前判断病变浸润至黏膜下深层，患者拒绝或不适合外科手术者。

四、围手术期处理

1. 术前准备

评估患者全身状况，排除麻醉及内镜下治疗禁忌证。术前必须行凝血功能检查，如有异常，应予以纠正后再行治疗。对服用抗凝药的患者，需根据患者原发病情况，酌情停药 5～7 天，必要时请相关学科协助处理。向患者及家属详细讲述内镜下切除治疗的操作过程、预期结果、并发症、可能存在复发或转移的风险及需追加外科手术或其他治疗的指征等，签署知情同意书。所有患者行心电监护，术前 15min 给予肌内注射地西泮和解痉药。如需要可应用静脉镇静或麻醉。

2. 术后处理

术后第 1 天禁食；监测血压、脉搏、呼吸等生命体征，观察头颈胸部有无皮下气肿，进行必要的实验室和影像学检查，如临床表现及相关检查无异常，术后第 2 天可进全流食，然后连续 3 天进软食，再逐渐恢复正常饮食。

（1）术后用药

1）抗生素使用：对于术前评估切除范围大、操作时间长、反复黏膜下注射、穿孔风险高者，可以考虑预防性使用抗生素。药物的选择参考卫生部抗生素使用原则，早期食管癌内镜下切除术后可选用第一代或第二代头孢菌素，可加用硝基咪唑类药物。术后用药总时间一般不超过 72h，但可酌情延长。

2）创面保护及止血：食管内镜下切除术后溃疡通常在 4 周左右愈合，可予质子泵抑制剂（PPI）或 H_2 受体拮抗剂（H_2RA）4~6 周抑酸治疗，有反酸病史或有胃食管反流病样症状的患者需足量、持续 PPI 治疗。如有必要，可加用黏膜保护剂。评估认为出血风险较大者，可酌情使用止血药物。

（2）术后标本处理：术后将整块切除的标本展平，黏膜面朝上用不锈钢细针固定于平板上，区分远端和近端，观察、测量并记录新鲜标本的大小、形状、黏膜病变的肉眼所见（大小、形状、颜色、硬度等），拍照后将标本浸没于 4% 中性甲醛溶液中固定并送检。分切标本前推荐进行碘染色以明确碘不染区，一般以垂直于病变长轴方向分切，若留取的水平切缘不足，应先确定距碘不染区最近的切缘，以此处切缘的切线为基准垂直分切。分切标本应尽量按病灶原貌拼接。

（3）术后追加治疗（外科手术/放疗/化疗）的指征：黏膜下浸润深度 $\geqslant 200\mu m$；淋巴管血管浸润阳性；低分化或未分化癌；垂直切缘阳性。医生应结合患者一般情况和意愿综合考虑。

五、操作相关并发症及处理

内镜下切除虽属微创治疗，但受设备器械、内镜技术方法、操作者经验、患者及病变情况等因素的影响，仍存在一定的并发症发生率，主要包括出血、穿孔、术后食管狭窄、感染等。

1. 出血

术中出血指术中需要止血治疗的局部创面出血；术后迟发性出血指术后 30 天内出现呕血、黑粪等征象，血红蛋白下降 20g/L 以上。

出血发生率及危险因素：国外文献报道，食管 EMR 相关出血率可达 2%，ESD 术中出血常见，术后迟发性出血率不足 1%。国内文献报道，EMR 术中出血发生率为 1.52%～11.70%，迟发性出血率为 0～7.04%；ESD 术中出血率为 22.9%～59.6%，迟发性出血率为 0～4.88%。EMR 出血与切除病变的大小有一定的关系，病灶 >2.0cm 者出血概率增加，混合电流切除者易发生术中出血，凝固电流切除者易发生延迟性出血。食管 ESD 出血可能与病变部位、大小及类型、剥离层次、病变的粘连程度、血管分布、操作者的熟练程度等相关。

出血治疗原则及处理方法：术中少量渗血，内镜喷洒肾上腺素生理盐水即可有效，而大量渗血则可酌情选用黏膜下注射肾上腺素生理盐水、热活检钳钳夹止血、氩离子凝固术（argon plasma coagulation，APC）止血或止血夹夹闭止血。术中出血多因操作中损伤黏膜下血管所致，因此，操作中可采取必要的预防措施，包括黏膜下注射液中加入肾上腺素生理盐水以收缩血管，术中应用热活检钳对可疑血管进行钳夹电凝处理等。病变切除后仔细处理创面，对可见血管进行预凝，有助于预防术后出血。术后出血相对少见，若患者血流动力学稳定，经保守治疗一般可恢复；而支持治疗后仍存在血流动力学不稳定，则需急诊内镜下确切止血，极少需要外科手术。术后酌情应用止血药和抗酸剂也可达到预防出血的效果。

2. 穿孔

术中穿孔可及时发现。术后患者出现前胸和颈部皮下气肿，胸部平片或 CT 发现纵隔气体或查体见穿孔征象等，应考虑术后穿孔。

穿孔发生率及危险因素：国外文献报道，EMR 穿孔率不超过 2%，ESD 穿孔率 2% ~ 10%。国内文献报道，EMR 穿孔率小于 6.3%，ESD 穿孔率 0 ~ 11.5%。ESD 穿孔与操作者经验、病变部位及大小、病变处有无溃疡形成等相关。创面处肌层暴露也是穿孔的危险因素，操作过程中使用 CO_2 气体及预防性夹闭肌层破损处有助于预防穿孔。消化道内积聚大量气体，容易使小的肌层裂伤形成穿孔，因此，操作过程中应及时抽吸消化道内的气体。严格掌握内镜切除适应证、充分的黏膜下注射及选用合适的器械也有利于预防穿孔发生。

穿孔治疗原则及处理方法：术中发现穿孔，后续操作应减少注气注水，切除结束后行内镜下夹闭，术后予禁食、胃肠减压、静脉使用广谱抗生素及支持治疗等保守治疗多可恢复。内镜下夹闭失败或穿孔较大内镜无法夹闭时，可能需要外科手术，以防病情进展。穿孔并发气胸时，应及时进行负压引流。隐性穿孔保守治疗多可痊愈。

3. 食管狭窄

指内镜切除术后需要内镜下治疗的食管管腔狭窄，常伴有不同程度的吞咽困难，多在术后 1 个月出现。

狭窄发生率及危险因素：病变大小、浸润深度及创面的环周比例和纵向长度对食管内镜切除术后狭窄率影响较大，其中，切除范围大于 3/4 环周及浸润深度超过 M_2 是发生术后狭窄的独立危险因素。大于 3/4 环周的病变内镜切除术后狭窄发生率可达 88% ~ 100%。

狭窄治疗原则及处理方法：内镜下食管扩张术是最常规的治

疗方法，多数狭窄经数次内镜下扩张可缓解，存在高危因素的病例术后行预防性食管扩张可降低狭窄发生率。支架置入可作为难治性病例的选择，但存在疼痛、肉芽组织长入支架、食管溃疡形成及部分支架不能取出等问题，近来研究报道，预防性覆膜支架置入可安全有效降低近环周食管 ESD 术后狭窄发生率。生物可降解支架因降解所致支架支撑力下降及移位等问题导致长期疗效不理想。口服及局部注射糖皮质激素可有效预防术后狭窄发生，降低扩张需求，但最佳方案尚未达成共识。细胞补片等再生医学技术尚处研究阶段。

六、内镜切除术后随访

1. 术后残留与复发

研究报告，表浅型食管鳞癌 ESD 术后切缘阳性率为 11.4%，肿瘤越大、浸润越深，切缘阳性风险越大，术前精细评估病灶大小和预测浸润深度对预防术后残留非常重要。Meta 分析发现，ESD 术后（随访时间超过 1 年）局部复发率（0.55%）明显低于 EMR 组（13.76%）。国内文献报道，EMR 术后局部复发率为 0~15.3%，ESD 术后局部复发率为 0~9.4%。肿瘤局部复发可能与 EMR 方式、EPMR 分片块数、肿瘤浸润深度、操作是否规范、病变位于食管上段及食管癌家族史有关。

2. 残留与复发的预防和处理

病变切除后应仔细检查创面，必要时使用染色或电子染色内镜进行观察，发现病变残留时应及时行再次处理，有利于降低复发率。局部残留和复发的病变多可通过内镜下治疗清除，内镜下治疗失败者可追加手术或放化疗。

3. 随访

内镜切除后 3 个月、6 个月和 12 个月各复查 1 次内镜，若无残留复发，此后每年复查 1 次内镜。随访时应结合染色和（或）放大内镜检查，发现阳性或可疑病灶行指示性活检及病理诊断。另外，肿瘤标志物和相关影像学检查亦不可忽视。同时应警惕异时多原发食管鳞癌和第二原发癌（如头颈部鳞癌、胃癌等）。

第七节 早期食管癌内镜下非切除治疗

射频消融术（radiofrequency ablation，RFA）利用电磁波的热效应发挥治疗作用，使组织脱水、干燥和凝固坏死从而达到治疗目的，在多发、病变较长或累及食管全周的早期食管癌及癌前病变的治疗中具有明显优势，作用均匀且其治疗的深度控制在1000μm左右，降低了穿孔和术后狭窄的发生率。初步研究结果显示，RFA可用于Ⅱb型病变，及治疗前活检证实为食管鳞状上皮细胞中度异型增生和（或）重度异型增生及局限于 M_2 层的中－高分化鳞癌。符合条件的早期食管鳞癌及癌前病变 RFA 术后12个月完全缓解率可达97%。但 RFA 对早期平坦食管鳞癌疗效的大样本量研究尚缺乏，长期疗效需进一步验证。环周型消融系统多应用于多发、延伸较长或环周病变的治疗，治疗过程包括记录消融位置、测量食管内径、置入消融导管进行消融等步骤，依据病变及第一次消融情况，可在清除已消融病变黏膜后行第二次消融，局灶型消融系统则多应用于局灶性病变及术后残余灶的处理，无须经过测量步骤。

窄内镜下非切除治疗方法还包括光动力疗法（photodynamic therapy，PDT）、氩离子凝固术、激光疗法、热探头治疗和冷冻疗法等。这些技术既可单独使用，也可与内镜切除术联合应用。PDT 是利用特定激光激发选择性聚集于肿瘤组织的光敏剂产生单态氧，通过物理、化学和免疫等复杂机制导致肿瘤坏死的疗法，可用于处理大面积早期多灶病变，应注意光敏反应、术后穿孔狭窄等不良事件。氩离子凝固术是一种非接触性热凝固方法，可有效处理食管癌前病变，但应用于早期食管癌则需严格掌握适应证。非切除治疗方法致肿瘤毁损，不能获得组织标本进行精确的病理学评估，无法明确肿瘤是否完整切除，更无法判定肿瘤的转移风险，因此治疗后需密切随访，长期疗效还有待进一步研究证实。早期食管癌内镜治疗流程详见图25-3。

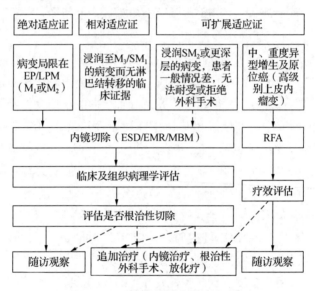

图25-3　早期食管癌内镜治疗流程

第八节　早期食管腺癌

食管腺癌在我国食管癌中所占比例小，占 1.2% ~ 6.5%。吸烟是食管腺癌的重要危险因素，但重度饮酒并非食管腺癌的危险因素。另外，有症状的胃食管反流病、Barrett 食管、肥胖等也与食管腺癌的发生密切相关。而口服抗氧化剂、食用新鲜水果蔬菜可能降低 Barrett 食管发病率，进而减少食管腺癌发生风险。幽门螺杆菌感染与食管腺癌发生呈负相关。内镜检查联合病理活检是早期食管腺癌的重要诊断方法。色素内镜、电子染色内镜、共聚焦内镜及 AFI 等在提高 Barrett 食管和早期食管腺癌的检出率方面亦各有优势。早期食管腺癌内镜下分型同鳞癌，但其0～Ⅰ型与0～Ⅱa型病变的界限为隆起高度达2.5mm（闭合活检钳厚度），0～Ⅲ型与0～Ⅱc型病变的界限为凹陷深度达1.2mm（张开活检钳单个钳片的厚度）。

早期食管腺癌的治疗可参考鳞癌，表浅型食管腺癌内镜切除可获良好预后。与鳞癌相比，RFA技术在早期食管腺癌及Barrett食管伴异型增生的治疗中应用更为成熟，效果更加确切。在伴有异型增生的Barrett食管治疗中，RFA疗效与EMR相当，且具有更低的术后狭窄率。另外，EMR术后辅助RFA治疗可以在切除Barrett病灶后对周围可疑区域进行预防性处理，从而显著降低复发率和癌变率，长期完全缓解率可达95%。

第九节　早期食管癌内镜治疗意义

对于早期食管癌的治疗，既往主要采取开放性手术切除病变及消化道重建解决进食、改善症状，部分患者尚能达到长期生存。《中国肿瘤登记年报》显示，食管切除治疗早期食管癌的5年生存率在86%～92%。但是开放性食管癌手术存在创伤大、术后并发症发生率及死亡率较高等缺陷。肥城市人民医院自2008年2月开始，至2013年3月共对29例早期食管癌患者进行了开放性手术治疗，术后反流性食管炎、食管狭窄、吻合口漏等术后并发症总的发生率高达65.5%（19/29），严重影响患者的生活质量。

对于局限于黏膜层（T_{is}和T_{1a}）和黏膜下层（T_{1b}）的食管癌，采用内镜下微创治疗逐渐成为主流。内镜下微创治疗能够力求在完整切除肿瘤的同时，最大限度保留食管下段括约肌的功能，避免了胸腔胃的发生。目前，内镜下微创治疗技术主要包括EMR、MBM、ESD、APC等，前3种统称内镜下切除术（endoscopic resection）。APC治疗实为高频电流经电离的氩离子流进入组织内产生热能的一种电热治疗效应，尽管 APC 治疗不会撕脱黏膜而致出血，有利于愈合，但术后易复发，有文献报道，早期食管癌 APC 术后 5 年内复发率和 5 年生存率分别为 54.5% 和 27.3%。内镜下切除术属于精细的微创外科手术，具有创伤小、术后恢复快和并发症少等优点，已越来越多地应用于临床。肥城市人民医院自 2008 年 2 月开始，至 2013 年 3 月，共对 43 例早期食管癌患者进行了内镜下切除术治疗，术后并发症总的发生率约为 25.6%（11/43），术后 5 年生存率约为 86.0%，与文献报道的 EMR 治疗黏膜内癌术后 5 年生存率（88.9% ~ 93.0%）相当。

总之，早期食管癌内镜治疗技术在很大程度上避免了传统开胸手术，真正实现了有效、微创的治疗理念，既节约了医疗资源，又减轻了医疗负担。对于早期食管癌患者，在内镜设备完善以及患者知情同意的情况下，可采用内镜下治疗，从而代替传统的外科手术治疗。

（雷复华　石　红　王俊红　刘　丽　陶可胜）

参考文献

[1] 吴孟超，吴在德．黄家驷外科学［M］．北京：人民卫生出版社，2008．

[2] 叶任高，陆再英．内科学［M］．北京：人民卫生出版社，2004．

[3] 陶可胜．幽门螺杆菌感染［M］．北京：科学技术文献出版社，2015．

[4] 张富伟，陶可胜，郝卫东，等．胃食管反流病中西医诊治［M］．北京：中医古籍出版社，2010．

[5] 宋家明，郝建军．癌症的早期发现与早期诊断［M］．北京：中国中医药出版社，1997．

[6] 肖软林，王振军，杨时国，等．中西医结合治疗肿瘤的良方效法［M］．济南：济南出版社，1996．

[7] 危北海．中医脾胃学说［M］．北京：北京出版社，1993．

[8] 马卞梁．食管胃肠病中西医结合诊治［M］．北京：人民卫生出版社，2003．

[9] 张熙曾．食管癌［M］．北京：北京大学医学出版社，2006．

[10] 李长青，程志斌，陈焕朝．食管癌［M］．南昌：江西科学技术出版社，1999．

[11] 中国抗癌协会．新编常见恶性肿瘤诊治规范（食管癌和贲门癌分册）［M］．北京：北京医科大学中国协和医科大学联合出版社，1999．

[12] 陈明耀，许金良．胸部肿瘤外科学［M］．郑州：河南医科大学出版社，2000．

[13] 汤狱茗，综述．胃食管反流病发病机制若干进展［J］．国际消化病杂志，2006，26（2）：96－98．

[14] 张泰昌．食管裂孔疝的内镜诊断［J］．中华消化内镜杂志，2004，21（5）：293．

[15] 王国清．食管癌癌前病变的发展趋势及对策［J］．中华肿瘤杂志，

2002，24（2）：206－207.

［16］吴昊天，王士杰，丛庆文，等．食管癌前病变内镜下氩离子凝固阻断治疗研究［J］．中国内镜杂志，2004，10（4）：50－53.

［17］魏子白，孙旭芳，王金龙，等．内镜下黏膜切除术治疗食管癌前病变的近期疗效观察［J］．中国内镜杂志，2004，10（3）：103－105.

［18］刘心娟，王帮茂．食管癌的生物治疗［J］．世界华人消化杂志，2000，8（9）：1027－1029.

［19］高忠显．现代肿瘤诊断治疗学［M］．北京：科学技术文献出版社，1997：382.

［20］孟宪利，平育敏，杜喜群．食管癌临床研究进展［J］．国外医学肿瘤学分册，2000，27：30.

［21］彭琼，金顺钱，陆士新，等．P16基因抑制食管癌细胞生长的研究［J］．中华肿瘤杂志，1999，21：175－177.

［22］汤钊猷．现代肿瘤学［M］．上海：上海医科大学出版社，1993：478.

［23］王付检，王焕莲．放射治疗肿瘤患者心理特征与护理［J］．护理学杂志，1998，13（4）：238.

［24］石智勇，周丽莉．心理健康教育对癌症患者生活质量的影响［J］．健康心理学杂志，1997，7（3）：1.

［25］方建飞．食管癌放射治疗所致食管黏膜炎症的护理［J］．中华护理杂志，1999，34（12）：722.

［26］张金凤，李媛．高龄患者手术的护理要点［J］．现代护理，2006，12（5）：431－432.

［27］郭梅峰，张俊丽．癌症病人放射治疗中的护理干预［J］．当代护士，2005，07：55－56.

［28］卫生部疾病预防控制局，癌症早诊早治项目专家委员会．癌症早诊早治项目技术方案（2011年版）［M］．北京：人民卫生出版社，2011：1－39，74－76.

［29］赫捷，中国抗癌协会食管癌专业委员会．食管癌规范化诊治指南［M］．2版．北京：中国协和医科大学出版社，2013：1－171.

［30］中华医学会消化病学分会．Barrett食管诊治共识（2011修订版，重庆）［J］．中华消化内镜杂志，2011，28（8）：421－422.

[31] 侯晓佳，李兆申，施新岗，等. 内镜黏膜下剥离术的疗效及出血危险因素分析 [J]. 中华消化内镜杂志，2012，29（10）：549-553.

[32] 赫捷，赵平，陈万青. 2012 中国肿瘤登记年报 [M]. 北京：军事医学科学出版社，2012：48-51.

[33] Arnold M, Soerjomataram I, Ferlay J, et al. Global incidence of oesophageal cancer by histological subtype in 2012 [J]. Gut, 2015, 64（3）：381-387.

[34] 周脉耕，王晓风，胡建平，等. 2004—2005 年中国主要恶性肿瘤死亡的地理分布特点 [J]. 中华预防医学杂志，2010，44（4）：303-308.

[35] Lin Y, Totsuka Y, He Y, et al. Epidemiology of esophageal cancer in Japan and China [J]. J Epidemiol, 2013, 23（4）：233-242.

[36] 曾红梅，郑荣寿，张思维，等. 中国食管癌发病趋势分析和预测 [J]. 中华预防医学杂志，2012，46（7）：593-597.

[37] 全国肿瘤防治研究办公室，全国肿瘤登记中心，卫生部疾病预防控制局. 中国肿瘤死亡报告：全国第三次死因回顾抽样调查 [M]. 北京：人民卫生出版社，2010：63-76.

[38] Zeng H, Zheng R, Guo Y, et al. Cancer survival in China, 2003-2005：A population-based study [J]. Int J Cancer, 2015, 136（8）：1921-1930.

[39] 刘曙正，戴涤新，连士勇，等. 林州市 1983~2002 年食管癌发病率分析 [J]. 中国肿瘤，2008，17（4）：278-280.

[40] 李秀敏，赵志敏，常廷民，等. 食管癌高发区 1259 例食管癌患者临床病理与遗传易感性 [J]. 世界华人消化杂志，2009，17（23）：2367-2373.

[41] 曾红梅，郑荣寿，张思维，等. 1989—2008 年中国恶性肿瘤死亡趋势分析 [J]. 中华肿瘤杂志，2012，34（7）：525-531.

[42] Jia N, Wen X, Zhang N, et al. Younger age of onset and multiple primary lesions associated with esophageal squamous cell carcinoma cases with a positive family history of the cancer suggests genetic predisposition [J]. Chin Med J（Engl），2014, 127（15）：2779-2783.

[43] Li X, Gao C, Yang Y, et al. Systematic review with meta-analysis：the

association between human papillomavirus infection and oesophageal cancer [J]. Aliment Pharmacol Ther, 2014, 39 (3): 270 – 281.

[44] Hardefeldt HA, Cox MR, Eslick GD. Association between human papillomavirus (HPV) and oesophageal squamous cell carcinoma: a meta-analysis [J]. Epidemiol Infect, 2014, 142 (6): 1119 – 1137.

[45] Su YY, Chen WC, Chuang HC, et al. Effect of routine esophageal screening in patients with head and neck cancer [J]. JAMA Otolaryngol Head Neck Surg, 2013, 139 (4): 350 – 354.

[46] 王国清，魏文强，乔友林. 食管癌筛查和早诊早治的实践与经验 [J]. 中国肿瘤，2010, 19 (1): 4 – 8.

[47] 王国清，刘韵源，郝长青，等. 食管黏膜碘染色图像和浅表食管癌及癌前病变组织学的关系 [J]. 中华肿瘤杂志，2004, 26 (6): 342 – 344.

[48] Carvalho R, Areia M, Brito D, et al. Diagnostic accuracy of lugol chromoendoscopy in the oesophagus in patients with head and neck cancer [J]. Rev Esp Enferm Dig, 2013, 105 (2): 79 – 83.

[49] Nagami Y, Tominaga K, Machida H, et al. Usefulness of non-magnifying narrow-band imaging in screening of early esophageal squamous cell carcinoma: a prospective comparative study using propensity score matching [J]. Am J Gastroenterol, 2014, 109 (6): 845 – 854.

[50] 李艳霞，余世界，沈磊，等. 内镜智能分光比色技术对早期食管癌及癌前病变的诊断价值 [J]. 中华消化内镜杂志，2012, 29 (12): 689 – 692.

[51] Osawa H, Yamamoto H, Miura Y, et al. Blue Laser Imaging Provides Excellent Endoscopic Images of Upper Gastrointestinal Lesions [J]. Video Journal and Encyclopedia of GI Endoscopy, 2014, 1 (3 – 4): 607 – 610.

[52] Li M, Zuo XL, Yu T, et al. Surface maturation scoring for oesophageal squamous intraepithelial neoplasia: a novel diagnostic approach inspired by first endomicroscopic 3-dimensional reconstruction [J]. Gut, 2013, 62 (11): 1547 – 1555.

[53] 李淑德，许国铭，李兆申. 荧光内镜在上消化道疾病诊断中的应用 [J]. 国外医学：消化系疾病分册，2003, 23 (5): 282 – 284.

［54］中华医学会消化内镜学分会病理学协作组．中国消化内镜活组织检查与病理学检查规范专家共识（草案）［J］．中华消化内镜杂志，2014，31（9）：481－485.

［55］钟丽，廖家智，王颖，等．内镜超声在食管癌术前TN分期中的诊断价值［J］．世界华人消化杂志，2010，18（21）：2258－2261.

［56］尔丽绵，张立玮，徐志彬，等．超声小探头对高发区早期食管癌及癌前病变术前治疗的评估及其影响因素［J］．中国内镜杂志，2013，19（3）：239－242.

［57］张月明，贺舜，郝长青，等．窄带成像技术诊断早期食管癌及其癌前病变的临床应用价值［J］．中华消化内镜杂志，2007，24（6）：410－414.

［58］余强，井上晴洋，工藤進英．上皮乳头内毛细血管袢形态在食管表浅型病变诊治中的应用［J］．中华消化内镜杂志，2013，30（3）：145－149.

［59］李娟，祝淑钗，刘志坤，等．18F－FDG PET和CT对食管癌临床分期的价值［J］．中国肿瘤临床，2011，38（23）：1449－1452.

［60］王旭广，陈哲．CT和MRI检查对食管癌术前TN分期的价值［J］．肿瘤，2005，25（3）：281－283.

［61］夏芸，邹晓平，吕瑛，等．内镜下分片黏膜切除术治疗早期食管癌及癌前病变［J］．中国微创外科杂志，2012，12（3）：197－201.

［62］周瑞雪，李素华，唐平，等．内镜下黏膜切除术联合氩离子血浆凝固术治疗早期食管癌及其癌前病变［J］．中国肿瘤，2009，18（9）：752－755.

［63］陈子洋，刘晓岗，李易，等．内镜黏膜剥离术治疗早期食管癌的临床研究［J］．华西医学，2013，28（2）：184－186.

［64］张蕾，郝长清，赵德利，等．早期食管癌及其癌前病变食管黏膜切除术［J］．中国消化内镜，2007，1（1）：4－6.

［65］彭贵勇，陈磊，龙庆林，等．内镜皮圈套扎法黏膜切除术治疗早期食管癌的临床分析［J］．第三军医大学学报，2012，34（19）：2009－2011.

［66］徐子迅．内镜黏膜切除术治疗早期食管癌和癌前病变的价值［J］．中国实用医药，2012，7（25）：12－13.

［67］郑晓玲，何利平，梁玮，等．内镜下黏膜剥切术联合氩离子血浆凝固术治疗食管早期癌及癌前病变的价值［J］．中国医学创新，2012，9（12）：23－25.

［68］杜萍，丁黎葭，马丽黎，等．应用内镜黏膜下剥离术处理食管黏膜病变疗效评价［J］．生物医学工程与临床，2012，16（1）：29－32.

［69］李岩，徐宏伟，陆喜荣，等．内镜黏膜下剥离术治疗早期食管癌及癌前病变［J］．胃肠病学和肝病学杂志，2012，21（11）：1051－1053.

［70］廖嘉忠，邓有辉，黄培宁，等．内镜下黏膜剥离术治疗早期食管癌及癌前病变的临床应用［J］．中国肿瘤临床与康复，2012，19（5）：451－453.

［71］李红平，唐波，樊超强，等．内镜黏膜下剥离术治疗近环周早期食管癌及癌前病变的价值［J］．第三军医大学学报，2014，36（3）：278－282.

［72］周瑞雪，李素华，唐平，等．内镜下黏膜切除术治疗食管早期癌及癌前病变［J］．现代医药卫生，2007，23（17）：2557－2559.

［73］张小茜，朱萱．早期食管癌癌前病变的EMR治疗研究进展［J］．中国实用内科杂志，2005，25（12）：1130－1132.

［74］刘鹏军，张中平，周平红．食管早癌内镜黏膜下剥离术56例临床分析［J］．中华消化内镜杂志，2012，29（12）：699－701.

［75］王实，刘永军，吴伟，等．内镜下黏膜剥离术治疗早期食管癌及癌前病变［J］．中华胸心血管外科杂志，2012，28（9）：549－550，560.

［76］马丹，杨帆，李兆申．食管内镜黏膜下剥离术后狭窄的发生机制及临床防治的研究进展［J］．中华消化内镜杂志，2014，31（10）：606－609.

［77］郭大昕，杨建民，徐启顺，等．内镜黏膜下剥离术和内镜下黏膜切除术治疗早期食管癌安全有效性的Meta分析［J］．中华消化内镜杂志，2013，30（12）：685－689.

［78］王国清，郝长青，魏文强，等．氩离子热凝固术治疗癌前病变和早期食管癌的远期效果［J］．中华肿瘤杂志，2013，35（6）：456－458.

[79] 朱文亮，赵学科，韩晶晶，等. 食管癌高/低发区 1981—2010 年 882 例原发性食管腺癌临床病理特征和家族史变化初步分析 [J]. 河南大学学报（医学版），2012，31（3）：213-218.

[80] 李岳. 实用肿瘤治疗学 [M]. 北京：科学技术文献出版社，2009.

[81] 雷复华，王桂霞，赵德利，等. 碘染色在早期食管癌术后病变部位判断中的应用 [J]. 中华病理学杂志，2015，44（10）：741-743.

[82] 雷复华，崔会峰，龚继勇，等. 内镜切除与开放手术治疗早期食管癌的对比研究 [J]. 中华消化内镜杂志，2015，32（7）：435-438.

[83] 王国清，郝长青，魏文强，等. 氩离子凝固术治疗癌前病变和早期食管癌的远期效果 [J]. 中华肿瘤杂志，2013，35（6）：458.

[84] 朱兆峰，刘燕，陶可胜，等. 食管癌中西医防治 [M]. 北京：中医古籍出版社，2011.

图书购买或征订方式

关注官方微信和微博可有机会获得免费赠书

淘宝店购买方式：
直接搜索淘宝店名：**科学技术文献出版社**

微信购买方式：
直接搜索微信公众号：**科学技术文献出版社**

重点书书讯可关注官方微博：
微博名称：**科学技术文献出版社**

电话邮购方式：
联系人：王　静
电话：010-58882873, 13811210803
邮箱：3081881659@qq.com
QQ：3081881659

汇款方式：
户　名：科学技术文献出版社
开户行：工行公主坟支行
帐　号：0200004609014463033